産業心理臨床入門

Clinical Psychology in Industry

CPI研究会
島田 修・中尾 忍・森下高治【編】

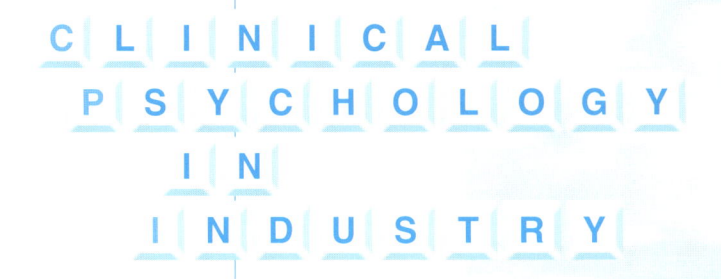

CLINICAL
PSYCHOLOGY
IN
INDUSTRY

ナカニシヤ出版

まえがき

　21世紀に入ってはや6年が経過した今日，わが国は内外の社会，経済，政治の動きと連動して，雇用，労働の世界も新しい時代を迎えている。

　特に政治・行政の構造改革とならんで，企業では成果主義を前面に出しながら国際競争力に打ち勝つための体質の強化をにらんで各社は，グループ企業も含む構造改革に取り組んでいる。

　そのような中，働く人たちの意識の改革をどう図っていくかが課題の1つである。すなわち，働くことの意味，対仕事について旧来的な仕事観，労働観の脱却が求められている。雇用環境，職業環境の悪化に伴って働く人たちのメンタルヘルス問題は，今世紀の最大の課題といっても過言ではない。

　(独) 労働政策研究・研修機構の2005年7月の報告書によると，10万人を対象とする働く人たちの調査で「仕事に精神的ストレスを感じる」は，60％を占めているが，その原因に「会社の将来に対する不安」，「仕事の責任が重い」，「仕事量が多い」がいずれも30％に達している。そのために，先行き不透明な社会・経済環境と正規社員以外の派遣社員，契約社員の増加，また，構造改革による組織改編からの職務負荷の増大が働く人たちにとっては大きな重圧となる。年間自殺者が1998年以降3万名を超えている（厚生労働省調べ，2001年と2002年はわずかに割り込む）現状で，国をあげて自殺者の減少に積極的に取り組んでいるが，厚労省は2006年4月に労働安全衛生法の改正，施行を実施，過重労働に対する法的整備に乗り出す。

　本書は，企業の人事，労務担当者，産業保健スタッフの方々，さらに労働組合関係者，これから産業心理臨床を学ぼうとする若い学徒を対象に企画，執筆されたものである。執筆者全員，産業現場で臨床活動をしている第一線の臨床心理士である。本書への貢献は，それぞれの執筆者にあるが，構成や記述の責任は編者にある。編者の能力や紙幅の制約もあり，不十分な箇所も多い。ご批判とご叱正を切望している。

本書を刊行するにあたり大所高所からご指導いただいた編集者の一人である龍谷大学大学院の島田修先生には，本当にお世話になりました。それに，長年産業現場で活躍の臨床心理士の中尾忍先生には，企画と編集の労をとっていただきました。ここに御礼申し上げる次第です。また，(株)ナカニシヤ出版社長の中西健夫氏，編集長の宍倉由高氏，それに編集部の山本あかね氏には辛抱強く本書ができ上がるのを見守っていただき，この度刊行できましたこと，心より御礼申し上げます。

2006年2月7日
　　早春の交野の山なみを眺める自室にて

　　　　　　　　　　　　　　　　　　CPI研究会　　編著者代表
　　　　　　　　　　　　　　　　　　　　　　　　森下　高治

目　　次

第Ⅰ章　産業心理臨床について ……………………………1
1．産業とカウンセリング　*1*
2．産業心理臨床の現状　*3*
3．産業心理臨床と精神保健　*5*
4．産業心理臨床の独自性と問題点　*14*

第Ⅱ章　産業心理臨床の実際 ……………………………*21*
1．企業内メンタルヘルス対策と体制の実際例　*21*
2．広報と施設へのアプローチ　*29*
3．相談・面接の展開　*35*
4．関係者との連携（リエゾン）　*41*
5．カウンセラーの役割と課題　*46*

第Ⅲ章　職場のメンタルヘルス …………………………*55*
1．ストレス　*55*
2．ストレス反応のメカニズム　*63*
3．ストレス耐性とコーピング　*70*
4．カウンセリング対応　*78*
5．企業従業員に多くみられるストレス疾患　*88*
6．企業従業員及び家族にみられる精神病・精神病様疾患　*96*
7．心の健康対策　*103*

第Ⅳ章　産業心理臨床の理論と技法 ……………………*113*
1．精神分析の理論と技法　*113*
2．夢分析　*117*

3．認知療法・認知行動療法　*122*
4．行動療法　*125*
5．来談者中心療法　*129*
6．フォーカシング（focusing）　*135*
7．ロールプレイング（role playing）　*139*
8．催眠療法　*146*
9．自律訓練法　*150*
10．家族療法　*153*

第Ⅴ章　事例紹介 …………………………………………*159*

1．青年期の問題を持ち越して出社拒否になった一例　*159*
2．職場ストレスの増大と並行して広場恐怖を示した男性に対する認知行動療法　*167*
3．過重労働と抑うつ：困難な状況を「しっかり者」として生きてきた女性との面接　*173*
4．ハラスメントになる前に：関係が悪化した上司・部下への面接　*180*
5．長期化したパニック発作を伴う不安神経症と身体化障害：仕事のプレッシャーが引き金になった39歳Aさんのケース　*188*
6．過喚気症候群を伴う抑うつ反応：DV被害に遭い続けて自殺念慮をもつ43歳Bさんのケース　*195*
7．気分障害の遷延化回避を目指した認知療法的介入の一事例　*202*
8．昇進によるストレスと心因反応に悩むAさんのケース　*210*
9．相談者の訴える問題を一つ一つ点検することが役に立ったと思われる事例　*218*
10．うつ病状を克服したO課長の事例：コンサルテーションを併用して　*224*

coffee break

カウンセラーのストレス解消とは？　*18*
遠い瞳に出会う時　*53*

豪雨の中を2人で歩く体験とカウンセリング　　*86*
自分で治っていけるといいな　　*110*
カメとの暮らし　　*132*
心の助っ人　　*144*
マニュアル化社会に感じること　　*157*
性格が，気になりだしたら，赤信号　　*186*
動物と人間の関係　　*238*

文　献　*241*
索　引　*247*

第Ⅰ章
産業心理臨床について

1．産業とカウンセリング

　産業，職業関連でアメリカで最初に相談業務が行われたのは，東部にあるボストン市の職業相談所である。パーソンズ（Parsons, F.）は，1909年に「職業の選択」（Chosing A Vocation）を公刊した。1年前の1908年には高校を出た青年達がうまく仕事に，会社に適応しなかったために親たちが行政当局に働きかけ職業相談所（Vocation Bureau）を設けたが，そこでは適性も含む職業カウンセリングがなされた。

　パーソンズのカウンセリングは，第1段階として自己を明確に理解すること（自己理解），第2段階では，職業・仕事についての知識・理解を得ること，最後の第3段階は第1段階と第2段階の両事実間の関係を正しく合理的に判断することで青年の職業選択，適応の問題を良い方向に導こうとした。当時は，職業指導運動を背景に相談所（現代のわが国の機関では厚生労働省管轄のハローワーク，経済産業省事業のジョブカフェ・サポートセンター）が誕生したが，同じ時期に個性調査の心理学の知見に基づいたテストが不十分であったことから精神測定運動が起こり，ビネー（Binet, A.）を中心とした知能テストが急速に発展した。また，この時期は精神衛生運動も繰り広げられ，不適応者の社会への復帰がカウンセリングに繋がった。この3つの運動とあいまって，個人的問題の解決に援助を与えようとしたのがウィリアムソン（Williamson, E. G.）である。

　ウィリアムソンは，臨床的カウンセリングについて，正しい診断をなし，複雑な，困難な適応問題に対して専門的カウンセリングをすることを提案した。

実際，専門的カウンセリングを行うことができる専門家として，医師や心理学者，カウンセラーを挙げている。彼のカウンセリングは，合理性と論理性に基づいていたために人間行動の情緒の問題や非合理性から心理療法の発達をみるに至った。1942年にロジャーズ（Rogers, C. R.）は，「カウンセリングと心理療法」を公刊，やがてロジャーズの考え方は教育分野に加え，広く産業領域に浸透，大きな影響を及ぼした。

　時代をもう少し前に戻すが，産業領域での相談，カウンセリングの問題は，1924年から始まったハーバード大学のメイヨー（Mayo, E.）らによるホーソン研究で取り上げられた。本実験の2つ目に計画されたものであるが，これを面接プログラム（Interviewing Program）と呼ぶ。この面接プログラムは，ウエスタンエレクトリック会社のホーソン工場に働く従業員に非指示的技法を用いた面接であるが，1928年の9月から30年の3月まで延べ21,126名に行われた。ホーソン研究での面接は，今日の産業心理臨床（カウンセリング）の原点と捉えてよい。

　一方，わが国の産業におけるカウンセリングの始まりは，八幡製鉄（現新日本製鉄）が1918年（大正7年）に牧師経験者を1名起用したことによる。製鉄所での就労を希望して八幡市（現北九州市）に集まってくる労働者が悪辣な周旋業者の常套手段にかからないよう救済のための場を設けたのだが，これは，カウンセリングとはほど遠いものであった。その後，1954年（昭和29年）に日本電電公社（現NTT）が暫定試行という形で近畿電気通信局に人事相談制度を設けたのが，産業カウンセリングの歴史的第一歩とされている。のちに日本電電公社は全国18ヶ所に拡大し，1962年には相談員は34名に増員され本実施となった。松下電器産業や国際電電も1956年，57年に相談体制を敷いた。

　初期の企業内に設置された相談室の名称として，最も広く用いられたのは「人事相談室」である。日本電電公社はじめ，神戸製鋼，住友銀行（現三井住友銀行）がこの名称を用いている。また，松下電器産業は，1957年に初めて「身上相談室」という名称を使っていたが，各社の今日の動きはカウンセリングルームという名前が大勢を占めている。

2．産業心理臨床の現状

　今日の働く人たちは，社会，政治，経済環境の大きな変化に絶えず直面している。質，量とも大きなこの変化を，産業領域に関わる人たちはしっかり受け止める必要がある。働く人たちは，新たなあり方，生き方，すなわち，ライフ・スタイルを模索しながらかなりの心的エネルギーを投じているのが現状である。中でも，6,300万（男性3,700万，女性2,600万）という人たちが，現実に仕事，職業に従事しているが，多くの人が困難な事態や状況の中で悩みを持ち生きている。

　本来の労働，仕事での活動は，全人的，能動的な活動で，ほとんどの人間がその活動に身を投じていたが，情報化，マイクロエレクトロニクス化の影響もあって21世紀の労働そのものは，部分的，受動的な活動に終始しているといっても過言ではない。そのためには，職場ストレスを取り巻く要因を考え，働く人たちに何らかの支援（Support）体制をつくることこそ，人間存在（Human Being）としての人間本来の姿であり，精神的不健康からの脱出，その予防を含めた産業メンタルヘルス，ケアの問題が問われているのが，まさに今日である。

　産業場面で活躍するカウンセラーは，（財）日本臨床心理士資格認定協会の臨床心理士，（社）日本産業カウンセラー協会の産業カウンセラー，中央労働災害防止協会のTHP指導員としての心理相談担当者などが挙げられる。このうち，臨床心理士は，2005年4月現在13,253名を数えているが，産業領域で活躍する臨床心理士はまだ少なく，臨床心理士の多くは教育領域のスクールカウンセラーや医療の病院心理臨床部門で活躍している。その他に法務・司法，警察などがあるが，産業領域も含め今後活躍が期待される分野である。

　次に，（社）日本産業カウンセラー協会の産業カウンセラーは，現在会員数は1万名を超えているが，協会自体は1960年に設立され，その後旧労働省所管の公益法人として認可されたのは1970年である。現在は社団法人化され，産業カウンセラーとシニア産業カウンセラーの資格制度を敷いており，2004年からは働く人たちのキャリアアップを支援するため産業カウンセラーの有資格が前提条件となるキャリア・コンサルタントの養成も行っている。協会が示

す産業カウンセラーの活動領域は，①メンタルヘルス対策への援助，②キャリア開発への援助，③職場における人間関係開発への援助の3つである。これら有資格者は企業の人事，労務の管理職が多いが，看護師や保健師の人たちも資格を取っている。このうち，企業の多くの管理職は定年後の生涯設計を視野に入れて資格を取っているが，実際産業カウンセラーを採用している企業は多くはない。

また，厚生労働省では，労働安全衛生法第70条の2に基づいて中央労働災害防止協会（以降中災防と表す，6ページ参照）に1988年から委託事業として心理相談担当者の養成を行っている。旧労働省の1988年に労働安全衛生法が改正され，労働者の健康保持増進を図るために事業者に必要な措置を講ずる努力義務が課されたが，その年の9月に労働大臣公示の「事業場における労働者の健康保持増進のための指針」が出され，心とからだの健康づくり運動をテーマに健康保持増進措置，いわゆるTHP（Total Health Promotion Plan）が進められることになった。

そこで，推進にあたってはTHPスタッフが必要となるが，スタッフの人材養成は，専門研修として6つの研修（健康測定，運動指導，運動実践，心理相談，産業栄養指導，産業保健指導）が中災防で用意されている。実際の活動は，健康測定研修を終了した産業医が健康測定を行い，その結果に基づき上記専門研修を受けた担当者が健康指導を行う。

これまでは，健康というと特に身体の健康だけが問題にされていたが，心の健康も含むトータルな健康づくりが重視されるようになった。THPの心理相談担当者はその中で生まれてきたもので，看護師，保健師の他に人事，労務畑の人たちで占められている。研修は，メンタルヘルス問題に明るい，またケアができる人材の養成を目指している。専門研修終了後，心理相談担当者は，自

表I-1 トータル・ヘルス・プロモーション・プランにおいての心理相談担当者の役割

●メンタルヘルスケアの実施
●ストレスに対する気づきの援助
●リラクセーションの指導
●良好な職場環境の雰囲気づくり（相談しやすい環境等）

身の申請により中災防では心理相談員として登録される。現在 12,000 名の心理相談員がいる。心理相談担当者（員）は，いわばメンタルヘルスケアの担い手である。

3．産業心理臨床と精神保健

　産業心理臨床と大きく関わっている法律的位置付けは，労働安全衛生法である。もともと 1972 年の労働基準法から分離する形で労働者の健康確保に関する基本的な事柄を定めるために労働安全衛生法が生まれた。したがって，労働安全衛生法は，労働基準法と連動し，労働災害の防止のための危害防止基準の策定，事業所内の責任体制の明確化，安全衛生に関する事業者の自主的活動の推進などを行って，職場における労働者の安全と健康を確保すると共に快適な職場の形成を推進することをねらいとする。1972 年以降，労働安全衛生法は 8 次にわたり改正されたが，1988 年の改正では，事業者に対して労働者の健康増進を図るために必要な措置を講じるよう努力義務が課せられた。同時に労働者は自らの健康の保持増進に努めるようにとの規定が設けられた。第 7 次の 1996 年，第 8 次の 1999 年にも一部改正されたが，2006 年 4 月に改正，施行される。改正労働安全衛生法では，過重労働対策，発症後の対応法や職場復帰支援制度のあり方，またプライバシーへの配慮の仕方などより充実させ，過重労働・メンタルヘルス対策強化を目指している。特に，1 ヶ月 100 時間を越える時間外労働を自ら労働者が申し出た場合に産業医による面接指導を事業者に義務付けるなど，これまで以上にメンタルヘルス面の強化が盛り込まれる。ここでは，改正のもとになった 1996 年の健康確保に向けた施策の充実のポイントを挙げてみる。

　①業務上の疾病は近年減少傾向にある，脳や心臓疾患など 3 人に 1 人が健康診断時に何らかの有所見がみられる。

　②労働態様の急激な変化で労働者のストレス疾患が多く，過労死をも含む予防的な対策の必要性が問題になり改正となった。

　特に，労働衛生管理体制の充実から産業医の専門性の確保と産業医の勧告，産業医の選任義務のない事業場の労働者の健康管理，50 人未満の事業場の事

業者に対する支援が取り上げられた。一方，職場における健康管理の充実からは，健康診断結果についての意見聴取，健康診断実施後の措置，結果の通知，保健指導が取り上げられた。1988年の改正で労働者に対しては，事業者が講じる措置を利用して健康増進に努めることが設けられたため，中災防が積極的に健康教育などに関する指導者の確保をするために人材の養成と同時に助成措置にあたっている。それが，前述のTHP（Total Health Promotion Plan）である。

THPのスタッフとしては，産業医，産業栄養指導者，産業保健指導者，ヘルスケア・トレーナー，ヘルスケア・リーダー，心理相談担当者（員）が挙げられる。

前述の本章2．産業心理臨床の現状のところで取り上げた中央労働災害防止協会は，事業主の自主的な労働災害防止活動の促進を通じて，安全衛生の向上を図り，労働災害を絶滅することを目的に，労働災害防止法に基づき1964年に設立された団体であるが，特に，健康，快適職場づくりから職場におけるメンタルヘルス対策の事業者等支援事業で「働く人の健康づくり―指針と解説―」，「心理相談専門研修テキスト」などの資料を作成し，研修を通じて産業保健スタッフの充実とメンタルヘルス活動の強化を図っている。なお，第Ⅲ章では，メンタルヘルス活動の一環として具体的なメンタルヘルスケアについて触れることにする。

次に，社会・経済的環境の激変で働く人たちの仕事・職場環境も大きく変わってきた。実際，仕事の過重負担，長時間勤務の実態，残業時間問題から労災認定や過労死などの多くの訴訟が相次いで起こったが，ここではそのもとになる従業員の健康に関わる調査結果をいくつか取り上げてみる。

従業員の健康管理等に関する調査結果（東京労働局，2004）によると，2004年と2002年の比較ではメンタルヘルス対策の充実が，24.5％が37.4％，労働時間，労働密度など心身の過重負担要因の改善が，15.6％が27.8％といずれも12％以上の増加がみられ取り組みが強化されている。

一方，（財）社会経済生産性本部メンタルヘルス研究所の調査報告（2000）による働く人たちの自殺念慮（自殺予備群）は，同本部の「心の定期健康診断―JMI―」調査によると5.5％と推定，自殺念慮に最も高く関係する要因は，不安と自信の欠如である。続いて関係のある要因は，集中力の欠如，疲労感，重

圧である。

　年間自殺者の総計では，警察庁[1]の調べでは過去5年をみると2004年（平成16年）は32,325人（男性23,272人，女性9,053人），2003年が34,427人，2002年が32,143人，2001年が31,042人，2000年31,957人である。1998年以降3万人台を突破し大きな社会問題を抱えているが，年齢的には男性が40代-60代の中で人口10万人対の自殺死亡率は49.0-71.1で壮年層が高い。女性も40代-60代は人口10万人対で11.6-17.1を数えている。

　この他男女とも高齢者層は高いが，男女では男性が女性より多い。さらに，人口10万人対の自殺死亡率のこれまでの推移をみると1980年が男性26.0に対して女性は13.1，1990年は男性20.4に対して女性は12.4，1995年は男性23.4に対して女性が11.3，2000年は男性35.2に対して女性は13.4，2003年は男性38.0に対して女性は13.5である。これをみても男性の自殺死亡率は上昇の傾向にあり，防止対策を取ることが急務である。そのために厚生労働省は，「労働者の自殺リスク評価と対応に関する研究」（2002-2004年），また，「うつ病を中心としたこころの健康障害をもつ労働者の職場復帰および職場適応支援研究」（2002-2004年）を行っている。

　前述の警察庁の統計に対して，厚生労働省の日本人を対象とした統計資料は，2004年（平成16年）は30,227人，2003年が32,109人，2002年が29,949人，2001年が29,375人，2000年が30,251人である。

　数値から，日本人を対象とした厚生労働省の資料では，過去5年の中で2001年と2002年がわずかに3万人を割り込んでいるがここしばらくはほぼ3万人で推移している。

　次に，警察庁生活安全局地域課（2004年）がまとめた自殺死亡者の自殺の原因について（男性のみ取り上げる），年齢階層別に表にすると以下の通りである。表I-2は，警察庁の生活局地域安全課の資料（2005年）から作成したものである。

　表I-2の遺書がある自殺者の原因・動機の分析結果は，経済・生活問題が

1）　警察庁の自殺者の統計は，日本にいる外国人も含む。また，自殺者数は死体発見時以降の調査等によって自殺と判明した時には数字に組み入れている。

表 I-2　2004年自殺者の原因・動機による年齢階層別分析結果（男性）

	健康問題	経済・生活問題	家庭問題	勤務の問題
	3,125／7,819人 (40.0％)	2,483／7,819人 (31.8％)	684／7,819人 (8.7％)	583／7,819人 (7.5％)
−19歳	1.1％	0.2％	2.0％	0.5％
20−29歳	6.4％	6.2％	11.3％	11.8％
30−39歳	9.6％	12.2％	15.5％	23.0％
40−49歳	12.1％	22.5％	17.0％	28.0％
50−59歳	22.6％	39.5％	22.2％	30.7％
60歳−	48.3％	19.4％	32.0％	6.0％

約40％で最も多く，次いで健康が30％強，家庭問題が約10％，仕事・勤務のことが8％強である。年齢階層では，健康が60歳以降が最も多く50歳代が次に多いが，約半分の23％を占めている。経済・生活問題は50歳代が最も多く40歳代と逆の60歳以降は約半分の20％である。家庭問題は，50歳代が22％であるのに対して，60歳以降が30％強である。

さらに，仕事・勤務の問題は，40歳代，50歳代が多く，50歳代はいずれの原因とも比較的問題が多い年齢階層と思われる。さらに，高年齢層になると多くの原因を経済・生活問題と家庭問題の両要因にみることができる。

また，（財）社会経済生産性本部が実施した「メンタルヘルスの取り組み」に関する調査結果（産業人メンタルヘルス白書，2004年8月）では，上場企業268社の人事労務担当者に回答を求めたところ，回答企業の58.2％が最近3年間の「心の病」は増加傾向にあった。

従業員規模別では，3,000名以上の企業は71.2％，前回（2002年）61.5％，逆に1,000名未満の企業は45.2％，前回34.6％でいずれも悪化している状況にある。

休職者については，1ヶ月以上の「心の病」の休職者は，3,000名以上の企業で今回は95.9％がいるとの回答であった。前回は89.7％であったことから増加の傾向がみられる。1,000名未満では35.7％，全体平均では66.8％がいるとの回答であった。さらに，具体的な精神的疾患は，うつ病（気分障害）が全対象者企業で85.8％で，前回（2002年）より13.5ポイント上昇した。心身症が4.5％，神経症（不安障害）が2.6％，その他人格障害，統合失調症などが

2.3％である。「心の病」の最も多い年齢層は、30歳代49.3％，次いで40歳代が22.0％となっている。以上から，メンタルヘルス問題は，確実に今日の産業現場の大きな課題であり，しかも最も多い疾患は，うつ病，うつ症状であり未然防止および健康増進の一次予防，早期発見と対処の二次予防を含めた対策を考えねばならない。

（1） 安全配慮義務について

労災認定，過労死訴訟で必ず取り上げられる問題として，安全配慮義務の問題がある。2000年8月には当時の労働省から「事業場における労働者の心の健康づくりのための指針」が出された。この指針が出された背景には，悪化する労働環境・条件と働く人たちの自殺の問題としていわゆる電通事件，続いてオタフクソース事件があった。多くの企業では，社会・経済的環境の激変を受けて構造改革が進み事業の再構築が図られているが，そのような中，労働条件が悪化し働く人たちの疲労やストレスが高じているとみてよい。

過労による脳疾患（脳血栓，脳梗塞）や心臓疾患が労働災害（労災）として認定される事例も増加の傾向にある。また，働く人たちがうつ病などで自殺するという事件も後を絶たない。自殺事故に伴い，死亡した人たちの遺族（被災者）が企業を相手取り，自殺は企業における過労が原因であり，当該企業は従業員に対する安全配慮義務を怠ったとして，企業側を訴えるケースも増加してきた。ここでは，代表的な過労死自殺事件を2件取り上げる。

まずはじめに，電通過労死自殺事件であるが，これは1991年に起こった電通（大手広告代理店）の社員Oさん（当時24歳）の自殺をめぐり，両親が「自殺は長時間労働の過労によるうつ病が原因」と主張して，息子の勤務先であった電通に対して損害賠償請求の訴訟を起こした事件である。

訴訟は，東京地裁，1996／3／28　一審判決，東京高裁，1997／9／26　二審判決，最高裁，2000／3／24　判決，東京高裁差し戻し審，2000／6／30　和解に至ったが，ここでは，要点を絞ってまとめてみる。

Oさんは1990年4月に電通に入社し，ラジオ局に配属され企画立案などの仕事をしていたが，長時間の残業が続き，担当イベントが終了した直後の翌年1991年8月に自ら命を絶った（当時24歳）が，両親は，1993年に東京地裁に

裁判を起こした。第1審判決は1996年（平成8年）に東京地裁であり，その控訴審である東京高裁の判決が翌年の1997年（平成9年）にあった。

両判決とも電通側の責任を認めたが，東京地裁が企業側の責任を全面的に認めて約1億2,600万円の賠償金の支払いを命じたのに対して，東京高裁は，Oさんのもともとの性格が自殺の一因である，また両親側にも自殺を防ぐ方策があったはずであるなどと判断し，賠償額を約8,900万円に減額した。

この判決を不服として電通，両親双方とも最高裁判所に上告したところ，2000年3月24日（平成12年）に，本件に対する判決が下された。判決内容は，最高裁は，電通の責任を明確に認める判断を示したうえで，本人や両親側の事情で賠償額を減額するべきではないとした。

この最高裁判決は，長時間労働と自殺との因果関係を認定し，当該企業の責任を明確に認めた最初の判決となり，その後の労働行政，企業責任にも大きな影響を及ぼした。

特に，注目される最高裁判決は企業の基本的義務として，「会社は，業務の遂行に伴う疲労や心理的負荷等が過度に蓄積して労働者の心身の健康を損なうことがないよう注意する義務がある」とした点である。

また，過労と自殺との因果関係について，「Oさんは，心身ともに疲労困ぱいした状態になり，それが誘因となって，1991年（平成3年8月上旬ころ）うつ病になり，8月27日，うつ病によるうつ状態が重篤化し，衝動的，突発的に自殺するに至った」とした。さらに，管理職の過失は会社の過失である点について，「上司は，Oさんが恒常的に長時間にわたり業務に従事し，健康状態が悪化していることを認識しながら，負担軽減措置を採らなかったことに過失がある。1991年（平成3年3月頃），帰宅してしっかり睡眠を取るよう指導したのみで，同年7月以降はかえってOさんの負担は増加した」とした。

また，会社側の責任について，「結局，会社側は，Oさんが恒常的に著しく長時間にわたり業務に従事し，健康状態が悪化していることを認識しながら，その負担を軽減する措置を採らなかった過失がある」とした。

最後に，Oさんや両親側の事情をしんしゃくして賠償額を減額した第2審の東京高裁の判断については，「Oさんがうつ病に結びつきやすい完ぺき主義な性格であるとしても，通常想定される範囲を外れるほどの性格ではないから，

賠償額の決定でしんしゃくすべきではない」とし，過失相殺の否定にも触れている。「両親がOさんの勤務状況を改善できる立場にあったと言えないから，両親には過失はない」としている。

次に，オタフクソース事件であるが，これは広島市の調味料メーカー「オタフクソース」のKさん（当時24歳）の自殺をめぐって，広島地裁が2000年（平成12年5月18日）に判決を出した事件である。

自殺についての裁判所の見解は，次の通りである。「自殺当時慢性的な疲労状態にあり，人員配置の変更に伴う精神的な負担の増大でうつ病を発症，衝動的に自殺した」，「会社は劣悪な作業環境を認識でき，心身の負担増も予測できた」とし，入社半年後に関連会社に転籍されたKさんの転籍約2年後のうつ病による自殺は，発症の業務起因性及びうつ病発症と自殺との間の因果関係を認めるとの判決である。

また，「結局，会社は社員に対する安全配慮義務違反があった」とし，転籍元，転籍先の両社に責任を問い，約1億1,000万円の損害賠償金の支払いが命じられた。1990年代前半から，過労死民事訴訟の裁判が起こり働く人たちの自殺をめぐっては，行政や司法の面で被害者や遺族の救済を積極的に考慮しようとする流れがあった。

旧労働省では労災認定の基準緩和に向けて客観的にストレスの度合いを判断する評価表の作成[2]に取りかかり，司法の場でも，「過労自殺」を救済するケースが下級審で相次いで出た。

一連の判決は，従業員自身が実際に働いた時間が申告した残業時間より多い，いわゆる「サービス残業」の実態について，上司がその実態を知りながら負担軽減措置を採らないことにも警鐘を鳴らしている。

2000年（平成12年4月）から，仕事のやり方，労働時間の配分を本人に任せて，一定の時間を労働時間と見なす「裁量労働制」が設けられたが，そのような制度のもとでも，企業は，社員の健康管理などに配慮しなければならないと

---

[2]　「職業性ストレス簡易調査票」及び「職場のストレス判定図」。厚生労働省労働基準局安全衛生部労働衛生課「労働省　平成11年度作業関連疾患の予防に関する研究『労働の場におけるストレス及びその健康影響に関する研究報告書』2000」

いう義務については免責されていないことをつけ加えておく。

そこで，過労死民事訴訟の被災者側勝訴のここ5年ほどの代表的な判例をみると，精神疾患の自殺では，

　　　川崎製鉄掛長うつ病自殺事件（岡山地裁　倉敷支部，1998／2／23　判決）
　　　　　　　　　　　　　　　　　（広島高裁　岡山支部，控訴審　2000／10／2
　　　　　　　　　　　　　　　　　　　　　　　　　　　　　　　　　　　和解）
　　　ソフトウエア開発会社社員自殺事件（仙台簡裁，2000／10／24　調停）
　　　川崎市役所いじめ自殺事件（横浜地裁，2002／6／27　判決）
　　　　　　　　　　　　　　　（東京高裁，2003／3／25　判決）
　　　運輸会社営業所長自殺事件（鹿児島地裁，2003／5／19　判決）

心臓関係疾患では，

　　　関西医科大学研修医急性心筋梗塞死事件（大阪地裁，2002／2／25　判決）
　　　　　　　　　　　　　　　　　　　　　（大阪高裁，2004／7／15　判決）
　　　光文社週刊誌編集者急性心不全死事件（東京地裁，2003／3／7　和解）

以上から，今後，企業には社員の疲労やストレスについてより充実したケアの体制を整えることが求められるといえる。

（2）　心の健康づくりについて

2000年3月に「すべての国民が健やかで心豊かに生活できる活力ある社会」の実現を目指すため，厚生省（現厚生労働省）から健康日本21が発表された。

健康日本21とは，厚生労働省の国民健康づくりのことで，運動，生活習慣病対策，健康管理から健康づくりへと，すなわち二次予防（早期発見と対処），三次予防（リハビリテーションと社会復帰）から一次予防（未然防止および健康増進）へ移行させるもので，安全衛生委員会での計画策定にも入るものである。また，健康づくり活動の流れを汲んで健康問題に注目し，職場の健康づくりを進めていくための運動が多くの健康保険組合で策定された。

①A健康保険組合の健康21活動計画について

A健康保険組合の健康21は，従業員の高齢化や生活習慣病，メンタルヘルス不全の増加で様々な健康問題に直面していることから新たな一次予防活動が現在展開されている。

a）適正体重の維持　　これは肥満度を表す BMI（Body Mass Index）でもって正常値への改善を心がける。
b）禁煙に対するチャレンジ　　受動喫煙が問題にされている今日，禁煙への第1歩を踏み出すことにより改善しようとする。
c）ストレスに対する挑戦と対処　　日常生活の中でどういうサイン（徴候）が出ると危険信号かを自ら知り解消法，対処法をみつける。

　特に，健康のための肥満について，減量作戦として余剰カロリーの脱却を，次に基礎代謝を上げて消費エネルギーを増やすことを重点課題として取り上げている。同保険組合のC社のBMI25以上の肥満発生率は1991年が17.4％，2003年が26％と割合が高くなっている。肥満，高血圧，高脂血，高血糖が重複すると生活習慣病の発生リスクが高まる。メンタルヘルス対策については，研修会や対応マニュアルの作成を通して管理監督者の支援，個人のストレス度チェックとストレス解消法の紹介の周知徹底により個人を支援，職場内の上下左右の対話の活性化を図ることで全体的なメンタルヘルス活動を行う。

②B健康保険組合の健康21活動計画について

　高齢化社会の到来に対して，予防的健康管理のため厚生省（現厚生労働省）の健康日本21と連動して，会社，組合，健康保険組合の協働事業として生活習慣を主体的に見直すことから始まった。2001年の現状は，適正体重の維持が73％，喫煙者の割合が40％，ストレスの影響度が66％であったのを，ストレス対処能力の向上を目指して2007年から2011年では適正体重の維持，すなわちBMIの正常値（18.5-25.0）が80％以上，喫煙者を20％以下，運動習慣の増加（30分以上の運動を週2回以上，1年以上），毎食後の歯の手入れをする人の割合を50％以上，メンタルヘルス対策（ストレス対処能力の向上，健康調査による影響指数の測定）としてストレス影響度を59％以下にしようと計画が進行中である。

　このうち，運動習慣は，運動習慣者の割合を40％以上，体力年齢測定やウォーキングキャンペーンを実施することで運動プログラムの提供と参加の呼びかけをより強化することが盛り込まれている。

4．産業心理臨床の独自性と問題点

　産業におけるカウンセラーは，学校や病院（医療機関など）と違って，来談者自身が組織の中の人間であることを前提に当該職場のすぐ上の上司，さらに上の上司，同僚，先輩，後輩，人事担当者，健康管理室などの産業保健スタッフ，主治医が取り巻きとして存在する。そのために，生徒や児童を対象とするカウンセリングや病院での事例と違ってより複雑な組織の構図の中に来談者が存在する。

　また，休職や労働災害補償とも関係する中で事例が時間的経過と共に推移する。また，当該企業，事業所の企業文化や風土の中で1対1の個人面接（カウンセリング）が主であるが，職制を通して直属の上司や人事担当者，組合責任者，看護師，保健師へのコンサルテーション（Consultation）も大きな活動の1つである。さらに，発症管理の問題より，予防管理こそが21世紀のメンタルヘルス問題であるという認識で，メンタルヘルス教育の一部に手を貸してほしいとのカウンセラーへの要望が強い。

　前述の通り，産業におけるカウンセラーは，当該企業はもちろんのこと，社会全体の中での産業，就業動向を踏まえ，来談者が所属する企業の人事・労務制度や施策に熟知していなければならない。特に，多くの事業所で成果主義による新人事制度が展開中であるが，来談者が置かれている状況，位置を把握したうえでの対応が問われる。

　また，産業におけるカウンセラーは，当該企業（事業所）の産業医をはじめとする産業保健スタッフとの連携が極めて重要である。

　カウンセラーの基本的な姿勢，立場は，人間としてのカウンセラー，また，カウンセラーとしての倫理を持つことである。特に，来談者に対して中立であって，仮にカウンセラーが雇用主である企業に縛られていても，すなわち，企業側の論理として生産性向上を第1にしても，一人の来談者を援助することを第1に向き合うことが，カウンセラーの独自性を発揮することであり，自立性が維持されるのである。

　次に，情報の共有化について考えると，それをどこまで図るかが問題となる

ケースが多い。この場合，来談者としてよりよい方向性が見出されるならば，共有化は図られるべきである。ただし，自殺などの危機介入の時は，最大限の情報の共有化を図って防止に努める必要がある。

また，企業内カウンセラーは組織を守ることも一方では期待されているが，例えば，上司のパーソナリティ上の問題がある事例では，カウンセラーのより高いレベルでの判断が求められる。

産業領域におけるカウンセラーの役割については，次の5つのタイプが考えられる。

①精神的疾患（mental disorder）を対象とする個人療法のカウンセリング。

②精神的不健康な状態（mental unhealthy state）を主とする個別心理相談のカウンセリング。これら①と②は従業員の家族，家庭との連携も含むが，場合によって対象が従業員の家族となるケースがある。

③キャリアの問題に関わる個別職業相談。企業環境の変化が激しい今日，自らの生き方，あり方に対して職業生活の見直しを含めるキャリア・カウンセリング（Career Counseling）が重みを増しつつある。

④来談者が所属する職場の関係者（直属の上司，人事・労務担当者，産業保健スタッフ，労働組合責任者）を対象とするコンサルテーション。

⑤それに予防管理を主とする従業員，管理・監督者に対するメンタルヘルス教育。

対象は，事業所に働く従業員および家族がほとんどを占めるが，定年後の元従業員もカウンセリングの対象となる。

このうち，病院や健康保険組合健康管理センターの中での臨床心理士は，Dr.が受診，治療にあたるが，カウンセラーの多くは病理モデルのケースを持つ。また，休職者を復職させるために復職判定委員会が持たれる場合，復職にあたってのストレスチェックや心理テストを実施し，判定会議の基礎資料を整えるケースもある。

一方，企業の健康管理部門の中でのカウンセラー（臨床心理士）は，福利厚生サービスの一環として個人サービスとしての援助機能が中心のカウンセリングで，上記の病理モデルより成長モデルのケースが多く占めている。

同じ企業内であっても，人事，労務，勤労，総務部門の中のカウンセラー

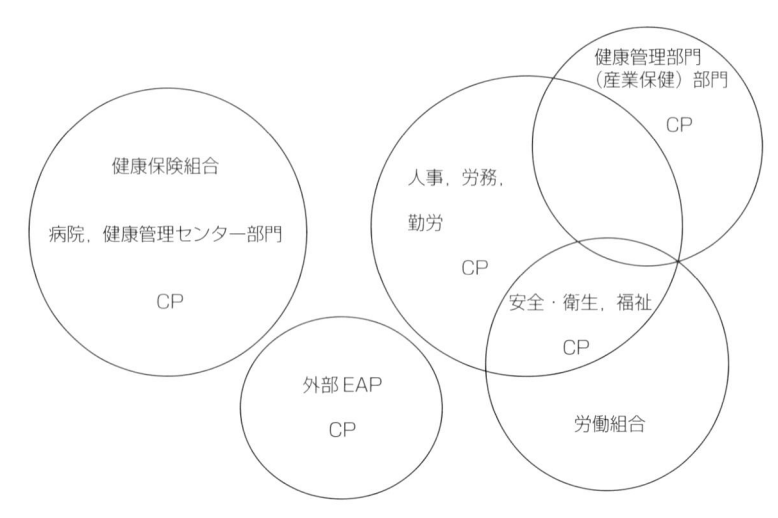

図I-1 産業領域の臨床心理士の企業内・外の位置づけ

（臨床心理士）は，健康管理と安全管理を統合したメンタルヘルス教育を重点とした教育機能を持ったカウンセラーに活躍の道が開かれている。そのために，個人に対する援助機能はほとんどなく層別教育を通してのメンタルヘルス教育，また，職場の作業環境の測定，集団（個人）のストレス尺度チェックが活動の中心となる。

図I-1には，産業領域での臨床心理士の企業内・外の位置付けを示す。

図中CPとあるのは，臨床心理士を示す。また，外部の枠にEAPとあるのは，従業員援助プログラムまたは制度（Employee Assistansce Programs）を指し，企業の外部から働く人たちを援助する機能を持った専門機関である。EAPは，アメリカ合衆国ではかなり広範囲にいきわたっていて多くの専門機関が存在する。心の健康問題を扱うEAPは，わが国でもここ数年急速に増えている。専門機関には，24時間態勢で従業員や家族のメンタルヘルスの問題を受けつける。中には，子育て支援もするEAPもある。多くの専門機関には，臨床心理士がいて，企業との委託契約を通し当該従業員のメンタルヘルス問題を解決しようとする。

以上①から⑤の中で，①は，投薬による治療を基本として心理療法でもって改善を図るが，特に，病理については専門医との連携が必要になる。

また，①や②の病理のアセスメントと環境については，当然職場環境のアセ

スメントも行い，基本的には成長モデルに基づく産業心理臨床の展開が必要になる。

さらに，③のケースをみていくと今日のケースの約4分の1はキャリアに関わる開発モデルとみてよい。

これから産業心理臨床は，精神障害を治療するカウンセリングの位置付けより，来談者の心の健康増進・心の成長モデルとしての位置付けで行われることが重要である。

また，カウンセラーは人事，会社側と違った独自性を持つことが来談者にとって，また，人事，会社側にとっても重要である。そのためには，カウンセラーは常に組織から距離を取って関わる必要がある。ただし，企業の置かれた環境，状況，人事諸制度には精通していなければならない。

組織内，組織外にあるカウンセリングルームであっても個人カウンセリングを基本としたカウンセリングが原点にある。組織，会社，仕事，場合によっては家庭生活に及ぶ心の健康の回復への援助と自己実現が最大のねらいである。当然，来談者側，会社側の中立的な位置にカウンセラー自身のスタンスを置く必要がある。また，カウンセリング場面での相談内容は，守秘義務を第1に個人の尊重，人間尊重のうえに立つ。前述の通り，カウンセリングの本質を問うとそれは組織からの独自性を問題にしたが，カウンセリングとならんでコンサルテーションから問題解決を図っていくケースが多々ある。要は，独自性を保ちつつ連携を図る場合である。例えば組織上の問題については，来談者や職制上の管理・監督者，人事担当者と共に考える。これをコンサルテーションというが，コンサルテーションを入れる形でカウンセリングを展開し，そこに1つの解決の方向性が見出される場合がある。

事例のところで触れるが，管理・監督者とのコンサルテーションを通し，職制が組織，来談者自身への誤った理解を見直すこともある。また，逆に，コンサルテーションを通し，カウンセリングの中で来談者自身が組織を見直す機会を持つこともある。

カウンセラーが最も陥りやすいカウンセリングは，組織や企業倫理の中にカウンセラー自身を埋没することである。そのために，再度強調すべき点は，産業領域のカウンセラーは，中立性と独自性の心理的距離をいつの時にあっても

維持しなければならない。

今日，職場不適応のケースが，産業心理臨床では多くみられるが，あわせて働く人たちは現代の社会・経済的環境，企業環境を反映してかどう生きていくかのキャリア開発に絡むキャリア・カウンセリングのケースは，今後一層重要になってくるものと思われる。

---

coffee break

カウンセラーのストレス解消とは？

「人の悩みや相談ばかり聞いていて疲れませんか？」
「カウンセラーはどうやってストレスを解消しているのですか？」
　こういった質問をしばしば受ける。人の話を聞くのが仕事とはいえ，面接が立て込んでくるとやはり疲れるし，当然ストレスも溜まってくる。深刻なケースが集中して入った日などは，正直いって逃げ出したいと思うこともあるくらいである。

　カウンセラーも含めて，いわゆる対人援助を仕事とする専門職の「燃えつき」が関心を集めるようになって久しい。燃えつき症候群（Burn-out Syndrome）になると，心身の消耗だけではなく，クライエントを気遣う思いやりもだんだんと失せ，専門職としての意欲もそがれてしまいかねない。

　では，カウンセラー自身が燃えつきを防ぐにはどうすればいいのだろうか？　大きく2つの方法が考えられるように思う。まずは，仕事（相談業務）とプライベートをきっちりと分け，気持ちの切りかえをうまく図ることである。もう1つは，趣味など気分転換の時間をゆったり持つことではないだろうか。

　そこで諸先輩たちにうかがってみると，様々な答えが返ってきた。ある人は釣りに出掛けるといい，またある人は小動物を飼うことで

癒されているとのことである。カラオケで一気に発散するという方もおられた。このように，人それぞれといった感じでストレス解消法を身につけているようである。

　では，筆者の場合はどうかというと，70年代の洋楽が好きで，中古レコード屋めぐりが結構なストレス解消になっているように思う。決してコレクターといえるような本格派ではなく，実際には安価なものしか買わ（え）ないのだが，ふらふらと数件の店をはしごする気分がなんとも心地よいのである。

　また最近は，かつて幻の名盤として「高嶺の花」であったものがCD化されることも多く，しかも高音質で安価な盤で手に入る時代となった。それはそれで喜ばしいことではあるが，今度はいかにして小遣いを捻出するかが，新たなストレスの素にならないように気をつけないといけないようだ。

　窓からキンモクセイの香りが漂ってくる夜に記す。

（岩崎久志）

第Ⅱ章
産業心理臨床の実際

　近年企業を取り巻く環境の急激な変化は，そこで働く人々に常に新たな適応的努力を求め続ける状況を生み出してきた。その結果，職場生活や家庭生活さらには一般社会生活において多くの悩みや問題を抱えて行き詰まる人々が増えつつあるように思われる。そして，ある人は家庭崩壊，失業，自己破産に，またある人は過剰なストレスから心身疾患や自殺にまで追い込まれる。そうした人々の数は年々増加の一途をたどる傾向にあることは周知の通りである。このような社会情勢を背景に，従業員規模の大きな企業では，何らかの形でメンタルヘルス対策が講じられ，企業内健康管理体制の拡充，心理相談制度の新設や既設制度の改善努力がなされつつある。本章ではメンタルヘルス対策としての心理相談体制や制度を中心に産業心理臨床の実践的な問題ついて述べていくことにする。

1．企業内メンタルヘルス対策と体制の実際例

　企業における心理相談制度の設置形態は，制度導入期の相談観や目的などを反映して，企業内組織での帰属に大きな相違がみられる。古くから導入された相談制度には，労働力の効率化や生産能率の向上を目的とする労務管理的視点と従業員の個人的福祉を強調する視点がみられるが，実際の相談制度や施設が帰属する部署は，一般的に人事労務課，人事厚生課，人事課，教育訓練課，共済会などが多かった（伊東，1966）。最近では，企業利益追求だけに偏らない，人間尊重・人権尊重を主眼とする新しい労務管理の考え方が普及すると共に，厚生労働省の「健康」，とりわけ「心の健康」重視の方針が強力に打ち出され，

企業従業員のメンタルヘルス対策が事業者に求められるようになり，心理相談体制や制度に新たな対策や工夫を加える企業が増加してきた。

ここでは今日多くの大手企業に典型的にみられるA社の人事相談制度と健康管理体制を取材に基づいて簡単に紹介したうえで，筆者が勤務体験を持つ幾分ユニークなB社のカウンセリング制度をやや詳しくみていくことにする。

（1） A社のメンタルヘルス対策と人事相談制度

A社は西日本各地に15余の支店を構える従業員数1万人を擁する非製造業の大手企業である。この企業では図Ⅱ-1のような本社人事部の労務厚生部門に帰属する古くから導入された人事相談室と安全衛生部門に帰属する健康管理機関での臨床心理士によるメンタルヘルス相談の取り組みがみられる。

人事相談制度は1950年代に多くの大手企業で導入されたが，A社はその先駆的企業の1つである。人事部の労務厚生部門に帰属する人事相談室は，本社および各支店に設けられ，初期の頃には，外部委嘱された医師，法律家，心理専門家，教育者，その他学識経験者など各分野の専門家が，月1回相談室に出

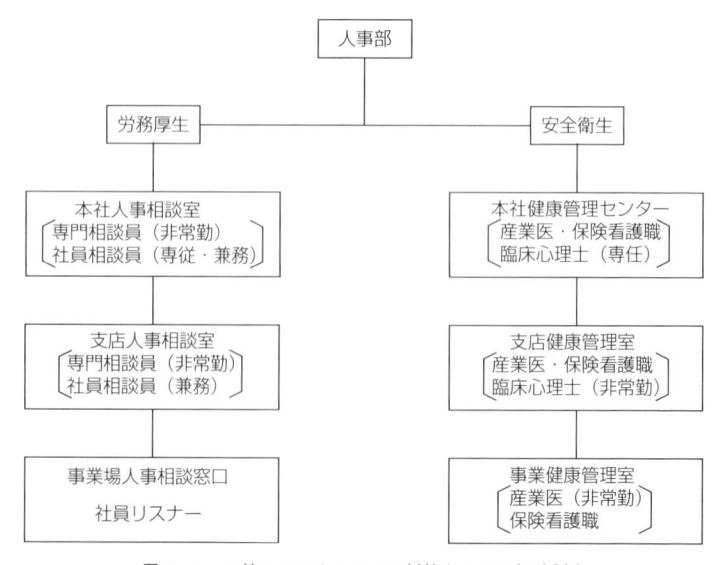

図Ⅱ-1　A社のメンタルヘルス対策としての相談制度

向き職場や家庭での生活上の悩みや問題を抱える従業員を対象として相談に応じるものであった。相談内容の多くは事故，債権債務，契約，不動産などの法律問題や生計，家族関係，住居，結婚・恋愛などの家庭問題，病気や性格などの個人的問題，さらには社内制度，昇進・昇格，人事考課，人間関係，配置転換，職場組織，給与・昇給，職務適性などの職場問題といった生活全般に及ぶ多様な悩みや問題で占められており，それはいわば「身上相談室」の性格を帯びた従業員支援のための相談制度であった。その後，相談体制の整備が進められて今日では本支店の相談室は常設となり，従来の専門家による相談の他，社内・職場事情に精通した人事相談担当社員が専従または兼務で職場生活上の問題を専門的に取り扱う体制が取られるようになった。そして従業員への相談支援を一層推進するために支店傘下の大多数の事業場には人事相談リスナーが配置され，職場最前線にある従業員たちの身近な相談窓口として機能する配慮がなされている。人事相談リスナーは従業員の中から勤務歴が長く職場経験の豊かな社員が人選されており，様々な悩みを抱える各事業場内従業員の初期相談に応じるが，リスナーの手に負えない解決困難な問題に遭遇した場合は本支店人事相談室へ，また健康に関わる問題は支店健康管理室に橋渡しする役割を果たしている。

1980年代半ば以降になると労働安全衛生法の改正や指針，通達などが相次ぎ，事業者に対して従業員の健康配慮義務が強く求められるようになったことを受け，A社の従業員健康管理体制が整備され，身体的健康のみならず心の健康（メンタルヘルス）にも対応する必要性が生じた。そのような社会的潮流に即してメンタルヘルスに取り組む専門家が必要とされるようになり，健康管理機関に臨床心理士が配置されるようになった。

A社人事安全衛生部門に帰属する健康管理機関としては本社には健康管理センターがあり，心療内科を含む各科専門医10名，産業保健看護職約20名のほか常勤臨床心理士3名が勤務している。ここでの臨床心理士の立場は，独立した心理相談部署が設けられているわけではなく，カウンセリングルームという部署名やカウンセラーという職名も使われていない。臨床心理士の資格がそのまま職名となっており，『メンタルヘルス担当』の職位が心療内科内に存在するに過ぎない。そこでは心療内科医の指示に基づく専門的な個別相談や支店健

康管理室から転送されてくる従業員のサブ・クリニカルな問題についての個別相談を中心に心理臨床活動が展開されている。支店の健康管理室は常勤産業医1名と保健看護職複数名が配置されているが，それ以外のスタッフ配置は支店人事部の裁量に任されており，支店によっては非常勤臨床心理士を採用しているところも2ヵ所ある。支店健康管理室の臨床心理士も産業医療チームの一員としての位置付けがなされており，総合的な健康管理の一環としてメンタルヘルスについての個別相談や職場グループ相談に関わっている。さらに支店傘下の各事業場には従業員規模により異なるが常勤または非常勤の産業医1名と1～2名の産業保健看護職が配置されており，充実した産業医療体制が確立されている。支店傘下の事業場には臨床心理士は配置されておらず，従業員の生活相談からメンタルヘルス相談まですべてを健康管理室保健看護職が対応している。

　従業員のメンタルヘルス対策という観点からみれば，A社人事相談室は従来の身上相談的機能をそのまま維持しており，いわばメンタルヘルスを意識するレベルはそれほど高くはないかもしれないが，結果的には一次予防対応の一翼を担っているという意味ではその存在意義は大きい。一方，健康管理センターや健康管理室での相談は産業精神保健領域の立場から，健康相談の一部として主にメンタルヘルスの二次，三次予防対応に関わる問題を取り扱うことになる。しかしながら支店傘下の事業場健康管理室では唯一の専門家として保健看護職が一次予防対応まで求められる状況にあり，職場最前線の保健看護職が応じる相談活動には人事相談員やリスナーによる相談と重複するものも含まれ，完全に区別することは困難である。

（2）　B社の福祉型カウンセリング制度
①B社カウンセリング制度の特色
　B社のカウンセリング制度は従来の人事相談制度の基本構造を維持しつつも，今日の時代要請に応えるべく改善を施しながら機能し続けている今ではユニークな制度である。A社の例にみられるように心理相談制度は従業員福祉を掲げて設置される場合でも，会社人事部に帰属することが多く，個人秘密保護への不安から利用が阻まれる例がしばしば見られるが，B社の制度は，「安心で気

軽な相談室」の基本コンセプトに基いて徹底したプライバシー保護を最優先に設けられた福祉援助制度であり，管理運営，業務体制や施設面でもそのコンセプトが貫かれている。そのような基本的な考えを実現化するために次のような配慮がなされている。①カウンセリングルームは労働組合に帰属する。②大学教員を中心とする第三者専門家への外部委託の形を取ることによってカウンセラーの企業内中立性を確保している。③今日一般的となりつつある人事部労務管理機関の一部としての健康管理室に内包された体制ではなく，完全な独立性が確保されている。これらの特徴は，今日盛んになりつつある EAP（Employee Assistance Programs，従業員援助計画）に相通ずる要素も含んでいるのがユニークな点である。すなわち EAP の設置形態には，企業が自前の EAP 部署を設け，社員が従業員援助専門業務に携わる内部型モデルと社外の EAP 専門業者（企業）に外部委託して従業員は社外でカウンセリングをはじめとする援助サービスを受ける外部型モデルが存在するが，B社のモデルはその中間的なものでアメリカの産業カウンセリング事情を紹介したルイス＆ルイス（Lewis, J. A., & Lewis, M. D., 1986）が「第3の手法」と呼び，将来の普及を予想したものに相当し，B社カウンセング制度の設置歴を越えた目新しさが含まれている点にも大きな特色がみられる。

②カウンセリングルーム設置の経緯と現状

　B社は全国各地に事業場（工場，営業所など）を有する従業員数10,000人以上の大手企業（製造業）である。この企業におけるカウンセリング制度は労使合意に基づく労働組合福祉援助施策の1つとして，従業員の職場や家庭生活における悩みや問題の解決を図るための援助を目的として30年以上前に導入されたものである。当初は心理学系の大学教員2名がカウンセラーとして委託を受け，週2日カウンセリングルームが開室されていた。その後，カウンセリングに対する社会的関心と期待が大きくなるのに伴い，それに対応すべくルームが新規に開設される事業場数，各ルームの開室頻度およびカウンセラーの人数が拡大され，2003年までに全国各地19事業所で11名のカウンセラーがカウンセリング業務に携わる体制が整えられて現在に至っている。

③カウンセリングルームの組織と運営状況

　B社のカウンセリングルームは，既述のように会社人事とは独立して労働組

```
┌──────────┐ (労使合意) ┌──────────┐ (外部委託) ┌──────────────┐
│会社経営者│───────────│労働組合本部│────────────│カウンセリングルーム│
└────┬─────┘           └─────┬────┘            │    (本 部)     │
     │                       │                 │                │
┌────┴─────┐                 │                 │                │
│人事安全衛生│               │                 │ (各地区相談室) │
└────┬─────┘           ┌─────┴────┐            └──────────────┘
     │                 │労働組合支部│
┌────┴─────┐           └─────┬────┘
│健康管理室│                 │
│┌────────┐│          ┌──────┴──────┐
││産業医  ││          │カウンセリング実践活動│
││保険看護職││         └──────────────┘
│└────────┘│
└────┬─────┘
     │─────────────(連 携)─────────────────┘
```

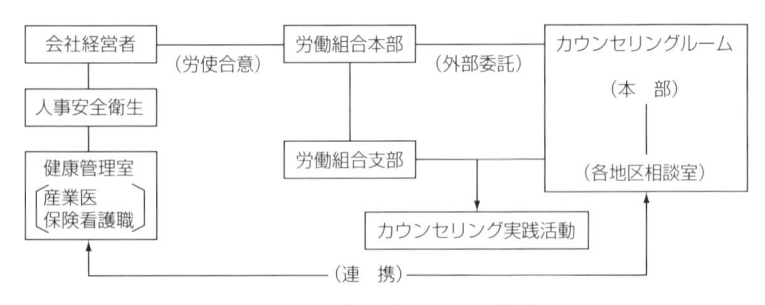

図Ⅱ-2　B社のカウンセリング制度

合が専門的にカウンセリング制度の管理運営に関わる主体（以後，専管主体と表記）となっている。図Ⅱ-2は現在のB社カウンセリング制度の組織図である（B社での心理相談制度はカウンセリング制度と称しているので，以後の記述はそれに準じる）。

　労働組合本部は組合員向けの福祉援助施策の1つとしてカウンセリング・サービスを提供するために外部専門家に委託する形で，各カウンセラーとの雇用契約を結んでいる。一方，経営者側もカウンセラーとの間に同内容の雇用契約を締結しており，その利用対象を労働組合員に限らず，非組合員（管理職者）を含めたB社全従業員はもとより，系列関連会社従業員，B社と関連会社の業務に関わるパート従業員や派遣社員，およびその家族にまで拡大している。正確な利用対象者数は不明であるが，恐らく名目上のそれは従業員数の十数倍になるものと推定される。

　カウンセリングルーム内組織としては，カウンセラー11名の中の1名がルーム長としてカウンセリング業務全般についてカウンセラー間の調整を行なったり，業務遂行上必要な問題について会社側や労働組合との打ち合わせ，交渉などを行うコーディネーターの役割を果たしている。

④スタッフ構成

　本社内カウンセリング本部には4名のカウンセラーと事務職1名が勤務し，それ以外の事業場には7名のカウンセラーを配置する体制を取っており，各地区主要事業場にカウンセリングルームが開設されている。11名のカウンセラーは学校，病院，自営開業などで心理臨床活動に従事している臨床心理士有資

格者たちでB社での身分は全員非常勤嘱託である。カウンセラーの勤務時間は1日5時間とし，勤務回数は，月1回から週3回までとまちまちである。

カウンセラーの年齢及び性別構成は40歳代から60歳代までの男性7名，女性計4名で構成され，性別年齢構成とも全体としてのバランスは良いが，カウンセラーの性別を指定して相談を希望する従業員に対応できる余地は少ない。

各地でのカウンセリング実施頻度に関しては，本社内本部では毎平日，それ以外の地域では月1回から月3回実施されていて個別相談での継続的面接には不向きな実施頻度の事業場も多い状況にある。特に実施回数が月1回の場合，相談希望者にとって利用しにくいために利用者が少なくなり，利用者が少ないために実施頻度を増やせないといった悪循環も生じる。

⑤相談施設

カウンセリング本部は従業員食堂，喫茶室，組合支部，サークル活動部室などが集められた厚生会館内の区域にあり，利用者は人目につくことなく来室できる場所に位置する。施設は約$50m^2$の事務管理室と個別面接室3室からなっている。事務管理室はカウンセラーの待機・執務場所，会社・組合関係者への応接，小会議，一般事務処理，本社外相談室の予約受付事務，各地担当カウンセラーや組合支部との連絡業務等の他，カウンセリングルーム未開設地域の事業場従業員からの電話相談対応，個別面接にも利用される。個別面接室3室は応接セットがあり，最も広い相談室では，職場や家庭問題などのグループ面接にも利用可能である。本社以外のカウンセリングルームは各事業場の事情によって異なり，開設当初はあり合わせの応接室をそのまま活用することもあったが，今日では新規に専用ルームを設けて施設の大幅な改善がなされている。

一般的に，カウンセリングルームを設ける時，条件を整えた部屋の必要性を社内関係者に理解してもらうことはなかなか難しい。すべての企業従業員は何らかの形で面接または被面接の経験を有するが，心理面接にふさわしい部屋についての理解には結びつかないようである。従業員の仕事や人事に関する面接体験では，職場によっては普段の執務場所，会議室などの間に合わせの場所や昼食時間帯をはずした従業員食堂の一角などで行われたりする。そのような体験イメージから「心理面接も椅子と机さえあればどこででもできるだろう」などと考えられがちである。そのためにカウンセリングルーム新規開設時には，

必ずといってよいほど関係者からは広い仕事フロアー，従業員食堂，喫茶休憩室などの一角をパーティションで仕切り，そこにテーブルと椅子を用意する案や会議室をそのまま使う案が出されるが，心理面接は仕事上の面談や面接とは本質的に異なるものであることに理解を得なければならない。仕事上の面談・面接はプライバシーに関わる要素が少ないので比較的場所を選ばないが，心理面接は相談内容のすべてがプライバシーに関わることであるために，その場所は「完全に保護された空間」でなければ用をなさない。クライエントは保護された一室においてこそ，見られる心配，聞かれる心配が取り除かれて，初めて安心感が得られ，安心感を得てようやく外界へ注意を集中する態度を放棄して，自己の内面を深く見つめ，そこから生じる思考や感情を自由にカウンセラーに表現し，訴えることが可能となるのである。特に，クライエントはしばしば悲しみや不安など負の感情を露呈するが，このような感情表出は社会的に「はしたない行為」，「未熟な行為」，「礼儀をわきまえない行為」などと否定的な評価がなされることから，クライエントはそれが人目につくことを恐れる傾向が強い。それゆえに，カウンセリングの場所選定に際しては，「保護された空間」の確保こそが絶対的基本条件となる。

⑥カウンセリングルームの呼称の問題

　積極的な利用を促すうえで相談機関の呼称は軽視できない問題である。相談機関の新規開設にあたっては全国的企業規模の場合，カウンセリングについての理解に地域差があることから，当該地域の個別的事情を考慮する必要がある。場合によってはカウンセリングルームという正式な呼称を避け，より親しみやすい愛称をつけることによって，従業員の利用活性化を促すこともある。愛称が使われると親しみやすさの効用が顕著であるが，相談目的や専門性を曖昧にし，かえって利用者が戸惑いを感じることもある。したがって，専門性を明確にした「カウンセリングルーム」という名称を使うか，親しみやすさと活発な利用を重視して，愛称を使うかは，各地事業場内の個別事情に基づき関係者の判断に委ねるしかないものと思われる。しかし幅広く企業従業員間に相談機関の存在感が定着し，カウンセラーの心理臨床的専門性が理解されるようになれば，相談室の名称にかかわらず「心の専門家」に接することができる場所としての「カウンセリングルーム」という名称が企業従業員の間に浸透してゆき，

愛称と併用される場合でも利用目的が正確に理解されるようになるであろう。

2．広報と施設へのアプローチ

（1）広報活動に果たす企業内組織の役割

　せっかく立派な制度と施設を設けても利用者がない状況では意味をなさないであろう。社内でのカウンセリング制度についての広報は，そうした事態を避けるための有効な手段であるが，それは企業内の様々な組織が独自の立場から積極的に関わらなければ，その効果は乏しいものとなる。通常，広報活動は心理相談制度の管理運営主体の組織系列に属する諸部署によって行われ，先に述べたＡ社の場合には人事の専門担当部門，すなわち労務厚生や安全衛生の部門が中心となり，それに帰属する人事相談室，健康管理センター，健康管理室などが分担することになるが，ここではあえて，ユニークな制度を持つＢ社の広報活動に焦点を合わせて，その広報活動をみていくことにする。また，一般的に広報活動といえばポスターや映像・アナウンスなどの手段を用いた宣伝活動として狭義に捉えられるが，ここでは必ずしもフォーマルなものに限定せず，幅広い情報提供や宣伝的機能を有する活動を含めた広義の広報活動を考えることにして，主要な2つの企業内組織である労働組合組織と会社側組織のカウンセリング制度に関わる広報的役割機能を紹介していくことにする。

①労働組合組織系統

　新規にカウンセリング制度を設ける場合，労働組合本部の役員層は，実現を目指す制度が会社側（経営者）との合意に基づくものであり，会社側と共に推進する組合員のための福祉援助施策であるという趣旨を表明することによって最も基本的かつ重要な広報的役割機能を果たす。この広報活動が不十分な場合は，労働組合が勝手に設けた制度であるかのような誤解を招き，従業員の制度利用に際して会社への遠慮や警戒心を生じ，消極的な利用態度を生み出すことになる。役員層の趣旨表明は，各役員が機会あるごとに反復的にアナウンスされることが大切であり，このアナウンスメント効果こそ労働組合本部役員層に期待される最も重要な広報的役割機能である。

　次に，カウンセリング制度担当の中央執行委員とスタッフによって実務的業

務が展開され，それは必要に応じて労働組合本部の発行する様々な印刷物として組合員に配布される。その場合，初期段階では，役員によるアナウンスメントを活字化した内容に加え，利用可能な社内資源の1つとしてカウンセリング制度と施設を設けること，制度の専管主体が労働組合であること，積極的な利用推進を図る基本姿勢などが主な内容を構成することになる。その一方で，実質的にカウンセリング制度が機能するように体制を整えるための立案・計画・実施などの実務的役割が遂行され，ようやく組合員が実際に利用できる制度と施設ができ上がる。その時点では，制度や施設を紹介したり，利用案内をする直接的な宣伝活動が広報の主要内容を構成することになる。またすでに制度が機能している場合は，より一層の改善や拡充を目指して同様の実現化活動が行われ，それに伴う宣伝活動も展開されなければならない。直接的な施設利用案内のような宣伝活動を中心とした狭義の広報活動は，専管主体としての労働組合が分担する主要な業務の1つである。

　労働組合本部からの広報手段としては，一般組合員向けの冊子，定期・不定期印刷物，ポスター，パンフレット，イントラネット上のホームページなど様々なメディアが利用される。

　大規模で複数の本社外事業場を有する企業の場合には，労働組合本部の方針を直接実現化するための役割は，各事業場内にある労働組合支部の手に委ねられる。労働組合支部は，本部の計画に即して，カウンセリングルームを設け，日常的管理・運営を手がける実践的役割機能を負うことになるが，それに付随した広報的役割も中心的活動として重要である。労働組合支部の広報活動は，本部で作成されたカウンセリング制度の宣伝用印刷物を組合員に配布したり，組合支部の会議・会合などの機会に労働組合本部からのアナウンスメントを伝達する他に，支部独自に施設の実践的運営についての宣伝を中心とした定期・不定期印刷物をチラシや冊子の形で作成して，組合員向けに配布する。組合支部からの印刷物は，組合員や従業員たちの関心を得にくく，「はい，ポイ」（受け取って読まずにすぐ捨てられてしまうこと）などといわれることもあるが，筆者の体験では，たまたまタイミング良く問題を抱えた従業員が配布されたチラシを手にして，カウンセリングルームにやってくる例も少なくない。それだけに，労働組合支部での施設運営上の実践に直結する「制度利用推進」を目的とする

狭義の広報活動は根気よく反復的になされることが大切である。

②会社側組織系統

　企業内の「経営者層―人事部―職場管理者層」という会社側組織系統の広報活動は，B社カウンセリング制度の設置経緯と実態的特殊事情を反映して，より間接的なものとなる。すなわち利用対象従業員に向けて行われる制度施設の利用案内など直接的あるいは狭義の広報活動は，大部分が労働組合の組織系統に委ねられ，会社側組織系統は厚生労働省が事業所に対して実践を求める労務管理・安全衛生管理の観点から従業員の「健康づくり」（THP施策）や「メンタルヘルス対策」を推進し，従業員の総合的健康の実現を目指すより広い視野に立った広報活動を行う。その中で利用可能な社内資源の1つとしてカウンセリング制度が存在することおよびその利用を推奨する姿勢を明確にすることが，その広報内容の中核をなすことになる。

　まず，経営者層の最も重要な広報的役割機能は，会社としての「健康づくりへの積極的な取り組み姿勢」を全社に向けて意思表明することである。この経営者層の意思表明は，時にはアナウンスメントや印刷物という形でなされるが，カウンセリング制度の専管主体である労働組合本部役員から発せられるアナウンスメントに根拠を与えるものであり，それなくしては労働組合のカウンセリング制度の実践に向けての展開は困難である。それは制度実現化への努力をなす下位関連組織層の役割遂行を促すだけでなく，最終的には従業員のカウンセリング制度利用態度にも大きな影響を及ぼすことになる。

　次に，本社および各事業場の安全衛生を中心とする人事部は，経営者層の意思表明を具体的施策として実践活動に結びつける役割機能を果たすことが期待される。その広報活動は，労働安全衛生法に基づく「健康の保持・増進」措置として保健・栄養・運動指導などと共にメンタルヘルスケアが健康指導上重要であること，その対策として社内にはカウンセリング制度が存在すること，制度の利用を推進していく方針などを内容とするものになる。したがって，人事部のカウンセリング制度や施設に関する広報活動は，労働組合のそれとは異なり，全体的な健康問題すなわちTHPの枠組みの中で行われ，そうした意味ではより広範な内容を含むものとなる。

　広報活動は社員個人に向けられるものと，企業内職場組織単位に向けて行わ

れるものが考えられる。一般社員に対しては，広く心身健康への関心を呼び起こし，自己の健康を保持・増進するための一般的知識や対処法などのいわゆる「セルフケア」や事業場内外の資源紹介などを中心とした広報活動が含まれるが，その内容の多くは健康管理室などの専門部署の協力を必要とするものとなる。一方，職場組織向け，特に管理職者層への広報活動は組織としての健康管理対策，職場風土づくり，一次・二次・三次予防対応などに関する内容が中心をなし，いわゆる「ラインケア」の推進が図られる。実際的な広報活動は組織を管理監督する立場の人々を対象として印刷物配布の他，教育・研修などの機会を利用して行われることになる。

　部・課長などの職場管理者層はメンタルヘルスケアを実践する『場』の管理者として，直接的にカウンセリング制度や施設の利用対象従業員に接する立場にある。一般的に「気分が悪くなった」，「めまいがする」，「頭痛がする」など身体的症状を伴う健康上の異変に気付いた人は，何のためらいもなく周囲の人に打ち明け，健康管理室などを訪れるが，心の問題に関しては本人がかなり深刻な不適応状態や疾患症状を抱えていても人に打ち明けることに抵抗を感じやすく，容易に対処行動も取れず専門相談機関を訪れることも少ない。また周囲の人たちも心の問題については理解が不十分なために，適切な対応ができず，時には懐疑の目を向けることさえある。さすがに最近はメンタルヘルスに関する啓発的教育も盛んとなり，「心の問題」に対する理解は深まりつつあるが，一方ではいまだに「心の問題」をすべて精神論で片づけようとする管理職者も少なからず存在するのは残念なことである。各職場にはカウンセリング制度の潜在的利用者が存在し，メンタルヘルスに対する管理職者たちの考えや態度を見守っているものである。もし管理職者が日常的な職場生活の中で公式・非公式にメンタルヘルスへの深い関心や積極な取り組み姿勢を示していれば，その職場従業員がメンタルヘルス上の問題を抱えた時には，率直にその職場管理者に相談して，カウンセリング制度の利用を決断することになるであろう。そうした意味で，職場管理者はフォーマルな広報活動は行わないものの，その態度や姿勢を通して「職場風土づくり」とカウンセリング制度の利用推進力となる広報的役割機能を果たしているということができよう。

　なお，労働組合の外部委託業務としてのカウンセリング制度の場合，カウン

セリングルームやカウンセラーの直接的広報（PR）活動は限られたものとなる。それゆえにカウンセラーは事業場内を巡回して従業員に声をかけたり，色々な部署の管理職者と出会う機会をつくり，それを利用して制度や施設の活用を呼びかけることが広義の広報活動として望まれる。また労働組合が発行する印刷物にカウンセラーからの投稿記事やメッセージを掲載してもらうことも制度施設への親近感を深めるのに役立つであろうし，定時退社後の従業員を対象に短時間メンタルヘルスの話をする機会をつくることも広報的効果は大きいであろう。

　労働組合やカウンセリングルームの広報活動が潜在的利用者を「引き出す力」であるとすれば，職場関係者のそれはカウンセリングルームに向けて「押し出す力」としての機能を果たすと考えられる。この2つの力が働いてこそ，初めて抵抗感やためらいの気持ちを乗り越えて，潜在的利用者がようやく重い腰を上げ，カウンセリングルームへの来室行動を起こすことが可能となる。

（2）　カウンセリングルームへのアプローチ方法

　十分な広報活動が展開された後は，企業従業員が実際に制度や施設を利用しようとする時，次に問題となるのがカウンセリングルームへのアプローチ方法である。今日，発達・多様化した通信媒体を利用時の事情や状況に応じて，またその長所と短所あるいは限界を踏まえて効果的に使い分けられるような様々な選択肢が用意できれば制度の利用活性化を促すことに繋がるであろう。その利用目的には，カウンセリング制度や施設についての問い合わせ，相談内容の適否の質問，予約申込み，予約状況の問い合わせ，さらには通信メディアを使っての相談などがある。相談については後に触れるのでそれ以外の目的を中心にして，以下代表的なアプローチ方法を取り上げ，その特徴をみておくことにする。

　①電話：最も身近で馴染み深く，利用しやすい通信媒体は電話であろう。電話でも社内専用電話（内線電話）はカウンセリングルームへのアプローチに利用される頻度が最も高い。社内電話の場合，利用者本人の費用負担がなく，電話機の数も多いので社内のどこからでもかけられるという利点がある。しかしながら，実際には社内電話であるために，逆にカウンセリングの問い合わせや

申込みをしにくいこともある。就業場所としての事務所内の社内電話を使うと，どうしても上司や同僚達の目に触れやすく，唯でさえカウンセリングルームとの通話は抵抗感があるのに，周囲の目を気にしなければならないとすれば，ますますためらいは強くなってしまう。それゆえに事務所外の場所，例えば，廊下突き当たりの一角やロビーの片隅などに公衆電話の機能を果たす社内電話機を設置しておくと利用しやすいであろう。カウンセリング制度の利用対象がその企業従業員だけに限られている場合は，社内電話だけで十分であるが，従業員家族や全国的に広がる系列関連会社従業員とその家族まで相談対象とする場合には社外電話（外線電話）が必要となる。また社内電話を利用できる従業員の中にもプライバシーを守りたいために，あえて外線電話を使う人もあるほどである。しかし外線電話の費用は個人にとって大きな負担となることも稀ではない。このような電話の短所を補う方法としては，個人の費用負担解消，広域性などに有効なフリーダイヤル制の導入も考えられよう。

②Eメール：企業職場内のパソコン（PC）の普及は目覚しく，従業員一人に一台の職場も珍しくない。そのような職場の従業員にとっては，カウンセリングルームへのアプローチにEメールを利用するのが便利である。Eメールの好ましい特徴は受信者が自分の都合に合わせてメールをチェックし，返信できることであり，カウンセラーにとっては面接活動などを乱されることがなくなるであろう。反面，Eメールは受信者側の随意的チェックのために，緊急性を伴う連絡や相談には不向きなことも多く，大きな短所ともなる。さらにPCが普及しているとはいえ，企業内の間接的・管理的な業務を行う職場と比べ，製造や物流などの現業部門の職場では個人単位のPC保有率は低いので全従業員の利用は困難である。

③インターネット・ホームページ：インターネットやイントラネットを使って企業従業員とその家族向けにホームページを開設し，カウンセリング制度や，施設案内，相談予約申込み受付などができるようにするのも便利である。しかしインターネットの場合，関係者以外の人からのアクセスを防ぐことが難しく，また家族を含む相談対象者全員にパスワードの徹底を図ることも困難なので，労働組合によるカウンセリングルーム用ホームページをイントラネット上でのみ開設する方法もよいであろう。

3．相談・面接の展開

　カウンセリングルームに持ち込まれる相談内容は多様であり，それによって面接上の対応にも大きな違いがみられる。ここではどのような相談にも共通してみられる一般的な相談・面接の展開について順を追って述べていくことにする。

（1）導　　入
　カウンセリングルームを訪れる人は，ルームのドアを開くずっと前の段階から，不安や緊張との闘いを始めているものである。まず「誰かに相談するかどうか」，「誰に相談するのがよいのか」といった迷いから始まり，仮に「カウンセラーのところに行ってみよう」と一旦決めても，「自分のこのような相談は聞いてもらえるか」，「カウンセリングルームに行く時に，誰かに見られるのではないか」，「カウンセラーにすべてを打ち明けると，なにか不利益なことが起こるのではないか」などさらなる迷いと葛藤を抱え，それを乗り越えて，ようやく相談の申込みをしてくるのである。さらに予約当日いよいよカウンセリングルームのドアを開ける直前まで，「やっぱり止めようか」といった最後の迷いに見舞われ，それを克服してやっとカウンセリングルームの中に足を踏み入れることになる。このようなクライエントの揺れ動く心理状態を理解したうえで，訪れた人には十分な配慮を持って迎え入れることが大切であろう。それにはクライエントがカウンセリングルームに入ってきた時に，温かさと親しみのある融和的態度で迎え入れるようにしたいものである。そして最初に交わす言葉は，「おはようございます」，「今日は」などごく日常的な挨拶であるが，この短い言葉のやりとりの中にも，その時の心理状態を知るための有力な手掛かりが潜んでいるのである。カウンセラーに返ってくる声の調子，大きさ，重い―軽い・明るい―暗い感じなどの言語反応的特徴は，来室直後の不安や緊張度，あるいは悩みや問題の深刻さを物語ることが少なくない。
　着席後は，最初に交わした挨拶の調子を手掛かりにして，あまり間を置かずに本筋に入っていくか，あるいはもう少しクライエントの気持ちが落ち着くの

を待つかの判断をしなければならない。もし話しづらそうであれば，しばらくの間，世間話や社内の誰でも知っているような話題に時間を費やしラポールの成立を待つことになる。この間にもカウンセラーは厳しい人物評価の眼にさらされることになるであろう。クライエントは何気ない会話の中にも，「このカウンセラーは親身になって話を聞いてくれそうか」，「本当に信頼できる人物か」，「自分を理解してくれそうな人か」などの判断手掛かりを得ようとしており，カウンセラーがクライエントの眼鏡に適った時に，ようやく相談に踏み切る決断をして，本筋に入っていくことになる。それでもなお，カウンセラーに「ここでの話は誰にも知られないでしょうか」とだめ押しの質問をしてからでなければ前に進めないクライエントも多い。そのような質問がなされれば，いよいよクライエントは話す決意をした合図を送っていると受け止めてよいが，不安を引き起こす要因の1つがその点にあることが明らかになったわけであるから，カウンセラーの立場，報告義務の範囲，守秘義務などについて，しっかり説明し，安心への保証を与えることによって不安を取り除いておくことが大切である。しかしクライエントの抵抗感は色々複雑な思いや背景要因から引き起こされるものであり，外部に漏れない保証を得るだけで解消されるわけではない。例えば，人間関係のトラブルに悩み，最初の段階での当事者同士が話し合いをし，「この問題は二人の問題であり，最後まで二人の話し合いで解決しよう」という約束をしていたが，当事者間の話し合いがうまくできずに思い悩んで来室した人は，いま第三者であるカウンセラーにその問題を話すこと自体に罪悪感を持っているかもしれない。それゆえに相談の本筋に入りかけた直後でも，まだ不安や緊張が存在し，隠された複雑な心理状態を保ちながら話されつつあることを念頭に置いておく必要がある。

　この導入段階は相談の本筋に入る前にクライエントが感じている余分な不安感や緊張感を軽減解消し，カウンセラーとの間に相互信頼関係（カウンセリング関係）を成立させ，本筋としての相談内容に入っていくために心の準備を整える段階である。

（2）問題の明確化

　企業従業員からの悩みや相談には，問題解決に必要な知識や情報を提供する

だけで解決できる比較的単純なものから広範な生活領域にまたがる諸要因が絡み合ったり，深く内面に関わる複雑なものまで様々である。その複雑性によって相談面接過程での問題の明確化が容易になったり，困難になったりする。複雑な場合は，クライエントは表層的な見せかけの問題から話し始め，次々とその最初の訴えに関連する話題について話し続け，五里霧中の中を漂い続けることが少なくない。例えば，クライエントの話を傾聴していくと，「最近仕事が手につかず，どうしたらよいのかわからなくなってしまい，困っています」（仕事遂行）→「職場は人手不足で，私にばかりお鉢が回ってきて，………」（人員配置，仕事負荷量）→「そのへんの事情を上司はちっとも理解してくれないし………」（上司への不満）→「周りの人たちに私のような人は見当たらないから，私だけが上司からイジワルされているような感じもします」（上司との人間関係）→「ここ3ヶ月の間，毎日長時間残業をしていて，時には休日出勤までしています。この状態がいつまで続くのかと思うと………」（不安心理）などのように話が展開し，やがて一通り話が尽きてくると堂々巡りの様相を呈してくる。繰り返しに入り始めたそのタイミングを見計らってカウンセラーから「随分大変な状態でよく長期間耐えてこられましたね。………体の方は大丈夫ですか」などと水を向けてみると，「疲れています。食欲はないし，よく眠れないし，………朝，出勤が辛いですね」などと，堰を切ったように次々と心身症状を訴え，さらに「最近は仕事をしていても集中力と根気がなくなりました。書類に目を通していても頭に入ってこないものですから時間がかかってしまって………」という話になり，結局，最初の訴えである仕事が手につかないとか毎日長時間残業をしているという話も，それがストレス性疾患に起因する症状であることが明らかになってくるケースは珍しくない。このような例ではクライエント自身「疲れている」という自覚はあっても，精神疾患かもしれないという認識が乏しいために相談過程で最初から中心的な問題として取り上げられて語られることはないのである。

　問題の明確化の段階では，中心的な問題は何か，それに派生してどのような問題が生じつつあるのかを明確化し整理することが中心課題となる。またクライエントの訴えにはその背後に予想を上回る広がりと深さが内在し，意識・無意識的に隠されている部分が存在する可能性があることも忘れてはならない。

（3） 目標の設定と処置

問題の明確化が行われれば，次に派生的問題を解決するための下位目標を設定し，優先度の高いもの，緊急性のあるものから一つ一つ達成を目指すことになる。前掲の例に当てはめれば，最終目標はクライエントの適応的職場生活の回復にあるが，そのためには専門医療機関での受診と医学的治療を受けることが第1の下位目標となり，次いで職場環境調整が第2の下位目標となる。この例は極端に単純化したものであり，実際的にはもっと多くの要因が関与し，複雑化する場合が多いので下位目標の数も多くなることがあり，複数の下位目標を平行して進展させなければならないこともある。もし先の事例で家族の要因が関与していることが明らかになっていれば，それは職場環境調整以上に優先順位を高くしなければならないかもしれない。

このように個々の下位目標が明らかになれば，それを達成するための具体的な手段が講じられ実践されることになるが，それを「処置」という。例えば上述の第1目標「精神疾患の受診・治療」に関してはクライエントにそれを勧めて，精神科や心療内科などのしかるべき専門医に依頼しなければならないが，そのような他領域の専門家の手に委ねる処置を「リファー」（refer）という。企業従業員の相談内容にはメンタルヘルスに直結しないものも多く含まれるため，カウンセラーのリファー先は専門医に限られるものではない。時には，弁護士，税理士，司法書士，社会保険労務士，消費生活アドバイザーといった社外の専門家や専門機関に委ねなければならないこともあるが，職場や仕事に関してはクライエントが所属する職場管理者を当該領域の専門家とみなして，社内関係者にリファーされることも少なくない。それゆえにカウンセリングルームやカウンセラー個人はできる限り多領域の専門家と繋がりを持ち，いつでもリファー先として受け入れてもらえる社内・外の利用可能な資源を確保しておくことが望まれる。

第2目標の職場環境調整は処置としては，一種の「ケースワーク」である。まずカウンセラーは，クライエントの了解を得たうえで職場管理者との話し合いを持ち，クライエントの現状をよく理解してもらい，問題解決のために協力を求めることになる。そして職場で具体的にクライエントへのどのような配慮や仕事上の改善が必要かが話し合われることになる。その場合，一般的にはク

ライエントと職場管理者だけでなく産業医やカウンセラーの参画が求められることもあり，勤務時間の制限（残業免除），仕事配分の調整，治療通院配慮など現実的な問題が話し合われ，具体的方策が検討される。もし，この過程で職場管理者が個人的にカウンセラーのところにやってきて，職務遂行上の個人的問題として発症従業員への対処法や配慮すべき点についての知識や情報を求め，それに指導・助言を与える場合，その処置は「コンサルテーション」(Consultation) と称される。

この他相談内容によっては，心理療法的理論や技法を用いてクライエントの抱える問題に援助を与えなければならないことがよくある。精神医学的な疾患レベルには満たない習癖・習慣，非行，気になる性格や特性，対人関係，人生観，生き方などの相談では，その処置として「心理療法」が適用される。心理療法については第4章にいくつかの代表的なものが紹介されているので，詳しくはそれを参照されたい。カウンセラーは自分が得意とする理論や技法を身につけておき，必要な時にはいつでもそれを使えるようにしておきたいものである。とはいえ，いかに優秀なカウンセラーといえどもすべての理論や技法に精通することは困難なので，時には当該問題の援助指導を得意とする別のカウンセラーへのリファーも考えなければならないことがある。

（4）　評価と終結

カウンセリングにおける処置が問題解決にどのような効果をもたらし，どの程度寄与したかを見極める評価的作業は重要である。それはカウンセリングの全過程で反復的になされるが，特に，終盤に近づく頃には終結期の判断や決定を行う際にその必要性が顕著となる。

クライエントが解決を求める主たる問題に内包されている下位問題や下位目標の達成を積み重ねることで最終目標としての問題解決が可能となることはすでに述べた通りである。この過程で各下位目標達成のために施された処置の効果は，その都度評価的作業を通して確認され，カウンセリングが進められていく。実践的には継続面接中に毎回口頭で処置後の状況を話題にしながら，その効果が評価されるのである。例えば職場ストレスを強く感じているクライエントに対して，ケースワーク的処置として職場環境調整を施し，その1つとして

残業規制を指示したとすれば，それらの処置が実行されているかどうか，実行された結果クライエント個人の仕事によるストレスや疲労感にどのような変化があったか，また職場内にどういう変化があったかなどが検討されることになる。処置によっては予め用意された記録表を用いて職場・家庭など日常生活の状況を記入してもらったり，気付いたことを自由記述で記録してもらうなどして，それを手掛かりに面接時にクライエントとカウンセラーが話し合って，評価的作業を進める方法も考えられる。もし十分な効果が認められなかったならば，部分的な方策の見直しや，目標そのものの修正さえ必要になる場合もある。

　このように面接過程で継続的に行われる評価的作業の結果に基いて，一つ一つ満足すべき結果が得られ，最終的に本来の問題が解決した時に，ようやくカウンセリングの終結期を迎えることになる。

　カウンセラーがクライエントにカウンセリングの終結を告げる際，時には困難を生じることがある。それは終結に対するクライエントの感情の問題であり，疾患や適応上の困難など外的な問題は，本人が納得できるところまで解決されれば，そこで終りとすることができるが，内面に関してはより一層複雑な要素が残されている場合がある。カウンセリングを続けていく中で，カウンセラーの存在を「心の支え」とすることに慣れてしまっていたり，より一層高い次元の目標，例えば人間としてのより大きな成長や向上を目指す意識などが芽生えてきた場合には，たとえ現実的な問題が1つ解決しても，その時点でカウンセラーと決別することに感情的な抵抗がみられる。これが極端な形を取れば，カウンセラー依存や対象喪失不安の問題が残されてしまったものと受け止め，感情の転移への対応処置が必要となるであろう。

　いずれにしてもクライエントの感情面を考慮しながら終結についてよく話し合い，当該問題にやり残していることや気になることなどがなくなり，「カウンセラーと離れがたいけれどもこれで一区切りつけよう」という気持ちが生じた時こそ，好ましい終結事態といえるのではないかと思われる。そして，終結が完全なる決別を意味するのではなく，再び問題を生じた場合には，いつでも来室を歓迎する意志を伝え，門戸を開放しておくことが大切である。

4．関係者との連携（リエゾン）

　最近では「連携」という言葉に代えて"リエゾン"（liaison）という用語がよく使われるが，その語源はフランス語で単語が結びつく「連音」に由来し，精神医療領域での本来の意味は「精神科医と他科の医療スタッフが継続的な連携システムを作り，他科の患者たちの精神面の診療をおこなうことを言う」（小此木・桜井，1992）とされている。厳密には両概念に微妙な違いが存在するが，ここではそれをほぼ同義に使用し，カウンセラーが産業心理臨床領域の実践場面で他領域，他部門，他業務の関係者と協力・共同してクライエントへの援助をなす場合を「連携」と称することにする。したがって，その対象は，具体的には健康管理室関係者，職場管理者，労働組合関係者，家族などが考えられるが，ここでは企業内の対象に限定して連携について述べていくことにする。

（1）　健康管理室スタッフとの連携

　企業内カウンセリングでの主要な連携対象の1つは健康管理室であるが，各事業場の健康管理体制によって連携の内容やあり方も異なるものとなる。本社や各地区の拠点となる大規模事業場で健康管理室に常勤産業医と複数名の保健看護職が配置され，なおかつ開室頻度も多いカウンセリングルームが設けられている場合，従業員の健康相談は産業医をはじめとする保健看護職によって身体的，精神的両面にわたって分担的対応がなされ，心理社会的な要因を含むと考えられるケースはカウンセラーに対応を依頼されてくる。

　一方，小規模な事業場では産業医が非常勤で，健康管理室には保健看護職1名が常勤するだけであるために，一人で健康相談のみならずその背景をなす身上相談にまで対応しなければならず，その負担は大きなものとなるため，カウンセラーへの対応要請はさらに多くなる。いずれの健康管理体制においてもカウンセラーとの連携を要するケースは少なくない。

　健康管理室からカウンセラーに連携を求められるケースをみると，一次予防レベルでの連携例としては従業員が身体疾患について保健看護職に相談している中で，人間関係や家庭などの社会的な問題が表面化した場合，自己の性格や

習癖について悩んでいる心理的な問題が明らかになった場合やあるいは保健看護職の日常的観察から従業員の様子がおかしいと気付いて，カウンセリングを勧める場合に連携に発展することが多い（誘導だけで終われば健康管理室からのリファーということになる）。二次的予防レベルでは，従業員の定期健康診断の心身疾患スクリーニング・テストの実施結果からメンタルヘルス項目得点の高さが目につくような従業員に関して健康管理室から心理面接を要請されることがある。また，すでに精神疾患を発症して出社しながら通院治療を受けている従業員や休職して治療を受けている従業員は，専門治療医の手に委ねられると，原則的に産業医やカウンセラーは共に治療援助的関与をしないが，中には心理的介入を必要とする事例もみられる。それは，治療医が心理的介入の必要性を認めて発症従業員にカウンセリングを勧めるが，社外カウンセラー利用に伴う費用負担が大きすぎるために，従業員は産業医に相談して社内のカウンセラーに援助を求めるというものである。その場合には産業医から治療医に事情を説明し，了解を得たうえで社内カウンセラーへの要請がなされる。その時にはカウンセラーは産業医のみならず外部専門医との連携の必要性が生じることを考慮しておかなければならない。

　さらに三次予防レベルでは産業医を中心とする保健看護職との連携が特に大切と思われるケースとして，復職者のフォロー面接がある。最近では復職支援制度が設けられている企業も多く，復職時期が近づいた休職者や休職期間を終えて職場復帰を果たした従業員がスムースに元の職場への再適応を図るために「試し期間」や「慣らし就労期間」が設定される。前者は約1ヶ月程度通勤練習だけを目的とし出社する制度で，後者は正式復職後に就業規制や仕事負荷への配慮をしながら復職者をサポートする制度である。慣らし就労期間はケースに応じて3ヶ月から1年間に設定され，その間は復職者とサポートチーム（上司，人事担当者，保健看護職）が定期的に産業医面接を受けながら，疾病再発防止に努めるものである。2つの支援制度のいずれの時期においても必要な場合には産業医の要請により，並行して心理面接も行われ，職場復帰後に生じる心理的問題解決に援助を与えることが望まれる。

　ここまでは健康管理室からカウンセラーに連携を求められるケースをみてきたが，逆にカウンセラーから産業医に連携を求めることも少なくない。例えば，

最初の相談機関としてカウンセリングルームを訪れる発症従業員のケースでは，カウンセラーが専門医による治療を勧めることになるが，既知の医療機関があれば紹介するが，ない場合や医師の紹介状以外は受理されない医療機関にリファーする場合は産業医に協力を求め，まず紹介依頼することから始めなければならない。さらに勤務しながら通院治療を受ける場合でも，職場での就業面に特別な配慮を要するケースでは職権を有する産業医の協力が不可欠となることもある。また，職場や健康管理室に内緒でこっそり通院治療を受けている従業員がカウンセリングルームに来室することもある。そうした場合にはクライエントの意志を尊重しながらも，精神疾患が重大な事故や事件に繋がる危険性のあることを説明して本人の了解を得たうえで，産業医との連携を図らなければならない。特に，抑うつ症状がみられ自殺の危険性があるクライエントに関しては，安全性確保のために産業医に実状を把握してもらって適切な配慮処置を講じてもらうことが不可欠である。

（2） 職場管理者との連携

職場の一般従業員が健康面に何らかの不調を感じたり，本来の「その人らしさ」が失われている時，周囲の人たちがそれに気付き，専門機関へ円滑に誘導できる体制が望まれる。特に，管理・監督者は自ら部下のメンタルヘルスの異変に気付いた時，あるいは本人以外の従業員からの報告を受けた時には，速やかに健康管理室やカウンセリングルームへ行くように勧めることが大切である。面接の結果，明らかに異変が認められたならば，カウンセラーはクライエントに専門医の治療を勧める他，必要と思われる場合には本人の了解を得たうえで職場管理者に来室を求め，クライエントが職場内でそれ以上メンタルヘルス不調を拡大しないための職場ストレス軽減を目的として環境調整の助言を行う。その場合，ケースによって職場内の物理的条件から心理的条件まで幅広い調整処置が考えられるが，その処置の効果についてクライエント自身からの報告と共に，職場管理者からもその後の様子を報告してもらい，さらに効果的な取り組み方法を考えて行くための参考に供することが大切である。それゆえにカウンセラーによる管理監督者との連携も，最初の誘導だけで終わるのではなく，その後の状況把握を目的とした面談を重ねる必要がある。この種の連携例とし

ては，次のようなものがある。

　①物理的条件の調整：この種の問題は安全衛生管理上の課題として，照明，換気，空調，騒音，粉塵，分煙，その他の改善に関心が向けられてきたが，その大部分は産業医が関わるべき課題である。しかし心理的な問題を含む事態が生じた時には，カウンセラーが介入することもある。最近，若い従業員の間に「執務中に周囲の上司・同僚たちからの視線が気になる」と訴えるケース（特定恐怖）が増えつつある。目立った適応上の支障を伴わないケースでは，本人の治療意欲も乏しく，刺激事態さえ改善すれば何とかやっていけるという場合が少なくない。そのような時には，本人から管理・監督者（上司）に執務場所の変更を求めるよう勧めるが，本人が希望すればカウンセラーが上司と面談し，周囲の視線が集まりにくい場所で執務できるよう配慮を求める環境調整を勧めることになる。また，職場内の孤立的な場所で執務することに苦痛を感じている場合もあり，業務に精神的な影響が生じやすい事態についての従業員からの相談が寄せられた時には，管理・監督者との連携がなされる。

　②仕事の調整：心身に顕著な不調感を訴えながら出勤を続ける従業員に対しては，医学的治療と共に，仕事量や質の調整をしなければならないことがある。仕事の量的調整には勤務時間の削減（残業制限，休日休暇や年休行使の徹底など）や仕事量そのものの削減が考えられる。一般的に反復的作業や単純作業の場合には，仕事の量的調整はこうした処置でかなり大きな効果が期待できるであろう。しかし，仕事の質的調整に関しては一般的に考えられている以上に厄介な問題が含まれる。抑うつ症状を抱える従業員は，仕事上の責任を過大視し，自己の責任遂行能力を過小視する傾向がみられる。それに加えて思考機能の低下を伴うために責任遂行が一層困難となり，その責任の重さに圧倒されて，大きな精神的負荷を抱え込んでしまうことになる。仮に責任を負わなければならない3つの仕事から1つを免除したとしても，精神的負荷は，必ずしも3分の1軽減されるとはいえないかも知れない。なぜなら，そのような従業員は完璧に自己の責任を果たそうとする傾向が強いので，残された3分の2の責任ある仕事に過剰なエネルギーを集中して，さらに大きな精神的負荷をかけることになるからである。それゆえに仕事による精神的負荷の軽減には数あるいは量を問題にするのではなく，責任の重い仕事から軽い仕事へ，さらに可能ならば，

複雑な仕事からより単純な慣習的仕事へと質的に変更する配慮が大切である。職場管理者にとってはいささか難題ではあるが，仕事の質的配慮こそカウンセラーと職場管理者の連携に求められる最も重要な課題である。

③人間関係の調整：職場内の人間関係トラブルにも，職場管理者との連携が必要となることがある。同僚との関係，先輩・後輩の関係，上司・部下の関係など様々な組み合わせが考えられ，基本的には当事者同士の話し合いによるか当事者たちにとって身近な上司に相談して職場内の問題としての解決が望まれるが，時にはそれが出来ずに一人深く悩んでカウンセラーのもとにやってくる従業員もある。カウンセリングを通じて，自己の未熟な対人関係スキルに原因を見出し，それを克服して解決する人もいるが，どうしても職場関係者を巻き込んで解決を図らなければならないことがある。そうした事態では職場全体の雰囲気や職場風土への悪影響が生じてくるので，もはや当事者だけの問題ではなく職場管理者の職場マネージメントの問題として扱わざるをえなくなり，関係者との連携が必要となる。しかし，実際には人間関係の悩みに関しては相談者自身の相手に対する受け止め方や対人関係スキルを改善するなど個人的対処により問題の解決をみることが多く，連携を要するケースは稀であるといえよう。

（3） 労働組合との連携

労働組合関係者（組合役員，執行委員など）がカウンセラーの連携対象となる場合も少なくない。その連携上の特徴は多様な問題領域に及ぶ点にあるといえよう。

心の健康に関わる問題では，カウンセリングルームへの誘導者としての役割が期待される。組合関係者は，常日頃から多くの一般組合員や従業員との接触を持つ機会が多いため，そうした人々の変化（その人らしさの消失）に気付きやすく，また職場関係者に知られたくないことでも話しやすいという立場にある。組合関係者が相談を持ち掛けられた時，より専門的な立場からの援助が必要と判断される場合には，カウンセリングルームへの橋渡しとでもいうべき役割が果たされることになる。しかし組合関係者とのこのような連携は，カウンセリングルームへのクライエントの誘導局面までに限られ，後は解決した時点でそ

の旨を簡単に伝えておく程度となる。

　仕事に関する問題でも労働組合の役員や執行委員の協力が必要となり，カウンセラーから連携を求めることもある。例えば，時間管理，人員配置，人事考課，格付けや処遇などが従業員の不満や悩みの原因となっているケースでは，原則的には当人が各職場の管理者や人事担当者に相談して解決を図るが，直接職場関係者には相談しにくいような事情や内容を含んでいるケースではカウンセラーのところにやってくることがある。今日の目まぐるしく改変される人事制度や組織体制などが絡む問題は，外部第三者的立場のカウンセラーは細かい社内事情に精通する事が困難なために，労働組合役員との連携が必要となる。

　その他の連携例には，生活・身上相談の範疇に含まれるものが多くみられる。その典型的な相談例は多重債務問題である。最高裁集計によると2004年度中の自己破産件数は約21万9千件となっており，前年ピーク時には及ばないものの依然高水準で推移している。それは企業従業員の生活状況にも反映されており，カウンセラーの介入が必要なケースも生じている。一般的に，従業員の多重債務問題の大半は労働組合に相談が持ち込まれ，債務負担軽減の方策を講じて解決が図られる。しかし，この種の問題が性格や習癖，価値観，生活観，人生観などに起因し，再発が懸念される場合は，心理的介入の余地が存在するものと考えられるのでカウンセリングの対象となる場合もある。逆に，最初にカウンセリングルームに寄せられた多重債務の相談が，その現実的な解決処理を行うために労働組合の協力が必要となり，カウンセラーから労働組合に連携を求めることもある。多重債務問題の他に消費生活トラブル（悪徳商法被害，商品先物取引），住居被害，相続，近隣生活トラブルなど多様な相談がみられるが，それらの現実的・実務的処理は当該領域の専門家に委ねながら必要に応じて心理的介入を行うことになる。

5．カウンセラーの役割と課題

　産業心理臨床場面でカウンセラーに期待される役割は，その時代の社会情勢やそれを反映する社内事情の変化に伴い，大きな影響を受ける傾向がある。前述のごとく古くから設置された人事相談やカウンセリング制度には「よろず相

談」機関のイメージから始まり，それを脱却して「心の健康」（メンタルヘルス）を扱う専門相談機関のイメージに移行する流れがみられる。それには長き年月を要し，ようやく会社・組合などの組織や個人従業員の間に徐々に受け入れられて新しい専門的カウンセリング制度が定着していくのである。相談機関のイメージの変化に付随してカウンセラーとしての活動も大半を占める個別相談をはじめ，関係各方面へのコンサルテーションや従業員のメンタルヘルス教育などにも専門的な立場からより深く関わることが期待されるようになった。その流れを踏まえながら，カウンセラーの役割を専門的被相談者としての役割，各分野の専門家を対象とするコンサルタントとしての役割，さらには，メンタルヘルスに関する教育家としての役割に分けて考えてみたい。

（1） 被相談者としての役割と課題
①カウンセラーの取り扱う相談内容の範囲

　被相談者としてのカウンセラーにどのような役割が期待されてきたかは，相談内容をいくつかのカテゴリーに分けて，その構成をみることによってその一端を知ることができるであろう。B社で「よろず相談」機関としてスタートした初期の相談活動は，主に前発症段階の比較的健康な従業員を相談対象とするものであった。開設当時は，今日のようにメンタルヘルスへの関心や認識が薄かった事情を考えれば無理からぬことではあるが，その傾向は5～6年前まで色濃く残されていた。いうまでもなく社会生活や家庭生活の場における様々な問題が従業員に多大なストレスをもたらし，さらには職場生活の場での仕事活動にも好ましくない影響が及ぶことを考えれば，メンタルヘルス不調の予防対策としての意義とその重要性は認められるものの，相談内容の中には明らかに心理臨床の専門範囲を越えたものも少なくなかった。図Ⅱ-3は1994年度と2004年度のB社での相談内容をおおまかに4つに分類して，相談内容構成を比較したものである。

　図Ⅱ-3から明らかなように1994年度は「仕事」（37%）が突出して多く，それ以外のカテゴリーは「結婚・恋愛」，「その他」，「健康」，「家庭」の順に13%から18%の範囲でほぼ均等な構成となっており，相談の多様性が顕著に認められる。当時は会社，組合などの組織や個人従業員から〔悩みごとなら何でも

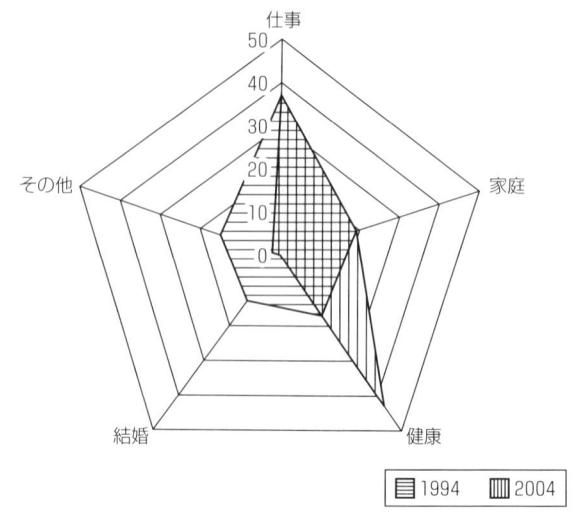

図Ⅱ-3 相談内容構成比較(%)

話を聞く〕というカウンセラーの対応が望まれ，若い従業員の結婚や恋愛，交通事故，相続問題，近隣者とのトラブル，住居問題，消費者問題，債務問題など雑多な相談が寄せられたものである。一方2004年度では「健康」と「仕事」が大半（約8割）を占めており，残りは「家庭」に関する問題が目立っているが，「その他」と「結婚・恋愛」は激減している。さらに両年度を比較すると，仕事と「家庭」に関してはほぼ同程度の％を示しているが，「健康」は17％から43％へと約2.5倍に増えている点が注目される。

　このようなカウンセラーが取り扱う相談内容に変化が生じてきた背景要因としては，まず会社や組合組織の相談業務への期待の拡大と相談の多様化に伴う具体的な対応策の拡充が挙げられる。かつてB社での従業員向けのフォーマルな相談窓口はごく限られたものしかなかったが，ここ10年間に法律相談窓口，福祉相談窓口，女性問題相談窓口，パワーハラスメントを含めたコンプライアンス相談窓口，外国（中国）人向け相談窓口など十指にあまる相談窓口が設けられた他2005年には従業員のキャリア自立を支援するキャリア相談室の開設をみており，従業員にとっては相談窓口の選択肢が大幅に広がり，より専門的な相談ができる状況がもたらされた。それに従いカウンセリングルームで取り

扱う相談内容も「何でも」から「心の健康」に特化した相談需要が顕著に増え，専門の範囲を越えた相談は減少することになったものと考えられる。

次に相談対象である従業員の側にも，ここ10年間に大きな意識変化が生じてきた。会社人事や労働組合の社員向けメンタルヘルス教育の積極的な取り組みがなされるようになった結果，予防から早期発見，治療，休職および復職まで広範囲にわたる心の健康問題を正しく理解し，相談窓口を明確に区別して健康管理室やカウンセリングルームを直接訪れる従業員が大半を占めるようになった。そうした状況はカウンセラーに対する「心の専門家」としての認識の高まりと役割期待の増大を反映したものといえよう。

さらに，図Ⅱ-3にみられる変化はカウンセラー側の変化の要因も深く関わっている。2000年までのB社におけるカウンセラー採用基準は，単に心理畑の専門家または社内での職場生活経験が豊かな人という程度のものであり，1994年の時点ではまだ臨床心理士の有資格者は存在しなかった。その後2名のカウンセラーが臨床心理士の資格を取得したことから，2000年以後の急速なカウンセリングサービス体制を整える時期に至る頃には臨床心理士の有資格者であることが採用基準となり，現在，全社に配置されているカウンセラー11名は全員臨床心理士である。このような資格の有無が問われる状況に至って，カウンセラーの専門家としての自覚と質的担保は関係組織や一般従業員にも理解され，その後の利用状況にも大きな影響を及ぼしているものと思われる。

②短期カウンセリングへの期待

カウンセリングルームへの来室を望む従業員の数は年々増加している。筆者の担当するある事業場内カウンセリングルームも開室5時間に5人の予約で埋めつくされ，当日にも受け入れ余地の有無についての問い合わせがある状態である。このような状況に見舞われると，できるだけ多くの相談希望者に対応するために受付枠数を広げたりするが，それだけでは追いつかず，別の対策が必要となる。そこで考えられるのが一ケースあたりの面接回数をできる限り少なくして終わらせる方法を取り入れることである。アメリカのEAPでは短期カウンセリグが原則とされているが，(Lewis & Lewis, 1986) それをそのまま取り入れることはかなり困難である。幅広い相談内容のうち生活・身上的な具体的問題を1つ解決すれば終れるケースでは2～3回の面接で済むものも多いが，

たとえ医学的治療レベル以下でも成長，生き方，性格などの問題や精神疾患のケースでは数十回の面接を要する場合も少なくない。そうしたケースは理屈のうえでは面接回数を制限して，たとえ問題解決しなくてもそこで面接を打ち切り，外部の専門家にリファーするというやり方の合理性が理解できるものの，それは精神医療保険制度が確立されたアメリカ社会でこそ可能なことであり，保険適用外のカウンセリング料金負担が大きいわが国の現状では馴染まない面がある。現実的に多くの従業員が長期的問題を抱えて来室するケースが後を絶たない状況にあり，その対応が大きな課題となっている。

③電話・Eメールによる相談活動の課題

　カウンセリング活動の広域性を保つ目的と緊急対応目的で電話やEメールによる相談活動がなされることがある。そうした通信媒体を使っての相談は，広域性，即時性（緊急性），利便性，必要な場合には匿名性を保てる点などで優れているが，反面，特別な配慮と注意を怠ると弊害が生じることもある。まず，相談内容によって適・不適があり，問題解決に必要な知識や情報を提供するだけで対応できる場合は，これらの手段が十分効果的機能を果たすであろう。しかし情緒的な要素を伴う深い悩みや問題に関してはその利用に限界がある。通常カウンセリングは対面式面接法で行われ，カウンセラーとクライエントが直接向かい合い，両者の間で交わされる言葉以外に非言語的な多くの情報，例えば相談者の顔色，姿勢，視線，感情の表われ方，雰囲気，身振り，全体的印象などが得られ，言葉の不十分な点を補いながら相談内容についての理解を深めていくことができる。しかし電話は音声を，EメールはPCディスプレイ上の文字だけを頼りとするコミュニケーション手段であり，共に非対面式の相談活動となる。相談者が発する言葉や文字の多義性や曖昧さに加え，そこに含まれる感情やその深さまで的確に把握することは非常に困難である。また電話相談に関しては，カウンセラーが面接中で対応できない状況下にあっても，一向おかまいなしに架電してくる「侵入性」にも問題がある。さらに大きな問題としては，通信媒体による相談では，カウンセリングに求められる場面構成ないしは面接の基本構造が崩れやすいので特別な工夫と配慮を要するであろう。

（2） コンサルタントとしての役割と課題

コンサルテーション（consultation）という用語は，元来精神医学領域において用いられた言葉であり，次のような定義がなされている。

「コンサルテーションとは，精神科医が他科の診療スタッフに対して，精神面の助言，相談を行う役割をいう」（小此木・桜井，1992, p. 634.）。

この概念を精神医学領域に限定せず，より一般化して「専門家間でのコンサルタント（consultant）とコンサルティ（consultee）の相互作用過程」として捉えようとする考え方もある（山本，1986）。その考えに従えば，産業心理臨床場面のコンサルテーションではカウンセラーをコサルタントとし，クライエントのためにカウンセラーの援助や助言を求めてくる関係者たちがコンサルティとなる。具体的にはコンサルティとして人事担当者や管理監督者，健康管理室スタッフなどが考えられる。

人事担当者をコンサルティとするコンサルテーション活動は一般従業員からの誤解や偏見を生み出さないように十分な注意が必要である。特にB社のカウンセリング体制のような発足当初からの固有事情を重視した制度では，カウンセリングルームが会社人事とは全く切り離した存在という前提が尊重されなければならない。人事担当者があまり頻繁にカウンセラーと接触したり，ルームに出入りすることは一般従業に誤解を招きかねないので，できるだけそれを控えて従業員が余分な心配や警戒心を持たないで来室できるように配慮すべきである。しかし人事担当者がカウンセラーの関与を要すると判断し，希望する場合にはコンサルテーションを実施することもある。そうした時には，カウンセラーと人事は決して直結するものではなくカウンセラーに課された厳しい守秘義務の枠内で従業員の利益を図るために，あえて人事関係者へのコンサルテーションが必要であることを関係者に十分理解してもらう必要がある。

次にコンサルティとして挙げられるのがクライエントの管理監督者（直属上司やその上の管理者）であるが，内容的には職場集団単位の問題（例えば集団内人間関係の歪み，職場の風土，職場内に抱える特殊な問題など）や個人単位の問題（例えば，特定従業員の生活上の問題，発症者の問題など）が仕事にも支障をきたす場合には，管理監督者からコンサルテーションが求められる。

健康管理室スタッフへのコンサルテーションは，各地区事業場の健康管理体

制によって大きく異なる。健康管理室に常勤産業医，保健看護職が配置されていて，なおかつ，カウンセリングルームの開室頻度の高い本社や主力工場では，カウンセラーによるコンサルテーションはほとんど精神疾患に関する内容で占められている。なぜなら，その他の問題を抱えている従業員は，当然のことながら直接カウンセリングルームに来室するケースが多いからである。

一方，遠隔地の小・中規模事業場では健康管理室の体制が，週一回程度の非常勤産業医と常勤保健看護職で構成されていて，カウンセリングルームの開室頻度も1ヶ月に一回程度という状態にある場合は，保健看護職をコンサルティとするコンサルテーションが大部分を占める。事業場内に常駐する唯一の健康管理専門家として保健看護職は，生活・身上相談を含む多様な相談を持ち掛けられ，それらへの対応に追われている。また開室頻度の少ないカウンセリングルームに従業員が直接来室することは稀であり，定期的に巡回するケースのカウンセラーの仕事は，専ら保健看護職へのコンサルテーションを通じて間接的に従業員の精神疾患をはじめ，仕事，家庭，その他に関する悩みや問題について心理臨床的助言・援助を行うコンサルタントとしての役割が中心となる。

（3） メンタルヘルス（MH）の教育家としての役割と課題

カウンセラーの3つ目の役割はMH教育の「教育家」としてのそれである。MH教育は人材育成の教育研修や「心の健康づくり運動」などの一環として人事部が推進するものと労働組合が主催するものとに分けられ，その内容も「THP」や「心の健康づくり」の基本的な考え方に即した主要テーマで構成される。定期的教育研修は人事部担当社員，労働組合支部長，産業医，社外専門家などが講師を務め，新入社員，一般従業員（一般組合員），管理職者（組合役員）などを対象に組織的・計画的に実施される。一方，B社のような外部嘱託カウンセラーは定期的なMH教育には正規講師として関わることはほとんどなく，不定期的に企画される事業場内安全衛生会議や安全衛生運動週間のイベントとしてのMH講演や研修講師を引き受けることや各地区事業場でのカウンセリング実施日に労働組合支部や安全衛生管理者などの求めに応じて，就業時間後，MH講話を行うことなどに限定されているのが実情である。

このようなMH教育研修へのカウンセラーの限定的な関わり方は，すべて正

規社員でなく非常勤嘱託という立場からの制約に起因するものである。カウンセラーは，カウンセリングルームでの勤務日・勤務時間以外は他所で別の職務に従事しており，会社が主催する教育研修日時に合わせて時間を確保することが難しく，その対応には限界があるためである。また仮に時間的な問題が解決できた場合でも，勤務日・時間外にMH教育の講師を引き受けることになれば費用の問題が生じ，企業にとっては余分な負担となるであろう。

B社のカウンセリング制度は本章はじめに述べたように，EAPの特徴を兼ね備えたものであるが，相談活動に関しては確かに外部の中立的第三者としての長所を発揮して制度利用の活性化に繋がっているが，MH教育では，かえってその立場が教育家としての役割遂行を困難にしているのである。この問題は，カウンセラーと企業の双方にとって，今後の大きな課題である。

---

coffee break

遠い瞳に出会う時

1日の相談が終わって，クライエントと漂っていた無意識の世界から抜け出して，自分の現実や意識の世界に戻るのに随分な時間がかかってしまう私ですが時々，とても素敵な時空が広がります。時にそれは瞬間の短いものであったり，1ヶ月以上もリアルな映像として浮かんでくるものなのです。

出会う方は，皆，豊かな人たちで，生きてきた道筋が語られると様々な形が現れてきます。例えば自分の可能性を信じて世界中を飛び歩いた人。古い格式の伝統を守るのが使命だという人。ビルゲイツが目標で最後は自分の利益を社会のために還元していきたいという人。私は男性社会の中で成功したいという女性。生涯で共に生きたい異性を探しているという人。そんなたくさんの人と出会う中で，どうしても私が惹かれてしまうのは何かを探し求めて遠い彼方の一

点を真っ直ぐに見つめる瞳に出会う時です。自己を恥じらいながら，ポツリポツリと言葉が紡がれる中で時々，その瞳の奥に，光が宿ったり，深い紫の影が落とされていきます。伝わってくる言葉を聞いていると人は形を通して表現しようとします。形の大切さと意味が浮き上がってきます。形の裏にある表現しにくい「それ」に出会う時，私の感性が全開になります。社会や自分との攻めぎ合いの中で容易に潰されやすい「それ」は自分独自のもの。これは周りが何といおうと曲げることができないといっている。まるで何かに導かれているかのようです。ここまでくる間に，色々な人との出会いを繰り返し，互いにその時々に必要な役割を担いあって進んできたことが鮮やかに起きている。苦しみ抜き，喘いでも諦めることができない。自分の心の中で起きることに向かい合っていくしかない。自分にとって「それ」を共有できる人物や事柄に出会ったり，本物が教えてくれる素晴らしさが助けてくれるのかもしれない。深い知識と本物を見通す目や洞察していく力，自分の道筋を柔軟に修正できる自我のしなやかな強さを持ち合わせていく人だけに許されるのだろうか。何者にも束縛されない心と世界に気付き，その道を歩み達成できる人は幸いだとつくづく思うのです。

(二ノ村玲子)

第Ⅲ章
職場のメンタルヘルス

1．ストレス

(1) ストレス

　私たちは日常生活の会話で，ストレス（stress）という言葉をよく口にする。「最近ストレスが多くって体調が悪い」とか「会社の仕事にストレスを感じる」など様々な場面でストレスという言葉は使われている。現在では，このように日常語として使用されているストレスとは，本来どのように定義されていたのかについて解説していく。

　元来このストレスという言葉は，カナダの生理学者セリエ（Selye, H., 1956）が，「あらゆる要求に対し，生体が起こす非特異的反応」と定義している。つまり，有害物質が体内に侵入したり，寒冷や騒音にさらされたり，不安・抑うつ・怒りなどの情動体験のような有害な刺激を受けると，その種類にかかわらず，決まった生体反応を示すことを発見したのである。この生体反応をストレスと呼び，この時にストレスを生じさせる刺激をストレッサー（stressor）と呼んだ。この生体反応は，本来環境によりよく適応するための反応であり，これを「汎適応症候群」と名付けた。

　セリエは，ストレス状態の時間的な変化は3段階に分類できるとし，第1段階は，警告反応期と呼ばれ，ストレスに直面することにより，体がショックを受ける。しかし，しばらくすると体はショックから立ち直り，ストレスに対する体の抵抗力が増加することにより，状態が安定する，これが第2段階の抵抗期である。この期間は，しばらくはバランスの取れた状態が続くが，これは正

常な状態に戻ったようにみえるだけのことである。そして第3段階は，疲はい期である。持続するストレスに対し，再び体の抵抗力が低下（血圧上昇，胃液分泌量の減少，胸腺・リンパ球の萎縮など）し，体は最後まで抵抗できずに病や死に至るというものである。

　セリエのストレス学説が，生物学的観点であったのに対し，ストレスを心理学的観点から捉えようとしたのが，ホームズとレイ（Holmes, T. H., & Rahe, R. H., 1967）である。彼らは，環境変化が疾病の心理社会的要因であると考え，再適応が必要とされる人生の変化は，すべてストレスとして知覚されうると考えた。そのような変化をもたらす出来事を「ストレスフルな生活事件」と呼んだ。個人が生活事件にどの程度遭遇したかによって，その人のストレス度を捉えていこうという方法である。このストレス度の高―低が病気の発症に関係してくると述べている。

　これに対して，ラザルスとフォルクマン（Lazarus, R. S., & Folkman, S., 1984）は，大きな出来事よりも，日常生活の中でイライラさせるような些細な出来事の積み重ねが，疾病に関係が深いと主張している。ラザルスはストレスを「ある個人の資源に何か負荷を負わせるような，あるいは，それを超えるようなものとして評価された要求」であると，定義している。この定義付けは，現在心理学分野で最も広く受け入れられている。ここで彼は「環境―人」の関係に注目し，同じストレッサーにさらされても，個人の対処能力やそれらをどう受け止めるかという認知の差異によってストレスの度合いが変わってくる側面を重視しているのである。

　例えば，1週間後の昇進テストを控えている2人の会社員がいる。A氏はその試験を「自分の能力を上司や同僚に証明できる良いチャンスだ」と考え，一方B氏は「もし失敗したら社内での評価が下がってしまう」という違った受け止め方をすることによって，A氏にはその試験がそれほど苦痛に感じられないかもしれない，しかしB氏にはその試験が非常に苦痛に感じられることになるかもしれない。このように，同じ出来事が起こっても人によって受け止め方（認知）の違いがストレスの度合いに影響するのである。

　現代ではストレスもストレッサーも「ストレス」と呼ばれる場合が多い。しかし，本来は上述したようにストレスとストレッサーは違うものとして定義さ

れている。

　これまで説明をしてきたストレスは心身に悪影響を及ぼすもの（ディストレス）として理解されるものである。しかし，必ずしもストレスは私たちにとってマイナス要因ではない。私たちにとって良い作用を及ぼすストレス（ユーストレス）もあり，このストレスは私たちの成長や発達を促進するのに必要なものだと考えられている。

（2）　ストレッサー

　ストレッサーは，物理的，化学的，生物的，社会的，心理的なものに分類できる。その分類内容にはどのようなものがあるのかを，表Ⅲ-1のようにまとめた。このようにストレッサーを分類して，一つ一つみていくと理解しやすい。しかし，現実は1つのストレッサーが問題になることは稀であり，実際には，同時にいくつものストレッサーが入り混じって私たちに影響を及ぼすことがほとんどである。また，寒すぎることが心理的苦痛となるように，物理的，化学的，生物的，社会的ストレッサーはいずれも心理的なストレッサーとなりえる。

　例えば，左遷された1人のサラリーマンを例に挙げて考えてみる。彼のストレッサーは左遷だけではなく，その事実によって色々なことが生じてくる。もちろん，この左遷というストレッサーに対して，苛立ち，無力感，不安などのストレス反応が生じるだろう。しかし，この左遷された結果，職場環境，職務内容の変化が生じ，新しい人間関係，不慣れな業務などの新たなストレッサーが出てくるだろう。このことによって，また新たな心理的負担を感じるだろう。このように，現実には色々なストレッサーが絡み合ってくるのである。

表Ⅲ-1　ストレッサーの分類

物理的	光，音，温度　など
化学的	アルコール，タバコ，薬物，産業廃棄物　など
生物的	細菌，ウイルス，カビ，花粉，ダニ　など
社会的	一般的……情報過多，過密な都市生活，経済問題　など 職場では……人間関係，技術革新，昇進，左遷，転勤，定年　など 家庭では……夫婦・親子・近隣の間での人間関係　など
心理的	不安，焦燥，憎しみ，苛立ち，怒り，緊張，憂鬱　など情動を起こすもの

（３） 心理社会的ストレッサーの測定
①ライフイベント法

　ストレッサーを客観的に測定することは厳密には難しいが，色々な側面からストレスの度合いを捉えていこうとする研究がある。外界から個人にかかってくる刺激としてのストレッサーを，客観的に定量化しようとしたのが，前述したホームズとレイが開発したライフイベント法（社会的再適応評価尺度）である。これは，5,000人の患者を対象者に，過去10年にわたる生活上の出来事を想起させ分析したもので，合計43項目からなる。「結婚」を500点（基準値）として，それぞれの出来事に対してストレッサーの強度を自己評価させ，各項目ごとの平均値を10で割ったものをライフイベント得点（0－100点）とした。その結果，「配偶者の死」が100点であり，続いて「離婚」73点，「別居」65点，「親族の死」63点というように，計43項目が並ぶ。この合計得点が高い者ほどストレス度が高くなる。

　わが国でも，ホームズらの作成したライフイベント法をもとに日本の勤労者に合うように変え，1,630人（男性1,322人，女性308人）の勤労者を対象に調査を行なっている（夏目ら，1988）。その結果，勤労者に多くみられる18項目のストレッサーを追加した，勤労者対象のストレス調査表を作成している。それと同時に，職場適応能力をみる方法として，「私の耐えられるストレス度」と「現在のストレス度」の2項目を加え計67項目から構成された調査表である。ここでのライフイベント項目に対するストレス点数は，ホームズらのそれと違ってくる。ライフイベント法が作成された時代の違い，また社会文化的背景の違いなどにより，ライフイベントに対するストレス負荷が違ってきている。

　この調査表では，「配偶者の死」の83点をトップに，「会社の倒産」74点，「親族の死」73点，「離婚」72点，「夫婦の別居」67点，「会社を変わる」64点，「自分の病気やけが」62点，「多忙による心身の過労」62点，「300万円以上の借金」61点，「仕事上のミス」61点，「転職」61点，「単身赴任」60点，「左遷」60点と順に続く。ストレス得点の低いものでは，「収入の増加」25点，「レクリエーションの増加」28点，「長期休暇」35点，「職場関係者に仕事の予算がつく」35点，「レクリエーションの減少」37点などがある。職場適応能力をみた2項目については，「私が耐えられるストレス」は74点であり，「現在のスト

レス」は49点という平均得点が出ている。
②日常苛立ちごと尺度

　上述したライフイベント法は，重大な出来事があったか，なかったかということを尋ねるだけであり，予めそれぞれの出来事に対して得点化がなされている。そのため，ある出来事が生じた時には，同じような負荷が加わっているという前提があるので，そこには個人差が考慮されていない。同じように「配偶者の死」を経験した人たちの中でも，70歳の夫婦と30歳の夫婦とでは配偶者の死に対する受け止め方は違ってくる。70歳の夫婦の場合は，高齢のため何らかの病に侵され闘病生活をしていくうちに，死に対する受け入れ態勢ができていたということも考えられる。しかし，30歳の若い夫婦の場合，交通事故で思いがけない死であり受け入れ態勢が全くできていなかったもしれない。また，それぞれの夫婦関係によってもその受け止め方は違ってくる。

　個々人で，その出来事とその人との関係は違ってくるという理由から，それぞれの出来事について「どの程度イライラを感じるか」と問うことで，個人の受け止め方の差異を捉える調査表を作成した。それは，日常生活苛立ちごと尺度といい，ラザルスらが作成したものをもとに宗像（1986）らが作成した，30項目から構成されている調査表がある。項目内容は，「家族の将来」，「自分の将来」，「家族の健康」，「自分の健康」，「職場のこと」，「対人関係のこと」，「金銭のこと」などであり，各項目は1（大いにそうである）からの3（そうでない）までの，3件法で回答するようになっている。

　また，林（1997）はストレスの評価を行う時に，この尺度を単独で用いるよりも，生活上での小事件に積極的な感情を持つこと，すなわち積極的体験（uplifts）とストレス対処行動への評価を共に捉えていく方が優れていると述べている。

　以上，ストレスを測定するための2つの方法を紹介したが，ストレスを捉えるためにどちらの方法がベストだとは断定できないので，それぞれ目的に応じて調査表を選ばれることをお勧めする。

（4）　職業上のストレッサー

　上記の心理学的ストレッサーとは少し違い，職場のストレッサーに焦点を当

てたものがある。現在，よく取り上げられている尺度とモデルの中で，扱われているストレッサーを紹介する。

勤労者のストレッサー尺度としてカラセク（Karasek, R. A.）が彼の職場ストレスモデルをもとに作成した，職業内容尺度（Job Content Questionnaire；JCQ）があり，その日本語版を，川上（1995）らが作成している。ここでは，どのような要因が職業性ストレッサーと考えられているかを紹介していく。ストレス要因として，①仕事の量的・質的な負荷などの仕事に課せられた要求（仕事要求度），②仕事のやり方に関する決定権（決定権限）と知識や技術の使用範囲（技術的裁量権），③上司からのサポートや同僚からのサポート（社会的支援）が取り上げられている。

米国国立職業安全保健研究所（National Institute for Occupational Safety and Health；NIOSH）が職業性ストレス研究のレビューに基づいて，職業性ストレスモデルを考案した。そのモデルについては，次節で解説をするが，このモデルの中で考えられている仕事のストレス要因を紹介しておく。物理化学的環境，役割葛藤，役割不明確，対人葛藤，仕事の将来不明確，仕事のコントロール，雇用の機会，量的な作業負荷，作業負荷の変化，対人責任，技術の活用，認知要求，交代制勤務をストレス要因として取り上げている。

（5）　ストレッサー測定法を用いた調査研究
①ストレス調査法
　前述した夏目ら（1988）が，日本の勤労者を対象に作成した 65 項目のストレッサーを，①個人生活，②家庭生活，③職場生活，④社会生活の 4 つのグループに分け，年齢，勤続年数と職階別にストレス得点に違いがあるかどうか検討をしている。これらを統計処理した結果，③職場生活のストレッサーにおいてのみ違いが明らかになった。30, 40, 50 歳代は 20 歳代よりもストレス得点が高く，課長と班長は一般職よりもストレス得点が高く，勤続年数 21〜30 年と 31 年以上の勤労者は，10 年以内の勤労者よりも得点が高かったことが明らかになっている。この研究報告の中で，ストレス得点の高かった，30 歳以上，勤続年数が 21 年以上である人たちは，役職についている可能性が高く，一般職よりも課長と班長のストレス得点が高かったという役職別の比較結果と関係し

ているように思われる。
　次に，ストレスドック受検者1,426名（男性815名，女性611名）を複数のスタッフでストレス状態を判定し，「過剰ストレス状態にある」，「過剰ストレス状態が疑われる」，「過剰ストレス状態を認めない」という3つのグループに振り分け，実施したストレス調査法との関係をみている（夏目，2000）。そして統計処理の結果，ストレス過剰状態にある者はストレス得点も高く，ライフイベント件数も多かったことが明らかになっている。
　最後に，ストレス性疾患と考えられる職場不適応症候群を対照群とし，検討した研究報告（夏目・藤井，1992）がある。職場不適応症候群（Occupational Maladjustment Syndrome；OMAS群）とは，昇格や抜擢に伴う配置転換などの職場要因の変化に対して性格や価値観，就職動機などの個人要因がうまく適合できずに，就業への不安・恐怖症状や仕事に対してのみ抑うつ的となる部分的うつ状態を呈し，受診するに至った狭義の職場不適応の症候群を指す。OMAS群のストレス得点平均は882（$SD=570$）点であるのに対し，健常群は382（$SD=295$）点であった。またOMAS群では600点以上の者は75.2％を占めるのに対して，健常群は21.1％しか占めておらず，600点以上のものを高ストレス状態と判断してよいのではないかという結論に達している。この結果は，ライフイベント法が心身の健康を捉えられる1つの指標として有効であることを示唆している。

②日常苛立ちごと尺度
　日常苛立ちごとと喫煙量の関係では，日常苛立ちごとが多いと1日のタバコの本数が多くなるという報告がされている（宗像，1989）。つまり，わずらわしい気苦労が増えることで，身体に悪影響を及ぼすと指摘される喫煙量の増加が関係しているという事実を確認できる。
　ストレッサーがストレス反応に至るまでに，種々の個人的要因によって影響が及ぼされるというモデルに立脚した研究について書かれたものがある（森本，1997）。ここで，ストレッサーに日常苛立ちごと尺度を使用している。ストレス反応として，自覚しているストレス，抑うつ度，不定愁訴を取り上げており，その他の個人的要因として，性格，情緒的支援，対処行動と生活習慣を考えている。その中で，各要因間の相関関係を性別でみたものがあり，その結果は男女間で違ってくる。男性では，日常苛立ちごとの多い人は自覚しているストレ

スが高いが，女性では，苛立ちごとの多い人は抑うつ度が高い。このように，性別によって結果が違ってきている。ストレス反応に至るまでのモデルを検討するための分析については，男性の報告だけであったが，日常苛立ちごとが抑うつ度に極めて強い影響を及ぼしていることが確認されている。

③ライフイベントと日常苛立ちごとの関係

　ライフイベント法（ここでは，企業でよくみられるイベントだけを取り扱っている）と日常苛立ちごと尺度の2つを用いて，その関係をみた報告がある（林，1997）。ライフイベント得点が中程度のグループでは，ライフイベント得点が高くなるほど日常苛立ちごと得点も高いという理解可能な関係が認められている。しかし，ライフイベント得点が大きいグループでは，ライフイベント得点が高くなるほど日常苛立ちごと得点が低くなるという関係が認められており，ライフイベントはあるところまではストレスを増大させるが，一定量を超すと逆にストレスを感じられない，いわゆる不感症の状態に陥っているのではないかと考えられる。

（6）わが国の勤労者のストレス

　最後に，わが国の勤労者のストレス実態について触れておく。厚生労働省（旧労働省）が1982年から5年ごとに労働者（16,000人）を対象に調査を行っており，その結果，仕事や職業生活での強い不安，悩み，ストレスありと回答した者が，1982年では50.6％，1987年では55.0％，1992年は57.3％，1997年は62.8％，2002年では61.5％（男性63.8％，女性57.7％）で2002年は，前回と同様60％を超え高い水準にある。報告の中の「職場ストレス」とは「職場の人間関係」(35.1％)，「仕事の質」(30.4％)，「仕事の量」(32.3％)，「仕事の適性」(20.2％) などが高い割合になっている。特に，男女とも「職場の人間関係の問題」(男性30.0％，女性44.4％) は高い。これらの問題に加え，今回新たに設けられた「会社の将来性の問題」(29.1％) も強いストレス源として挙がっている。この調査報告は，厚生労働省のホームページで閲覧することが可能であるので，今後の勤労者のストレスの実態を把握するのに役立つであろう。

2．ストレス反応のメカニズム

（1） ストレスの心理的モデル

　私たちは日常生活を送る中で，様々なストレッサーにさらされている。そのストレッサーに直面した時に，その人にとって何らかの負担を感じた場合には，それが心理的ストレスとなり，ストレスのプロセスが動き始める。このストレスのプロセスに影響を与えているものには，多くの互いに依存し合う変数がある。ここでは，ラザルスのモデルに従って解説してゆく。図Ⅲ-1はラザルスの考えに基づいた，心理学的ストレスモデルの概要を図示したものである。

　個人がある潜在的ストレッサーを含む環境に直面した際に，環境とその人との関係を評価する段階がある。これを一次的評価と述べており，①「無関係」，②「無害―肯定的」，③「ストレスフル」の3種類に区別している。

　①「無関係」は，環境との関わりが自分の幸福にとって何の意味も持たないと評価されることであり，②「無害―肯定的」は，その状況が無害であると判断された場合に，その事象に対し「肯定的な評価」が与えられる。このように，その人にとってその環境が，「無関係」であったり，「無害―肯定的」だと評価

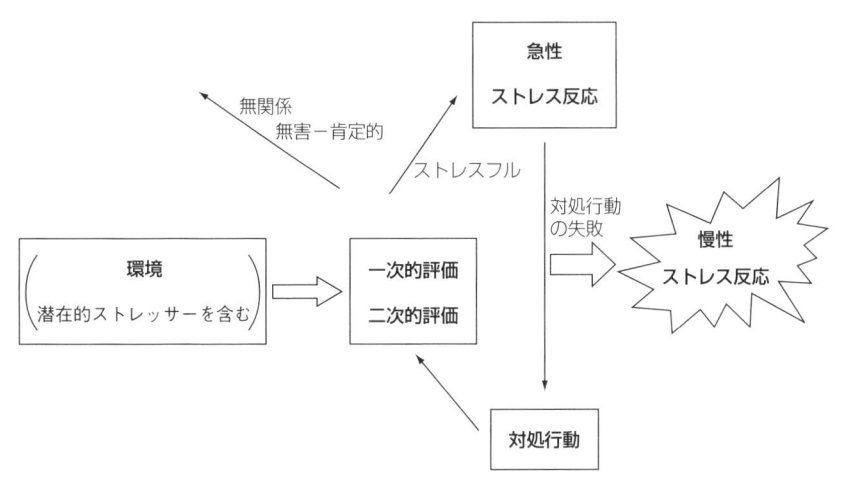

図Ⅲ-1　心理学的ストレスモデル

された場合には，ストレスのプロセスから外れることになり，特に問題とならない。しかし，③「ストレスフル」な評価が与えられた場合にはストレスのプロセスが動き始める。これらの3種類に区別された一次的評価が判断されるときに重要な役割を果たすのが，コミットメント要因とビリーフ（信念）要因である。

コミットメント要因とは，その人にとって直面している環境がどのくらい重要で，どのくらい意味を持つものであるかということである。その環境に個人の重要な価値観が含まれていたり，大切な目的が含まれる場合には，その環境に強くコミットすることになる。

ビリーフ要因とは，その人の信念全般を含むが，ストレス理論において注目されるのは，人的統制に関する信念と，実存的信念である。人的統制は，様々な相互作用から起きてくる結果を，個人がどのくらいコントロールする力を持っているかという信念であり，物事の習熟度や，自己評価・自尊心から大きく影響を受ける。上司から会議のプレゼンテーションを依頼された場合，過去に類似したプレゼンテーションを経験している（習熟度が高い）人にとっては，それを遂行できるというコントロール感を持つことができる。実存的信念は，人が困難な状況の中でその困難な状況自体に意味付けを行い，希望を維持させるものである。上司から会議のプレゼンテーションを依頼された場合，この議題は自分にとってまだ新しいもので，プレゼンテーションをやっていける自信はない。それにもかかわらず自分にこの役がまわってきたということは，これから先の自分の成長や発展にとって大切なことなのだという（意味付け）信念を持つような場合である。

一次的評価で「ストレスフル」な評価が与えられた場合は，その状況に対し有害だと判断したため，その状況を何とか切り抜けるにはどのような対処ができるのかという，対処法の選択が行われる。これを二次的評価といっている。自分の選択した対処法がうまくいくかどうかの見通しによって結果的なストレス反応が決まってくる。つまり適切な対処法はストレス反応を消失させるのである。対処法にはいくつかの種類があるがそれについては次節にゆずる。

また，「ストレスフル」な評価が与えられたため，直接的な効果として，ストレスフルな出会いの直後に，怒りや悲しみなどのような情動的変化を体験した

り，心拍や血圧の上昇などの生理的変化が生じる場合もある。この時の反応を急性ストレス反応という。長期的な効果として，ある単一のストレスフルな出会いだけでは，その人は病気にならないが，数多くの出会いや数多くの対処行動パターンの失敗から，長時間にわたる順応（適応）上，または健康上に影響が生じてくる。この時の反応を慢性ストレス反応といっている。

（2）職業性ストレスモデル

前節でも職場のストレッサー要因の部分で少し紹介したが，ここでは，仕事のストレッサーに直面して疾病に至るまでの過程を捉えている，NIOSH職業性ストレスモデルの概要について解説する。このモデル（図Ⅲ-2）は，仕事に関連するストレッサーが急性ストレス反応を生じる。すなわち，心理面（職務不満・抑うつ），生理面（身体的愁訴）や行動面（事故・アルコール・薬物使用・疾病休業）で現れ，そのストレス反応が持続すると精神的ないし身体的健康状態までに影響が及ぶという因果関係をもとにしている。

ストレッサーに直面してストレス反応が出現するまでに，個人要因，仕事外の要因，緩衝要因が関わってくる。個人要因は，年齢，性別，婚姻状態，勤続年数，職種，タイプA（心疾患の危険因子である，せっかち，敵意心が特徴とされている行動パターン），自尊心が考えられている。仕事外の要因は，家庭・家族からの要求が考えられており，緩衝要因としては，上司・同僚及び家族からの社会

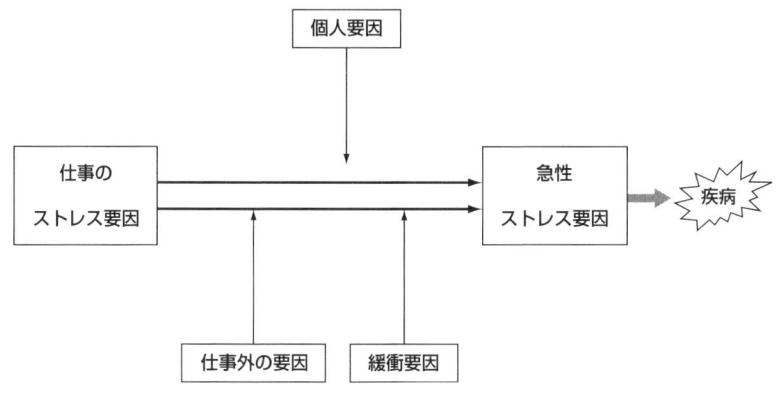

図Ⅲ-2　職業性ストレスモデル（NIOSH）

的支援が考えられている。

(3) ストレス反応

前節でみてきたように，ストレッサーに対する反応やその強度には個人差があることは理解できたであろう。その個人差には，どのようなものが関与してくるのかということについては次節で紹介されているので，ここではストレッサーによって生じてくるストレス反応について解説する。

このストレス反応を大きく分けた場合には，行動上の変化，心理上の変化，生理的な変化が挙げられる。まず，行動上の変化として，酒，タバコ，食欲低下，睡眠，集中力の低下，健忘などが挙げられる。心理上の変化として，緊張，抑うつ，不安，怒りなどの情動的な変化が挙げられる。生理的な変化では，血圧の上昇，自律神経系の活性化などがある。

この際に，心理上の変化として，ストレッサーとなっているもの自体から大きく影響を与えられている場合や，欲求不満の状態に陥った際に自分にとって大切なものが失われるかもしれないと判断された場合には，怒りを体験しやすい。また自分に対して危害が及ぶのではないか，何かを失うのではいか，先の見通しが立たないような場合には，不安が生じやすい。そして，自分ではどうすることもできない場面に遭遇した場合には，無力感に陥り抑うつ的になる傾向があるといわれている。ストレス反応が出現した際に，はじめにイライラ感が出現し，その次に疲労や不安感や活気の低下などが出現するという報告などから，心理上の変化は時間の経過に伴い情動的変化も生じる場合が多い。また，何らかのストレスに対して対処行動が行われ，結果によってそのストレスに対する受け止め方も当初の状態と違ってくる。

これらのストレス反応は，互いに関係し合っており，自己評価の低下，否定的な思考，無力感や絶望感などの認知の変化も生じてくる。認知上の変化は，心理上の変化に含まれる。そして，このような自己に対する批判的な捉え方が長く続くほどそのパターンが固着し，事態は悪化してしまう。このような状態の中にとどまっていると，心身面での変化が生じ，何らかの疾患に結びついたり，近年問題となっている突然死や過労死にも結びつくのである。

期限が近づいてきているのに書類ができないというような課題の行き詰まり

から，イライラする（心理上の変化），作業に行き詰まるとついついタバコに手が伸び，喫煙量が増加（行動上の変化）する。また，期限内にできるだろうかという不安感（心理上の変化）から，夜は熟睡できずに中途覚醒（行動上の変化）なども生じる。続く不眠，イライラ，不安感などから，心身の疲労が強く，処理能力の低下が生じる。通常なら処理できる仕事にも対応できず（行動上の変化）に，「自分は無能な人間だ，会社にとって自分は邪魔な存在に違いない」（心理上の変化）と思いながら毎日過ごしていく。その結果，出社するために，駅の改札口を出る時，動悸がし，あぶら汗がにじみ出る（身体上の変化）ということが起こってくる。そして，最終的には，出社できなくなったり，何らかの症状を訴え病院を受診することになる。

（4） ストレス反応の測定

前節ではストレッサーの測定法について紹介したが，ここでは，ストレッサーによって生じる感情や気分の自覚症状，つまりストレス反応の評価法を紹介する。ストレス反応を評価するための質問紙は数多く存在する。その中でも広く使用されている質問紙について紹介する。

まず，身体面，心理面の2つの次元から捉えることができるのが，コーネル健康調査票（Cornell Medical Index-Health Questionnaire ; CMI）とGHQ精神健康調査票（The General Health Questionnaire ; GHQ）などである。特定の気分を捉える質問紙には，不安を測定する，顕在不安検査（Manifest Anxiety Scale ; MAS）やSTAI（State-Trait Anxiety Inventory）があり，抑うつ状態を測定するSDS（Self-rating Depression Scale）やCES-D（The Center for Epidemiologic Studies Depression Scale）などがある。また，いくつかの気分を同時に捉えることのできる質問紙にはPOMS（Profile of Mood State）がある。

このような質問紙は，自己評価に基づくものであるため，本人が気付いていない部分は評価されようがない。例えば，肩こりはあっても，「肩がこっている」と感じる人もいれば感じない人もいるように，感じる程度の差があることを認識しておく必要がある。結果がその人のすべてではないのである。

以下に，多次元的（CMI, GHQ），多面的（POMS）にストレス反応を捉えることのできる3つの質問紙について簡単に紹介をしておく。

①CMI

　これはブロードマン (Brodman, K.) らによって開発された質問紙であるが，それを金久・深町 (1983) が日本版として作成している。身体面は，①目と耳，②呼吸器系，③心臓脈管系，④消化器系，⑤筋肉骨格系，⑥皮膚，⑦神経系，⑧泌尿生殖器系，⑨疲労度，⑩疾病頻度，⑪既往症，⑫習慣の12側面から捉えられるようになっており，精神面では，⑬不適応，⑭抑うつ，⑮不安，⑯過敏，⑰怒り，⑱緊張の6つの側面，合計18側面を捉えることのできる質問紙である。各側面の得点を結果表にプロットし，個人のプロフィールが作成される。視覚的に結果をみることができるため，フィードバックの際にも便利である。また，神経症[1]傾向をⅠ〜Ⅳ領域の中で示される。

②GHQ

　ゴールドバーグ (Goldberg, D. P.) によって開発された検査法で，主として神経症者[2]の状態把握，評価や発見に有効なスクリーニングテストである。日本版は中川と大坊 (1985) によって作成された。現在は，60項目，30項目，28項目で構成された3種類が販売されている。また，販売はされていないが，12項目の最短縮版も研究等で広く使用されている。このように，GHQには項目数の違う質問紙が出ているが，GHQ28もGHQ30も質問文は，GHQ60から取り出してきたものである。

　60項目版 (GHQ60) では，60項目の合計得点によって神経症傾向を判別することが可能であり，全神経症者の95％は13点以上であったことから，12／13点を判定区分にしている。ここでは，①身体的症状，②不安と不眠，③社会的活動障害と④うつ傾向の各側面での状態評価も可能である。ここでの4側面 (各7項目) を測定する項目だけを取り出したのが28項目版 (GHQ28) である。GHQ28は，全神経症者の90％は6点以上であったことから，5／6点を判定区分にしている。30項目版 (GHQ30) では，92％の全神経症者が7点以上であったことから，6／7点を判定区分としている。GHQ30は，①一般的疾患傾向，②身体的症状，③睡眠障害，④社会的障害，⑤不安と気分変調と⑥希死念

---

1) CMIの用語に従う。
2) GHQの用語に従う。

慮うつ傾向の6つの側面での状態評価も可能である。
③POMS
65項目から構成されており，過去1週間の状態を回答するようになってい

表Ⅲ-2 ストレス反応を測定するための質問紙

質問紙	目的	項目数	出版社
コーネル健康調査票 (Cornell Medical Index-Health Questionnaire；CMI)	心身両面の自覚症状を調べるためのもの。身体面では12側面，精神面では6側面を症状プロフィールで捉えることが可能。神経症傾向も判定。	男性（211） 女性（213）	三京房
精神健康調査票 (The General Health Questionnaire；GHQ) GHQ60	神経症状を判定。同時に①身体的症状，②不安と不眠，③社会的活動障害，④うつ傾向の状態評価も可能。	60	日本文化科学社
GHQ30	神経症状を判定。同時に，①一般的疾患傾向，②身体的症状，③睡眠障害，④社会的障害，⑤不安と気分変調，⑥希死念慮うつ傾向の6つの側面での状態評価も可能。	30	日本文化科学社
GHQ28	神経症状を判定。GHQ60の4側面の状態評価のみを取り出した，簡略版。	28	日本文化科学社
顕在不安検査 (Manifest Anxiety Scale；MAS)	特性としての，不安傾向を測定。	20	三京房
新版STAI (State-Trait Anxiety Inventory)	今現在の一時的な情動反応としての状態不安と比較的安定した情動スタイルとしての特性不安を捉える。	状態不安 (20) 特性不安 (20)	実務教育出版
自己評価式抑うつ尺度 (Self-rating Depression Scale；SDS)	うつ病の臨床的な特徴である感情・精神・生理・運動的な側面から捉える。	20	三京房
抑うつ状態自己評価尺度 (The Center for Epidemiologic Studies Depression Scale；CES-D)	抑うつ気分，不眠，食欲低下などのうつ病の主要症状を質問項目として採用した，うつ病のスクリーニングを目的としている。	20	千葉テストセンター
POMS (Profile of Mood State)	①緊張－不安，②抑うつ－憂うつ，③怒り－敵意，④気力－活力，⑤疲労－脱力，⑥混乱-当惑の6つの側面から気分を捉える。	65	金子書房

る。しかし，1週間とこだわらずに，「現在」，「この3日」と目的によって期間を指定することも可能である。これは，他のストレス反応を測定する質問紙も同様である。ちなみに性格特性の場合には，比較的安定した特性であるので，期間の指定がない。先にも述べたように，CES-D，SDS，MASやSTAIなどの一側面の気分を調べる質問紙と比較した時，この質問紙は，①緊張－不安，②抑うつ－落ち込み，③怒り－敵意，④活気，⑤疲労，⑥混乱という6種類の気分を同時に測定できることに利点がある。

　ストレス反応を測定する質問紙の目的などについて表Ⅲ-2にまとめておく。個人の心身状態を把握するために上記で述べたような質問紙を使用するのは大切なことであるが，注意すべき点がある。前述したように，施行した質問紙の結果だけでその人を理解したと思ってはならない。例えば，抑うつ尺度で抑うつ判定が出たからといって，「病院へ行って診断を受け，休職するべきだ」という判断は早急すぎる。このような指示をされた場合，「自分は会社にとって邪魔な存在と思われているんだ」などと新たなストレッサーになりかねない。だから，質問紙の結果だけを頼りにして第三者が勝手に判断をするのではなく，その人と直接会って話しをしてみるということが有効になる。その場合，医師，保健師，臨床心理士などに依頼することをお勧めする。また，質問紙を行う際には「質問紙施行にあたっての説明・施行後のケア」などを確実にできるようにしていくことも重要である。

3．ストレス耐性とコーピング

　現代社会はストレスに満ちあふれているといわれる。本来，人間が生活している以上，ストレスはつきものである。例えば，対人関係などから起こるストレスはいつの時代でも多かれ少なかれあったであろう。しかし，現代に特有のストレスが増えていることも事実である。とりわけ，20世紀の後半以降，人間へのストレスは以前に増して多く，また強くなっている。

　何が，このようなストレスをもたらすのであろうか。それは，現代社会が人間の適応能力をはるかに超える速度で変化していることが，まず要因の1つとして挙げられる。社会は変わっても，人間の方は簡単に変われるものではない。

また急激な社会の変化に伴って，工業化，都市化，競争の激化，OA化をはじめとする機械技術の発達，情報の氾濫，コミュニティの解体，家族形態の変化など，ストレスの原因はさらに複雑多様化し，互いに絡み合っているといえよう。

このようにストレスに取り巻かれた現代社会で，私たちはどのように対処していけばストレスに負けずに，健康的な暮らしを続けていくことができるのだろうか。本節では，ストレス事態にさらされても適切に対処していける態勢，すなわちストレス耐性のあり方，そして過剰なストレス状態を克服するための対処行動（コーピング）について考えてみたい。

（1） ストレスの心身への影響

ストレス学説を提唱したハンス・セリエ（Selye, 1976）は，また，「ストレスは人生のスパイスである」とも言っている。

このように，ストレスとはすべて厄介なものかというと，必ずしもそうではない。むしろ適度なストレスは，良い刺激となって人間にエネルギーを起こさせるものである。これは，いわゆる善玉ストレスと呼ばれるもので，例えば職場における上司からの期待のこもった激励や指示は，仕事へのやる気を喚起させるものであろう。一方，一般にストレスといわれているのは，過剰なストレスのことを指す。いわば悪玉ストレスで，心身に様々な悪影響や症状を引き起こす。

私たちは生きている限り，常に何らかのストレスにさらされている。その人にとって適度のストレスは，いきいきと暮らしていくための刺激や活力となるといえる。しかし，過剰なストレスを受けている場合には，感情が激変したり，身体に色々な症状が現れたり，行動様式に変化が生じることになる。

例えば仕事においては，多忙による心身の疲労や過労が慢性的なストレス状態をもたらし，「身体がだるい」「やる気がでない」「イライラする」といった疲労の症状が現れる。このように，過剰なストレスを受けている時，人は精神面，身体面，行動面に異常なサインを示す。このサインを的確に捉え，早期に対応することが重要である。

もともとストレスの本体は刺激に対する反応としての緊張であり，歪みであ

る。それは同時に、非常事態に備える身体の防衛反応といえる。ストレス反応を招く生理学的なメカニズムについては前節を参照願いたいが、ストレスが過剰で長期間にわたると、上記のような症状や兆候を引き起こす結果となる。また、ストレスは心身の働きの中でも特にストレッサーの攻撃に弱い部分に現れて、消化器系、循環器系、神経系など種々の部分に機能障害を引き起こす。

ストレス反応に関連すると考えられる疾患は多種多様にあるが、ここでは中央労働災害防止協会のストレス小委員会によるストレス関連疾病を以下に挙げておく（八田ら、1993 より）。胃潰瘍及び十二指腸潰瘍、潰瘍性大腸炎、過敏性大腸炎、神経性嘔吐、本態性高血圧、神経性狭心症、過呼吸症候群、気管支喘息、甲状腺機能亢進、神経性食欲不振症、片頭痛、筋緊張性頭痛、書痙、痙性斜頸、関節リウマチ、腰痛症、頸肩腕障害、原発性緑内障、メニエール症候群、円形脱毛症、インポテンツ、更年期障害、心臓神経症、胃腸神経症、膀胱神経症、神経症、不眠症、自律神経失調症、神経症的抑うつ状態、反応性うつ病、その他に関する病気となっている。

さらに近年、ストレスによる免疫機能の低下やホルモン分泌異常等による癌の発生なども指摘されている。

（2） ストレスと性格特性

今日、心理学的なストレスの定義として最も広く支持されているのはラザルスとフォルクマン（Lazarus, & Folkman, 1984）の定義である。彼らは心理的ストレスを「人間と環境との関係である。つまり、人的資源に負担を負わせたり個人の資源を越えたり、また個人の安寧を危険にさらしたりするものとして、個人が評価する人間と環境の関係から生じるものである。特定の人間と環境の関係がストレスフルなものかどうかの判断は認知的評価に依存している」としている。

これは、環境からの要求そのものがストレス反応を引き起こすのではなく、それがその個人にとって意識的であれ、無意識的であれ、害や脅威などをもたらすものであると評価されると、不安、抑うつ、怒り、無気力といった情動的なストレス反応が喚起されるということである。したがって、ストレス反応とは、環境に代表される外的なものと、個人の特性に代表される内的なものとの

相互作用から生じるといえる。

　ここでは，ストレスをもたらす内的な要因である個人の特性に焦点を当てて述べていく。個人の特性である以上，そこに個人差が生じることは当然である。ストレッサーに対して，誰もが同じように感じているのではない。そのストレッサーをどのように評価し，どう捉えるかがストレスの強さに繋がるのである。そのことに多大な影響を及ぼす要因としては，大きく分けて，性格・気質などのパーソナリティと過去経験の2つが考えられる。

　例えば，前者における特徴的なパーソナリティ特性の例として，タイプAと呼ばれる行動パターンがある。タイプAの人には，せかせかと何でも急いでやらないと気が済まず，いつも焦っているようで，人に負けたくないといった性格傾向がある。また，何があっても絶対に生活スタイルを変えないようなところがある。このような行動パターンは，狭心症や心筋梗塞などの冠動脈性心疾患にかかりやすい人に特有のものとされている。このタイプAとは正反対の行動パターンを持つのんびり屋のタイプBの人に比べて，その危険性は2〜3倍も高いといわれている。

　タイプA行動パターンの他にもストレスを強く感じるパーソナリティ特性としては，引っ込み思案型，他人から少しでも問題を指摘されると非常にこだわる粘着型，そして完全主義型の人などがいる。

　また，後者の過去経験においては，中でも子ども時代の育ち方の影響を強く受けると考えられている。例えば，いつもおまえはダメな子だと言われて育った人は，自分に対して好ましい自己評価ができにくく，ちょっとしたストレスにも立ち向かえずに負けてしまいがちになる。逆にほめられて育った人は，成功体験が豊富で自己評価も高く，少々のストレッサーもたいして気にならないし，ストレス状況をコントロールしていきやすい資質を備えている。また過去経験の違いによって，ストレスに対処する能力や知識を習得することにも自然に差が出てくるといわれる。

（3）　自分のストレス耐性を知ることの大切さ

　同じようなことに直面しても，それをストレスと感じる人と，平気な人がいる。そこには，その出来事を過剰なストレッサーと捉えるか否かの評価の違い

──あなたのストレス耐性チェック──

あなたの現在のストレス耐性をチェックしてみましょう。以下の項目を読んで1～5のうち自分に当てはまると思うところに○をつけてください。1は常にそうである。5は全然ちがう、2，3，4はその間のレベルです。

①一日に一度はバランスのとれたあたたかい食事をとる	1	2	3	4	5
②少なくとも一週間に4晩は，7～8時間の睡眠をとる	1	2	3	4	5
③常に愛情のこもった交流がある	1	2	3	4	5
④近くに頼りになる親族がいる	1	2	3	4	5
⑤少なくとも一週間に3回は，息のはずむような運動をしている	1	2	3	4	5
⑥煙草は一日に半箱までに制限している	1	2	3	4	5
⑦お酒は一週間に5杯ぐらいまでに制限している	1	2	3	4	5
⑧身長に釣り合う体重である	1	2	3	4	5
⑨基本的な生活をできるだけの収入を得ている	1	2	3	4	5
⑩定期的にクラブや社交的活動に参加している	1	2	3	4	5
⑪知人の情報網が豊富である	1	2	3	4	5
⑫個人的なことまで相談できる友人がひとり以上いる	1	2	3	4	5
⑬健康である（視力，聴力，歯など含む）	1	2	3	4	5
⑭怒っている時や，心配している時にそれを表すことができる	1	2	3	4	5
⑮家庭の問題（食事，お金，日常の出来事など）を人に話す	1	2	3	4	5
⑯少なくとも一週間に一度は何か楽しいことをしている	1	2	3	4	5
⑰時間を効率的に使っている	1	2	3	4	5
⑱コーヒーや紅茶は一日3杯以内に控えている	1	2	3	4	5
⑲一日のあいだに自分のための静かな時間をとっている	1	2	3	4	5
⑳人生を楽観的に考えている	1	2	3	4	5

日本健康心理学研究所編

図Ⅲ-3　ストレス耐性をチェックするテスト（小野，1997）

があることは，すでに述べた。もう1つ考えられるのは，その人がどれだけストレスに強いかというストレス耐性（stress tolerance）の度合いである。ストレス耐性とは，ストレッサーからその人を守る，いわば緩衝帯（バッファー）のような役割を担っており，それが強いほど，ストレッサーをはじき返すことができる。

ストレスを避けるにしろ，立ち向かうにしろ，自分のストレス耐性をある程

あなたのストレス耐性・診断

前ページの表で1～5の数字それぞれにいくつ○がついたかで得点を出します。下の計算式の（ ）に該当する数字を入れて合計点を出し、グラフに記入してください。あなたがどれくらいストレスに耐えられる状態にあるかを表しています。

1に○をつけた数（　　）×1点＝（　　点）
2に○をつけた数（　　）×2点＝（　　点）
3に○をつけた数（　　）×3点＝（　　点）
4に○をつけた数（　　）×4点＝（　　点）
5に○をつけた数（　　）×5点＝（　　点）

合計	点

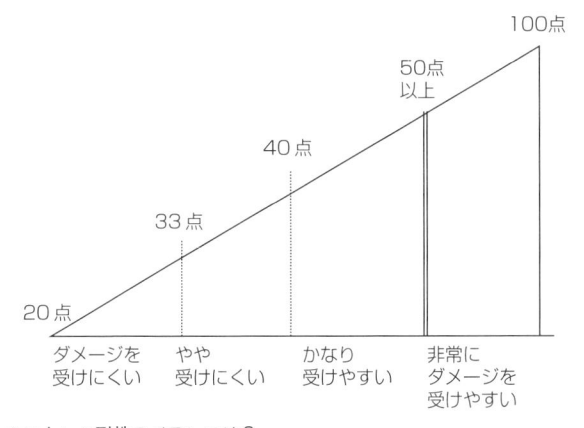

```
                                              100点
                                    50点
                                    以上
                           40点
                    33点
           20点
        ダメージを    やや      かなり    非常に
        受けにくい  受けにくい  受けやすい  ダメージを
                                        受けやすい
```

●あなたのストレス耐性のバランスは？

前ページの表で○をつけた数字（たとえば2に○をした場合は2点、3なら3点）を下の計算式に従って合計し、グラフに記入して下さい。

「身体的」健康＝①（で○をした数字）＋②＋⑤＋⑥＋⑦＋⑧＋⑬＋⑱＝（　　）点
「心理的」健康＝③（で○をした数字）＋⑩＋⑭＋⑮＋⑯＋⑰＋⑲＋⑳＝（　　）点
「社会的」健康＝③（で○をした数字）＋④＋⑨＋⑩＋⑪＋⑫＋⑮＋⑰＝（　　）点

身体的健康　8点　10点　　　20点　　　　30点　　　　40点
心理的健康　8点　10点　　　20点　　　　30点　　　　40点
社会的健康　8点　10点　　　20点　　　　30点　　　　40点
　　　　　　　ストレス耐性強い◀────────▶ストレス耐性弱い

図Ⅲ-3　ストレス耐性をチェックするテスト（小野，1997）

度知っておくことは，適切な対応をしていくうえで重要なポイントになるといえる。例えば，実際よりも自分のストレス耐性は強いと思い込んでいる人が，無自覚に仕事をどんどん引き受けていると，急に過労に襲われて倒れたり，燃

え尽き症候群（バーンアウト）に陥ったりしかねない。一方，自らのストレス耐性を過小に捉えている人は，何事にも萎縮してしまい，自分の可能性を不合理に限定してしまうかもしれない。場合によっては，ちょっとした体調の変化を過大に捉え，ますますストレスを強めてしまうこともありうる。

最近では，自分のストレス耐性を簡単に知ることができる質問票などもあるので（図Ⅲ-3，日本健康心理学研究所編『あなたのストレス耐性チェック』など），一度チェックしておいてはどうであろうか。

ただし，ストレス耐性は生まれつき変わらない性質のものではない。その人の個人的あるいは環境的な資源によって後天的に強くしていけるものである。したがって，自分のストレス耐性を知ると共に，耐性を強化していく努力も必要なのである。

ちなみに，ストレス耐性のうち，身体面から耐性を強化するのに，最も重要なものの1つが睡眠とされている。適度な睡眠を取り，規則的な生活リズムを維持することは，ストレスに負けないための基本的な条件といえよう。

（4） ストレスに対処する方法（コーピング）とは？

ストレス反応を低減する，あるいは現状よりも増大することを防ぐ行動のことをストレス・コーピングという。「対処」（coping）と訳されることもある。ストレス・コーピングとはまた，先述のストレス耐性を強化するための活動でもあるといえる。ここでは，ラザルスとフォルクマンによるストレス・コーピングの考え方に基づき，過剰なストレス状態をコントロールするための対処行動について述べてみたい。

ラザルスらは，ストレス・コーピングを大きく2つに分類して説明している。1つは，ストレスの原因である問題自体と向き合い，状況を分析するための情報収集をしたり，解決策の考案や実行をするような対処のあり方である。これは，外部環境や自分自身の内部の問題を解決するためになされる問題焦点型（problem-focused forms）のコーピングという。

もう1つは，ストレスを受けることによって生じる情動的な苦痛を弱め，できれば解消してしまえるようにするための情動焦点型（emotion-focused forms）のコーピングである。情動焦点型コーピングはさらに，①物事を楽観的に捉え

たり，見方を変えるなど，認知的な枠組みを変更するコーピング，②問題解決のために支援してくれる人を求めたり，気晴らしをしたり，あるいは特に何もせずに状況を静観するといった行動的なコーピングに分けられるという。

　これらのストレス・コーピングは同時に複数使われることがあり，どれがよいというものではない。問題状況を何とか変化させることができると判断された時は，問題焦点型のコーピングを行い，状況がこう着していてどうしようもない，変えられそうにないと判断すると情動焦点型を取る傾向がある。また，一方のコーピングが他方のコーピングを抑制し，新たなストレスを生じさせてしまうこともあるので，適切なコーピングを柔軟に使い分けていく必要がある。

　また，ストレス・コーピングの実行を規定する要因として，先に触れた外的な要求に対する認知的評価，セルフエフィカシー（自己効力感），問題解決のスキル，社会的スキル，ソーシャル・サポートなどの役割が指摘されている。

　上記のうち，ソーシャル・サポートとは，種々の問題を抱えている個人に対して，周囲から与えられる支援のことである。ソーシャル・サポートは，表Ⅲ-3のように手段的サポートと情緒的サポートに区別される。

　一般的には，特に情緒的サポートの効果が大きいとされている。これは，過剰なストレスが生じた時でも周りに支えてくれる人がいれば，問題に向き合え

表Ⅲ-3　ソーシャルサポート（河野，1999，p.56.を一部改変）

手段的サポート
　（1）経済的に困っているとき，頼りになる人
　（2）あなたが病気で寝込んだときに，身の回りの世話をしてくれる人
　（3）引越しをしなければならなくなったとき，手伝ってくれる人
　（4）わからないことがあるとよく教えてくれる人
　（5）家事をしてくれたり，手伝ってくれる人

情緒的サポート
　（1）会うと心が落ちつき安心できる人
　（2）気持ちの通じあう人
　（3）常日頃あなたの気持ちを敏感に察してくれる人
　（4）あなたを，日頃から認め評価してくれる人
　（5）あなたを信じてあなたの思うようにさせてくれる人
　（6）あなたの喜びを自分のことのように喜んでくれる人
　（7）個人的な気持ちや秘密を打ち明けることのできる人
　（8）お互いの考えや将来のことなどを話し合うことのできる人

るということを示している。多くの研究者が，人間関係の豊かな人，人的ネットワークの充実している人は，周囲の人間関係から孤立している人よりもストレスに強いことを指摘している。

（5） おわりに

　本節では，主にラザルスとフォルクマンの理論によりながら，ストレスの影響，ストレス耐性，過剰なストレスに対するコーピングなどについて述べてきた。ラザルスらのストレス理論の特徴は，従来の「ストレッサーがストレス反応を引き起こす」という一方向的なモデルに対し，「環境と人間は双方向に影響を及ぼし合う」という考えに基づき，環境からの要求に対する認知的評価及び対処能力についての評価がストレス反応のあり方を規定するとした点である。

　こうした評価を経て喚起されたストレス反応は，それを低減することを目的とした行動を動機付ける。そのような種々の行動がストレス・コーピングである。コーピングが有効に作用すればストレス状態は緩和されるが，そうでない場合には，ストレス状態は慢性的に持続して心身の健康を損なう可能性を高めてしまう。したがって，適切なコーピングをいかにうまく活用できるかが，過剰なストレスを克服するための鍵になるといえる。

　コーピングを上手に行うためには，自分自身の性格特性やストレス耐性についてある程度知っておく必要がある。その人を取り巻くストレス状況や個々人の特性によって，適切なコーピングの方略が異なってくるからである。自身のストレス耐性を踏まえて，ストレスに向き合うか，それともやり過ごすかといった，コーピングの方向性を判断することになる。

　最後に，より効果的にストレスを克服するためには，何よりも，自分が過剰なストレスを受けていることに対する早めの気付きと，早期の対応が重要であることを，あらためて強調しておきたい。

4．カウンセリング対応

　今日の社会は，めまぐるしく変化しつつ，短期間に著しい発展を遂げてきた。しかし，その反面，急速な技術革新の進展による職場環境の急激な変化が労働

者の身体のみならず，心の健康の問題を引き起こしている。このような状況下で，勤労者のメンタルヘルスに対する取り組みがますます期待されている。

1988年の労働安全衛生法の改正を受けて出された「事業所における労働者の健康保持増進のための指針」，いわゆるTHP（トータル・ヘルスプロモーション・プラン）以降，当該行政サイドからもメンタルヘルスケアやストレス対策の指針が提示されてきている。

本節では，職場のメンタルヘルスを推進していくという観点から，ストレス・コントロールの方法として重要なカウンセリングによるストレス対応について考察する。ここでは，THPにおいてメンタルヘルスの相談を担うことを期待されている「心理相談担当者」の活動を軸にすえながら，専門的な心理治療ということに限定せず，より広く，職場に関わるストレス・コントロールとしてのカウンセリングのあり方，考え方，そして技法の基本について述べる。さらに，具体的にその療法の一部を紹介し，ストレス対策におけるカウンセリングの実際にも触れてみたい。

(1) 職場におけるストレス・コントロールの枠組み

河野（1999b）によれば，職場におけるストレス・コントロールは，ストレス・マネージメントとストレス・コーピングから成り立っているとしている（図Ⅲ-4参照）。

ストレス・マネージメントは，法的義務である快適な職場環境の形成・推進において，経営者の責任で行われるべき産業ストレス要因の軽減措置である。実務自体は中間管理職が担当するとあるが，その役割を果たすためには，メンタルヘルスに関する素養が必要である。その素養の中核となるのが，「人の話をじっくりと聞ける」ことである。また，ストレス・マネージメントには中間管理職・労働者に対するメンタルヘルス教育及び心理相談を行うための体制を整備することなども含まれているという。

一方，ストレス・コーピングは，労働者自身が行うストレス耐性強化のための活動のことだとしている。ストレスへの「気付き」をよくし，ストレスによる心身の過緊張を取るための「リラクセーション」を自分の力でできるようにすることが，ストレス・コーピングの中心的な課題と，河野は指摘している

80　第Ⅲ章　職場のメンタルヘルス

```
            ┌─────────────────┐
            │ ストレス・コントロール │
            └─────────────────┘
                  │
          ┌───────┴───────┐
          │               │
   ┌──────────────┐  ┌──────────────┐
   │  ストレス・   │  │  ストレス・   │
   │ マネージメント │  │  コーピング   │
   └──────────────┘  └──────────────┘
   （経営者，中間管理職）      （労働者）
```

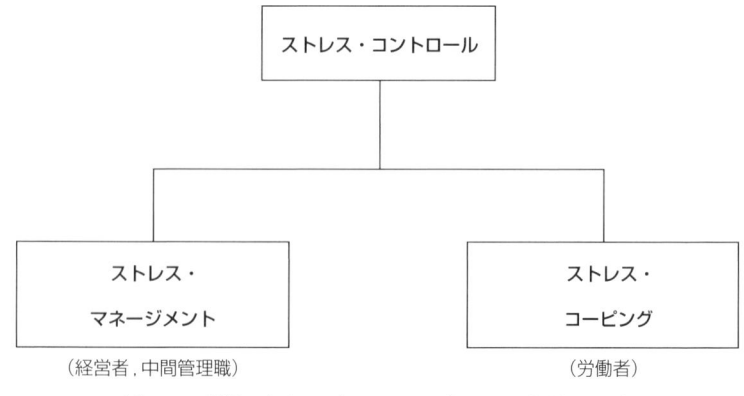

図Ⅲ-4　職場におけるストレス・コントロール（河野，1999b）

（なお，ストレス・コーピングの詳細については，前節3を参照のこと）。

　ストレス・マネージメントとストレス・コーピングの双方に共通しているのは，その実施に際して，カウンセリングの理論及び技法が重要な位置を占めるということである。職場におけるストレス・コントロールにおいて，今やカウンセリングの知見は不可欠の要件となっているといえる。

（2）　THPにおけるメンタルヘルスケア

　ストレス・コントロールの基本的な考えは，自分の健康は自分で守る，というセルフケアの思想にある。しかし，職場には労働者の努力だけでは解決できない様々な問題があり，セルフケアの考えを強調しすぎることには無理がある。今日のようにストレスフルな社会においては，ますますその傾向は強まってきているといえよう。

　したがって，事業所（経営者あるいは労働組合など）による，ストレス・マネージメントが必要となるのである。ストレス・マネージメントが十分でないと，労働者の行うストレス・コーピングの実施が困難となり，必然的にストレス・コントロールの十分な効果が上がらなくなる。

　心の健康について日頃から指導・啓発に努め，またリラックスするための体操などを実施することは重要であり，有効な方法である。しかし，現実にストレスによる過緊張状態が労働者個人に発生した場合は，職場の組織を対象とし

た方策では対応できなくなる。そこで個人を対象としたメンタルヘルスケアが必要になってくるのである。

　ここでは，職場におけるストレス・マネージメントの例として，THPにおけるメンタルヘルスケアの考え方と心理相談担当者の配置について触れておく。THPでは，メンタルヘルスケアとは，「積極的な健康づくりを目指す人を対象にしたものであって，その内容は，ストレスに対する気づきへの援助，リラクセーションの指導等である」（心理相談員会，1995，2004年4月から全国組織を各地区ブロック組織に再編）としている。THPにおいて実際に個別のメンタルヘルスの相談を担うのが，心理相談担当者である。

　心理相談担当者は，中災防による心理相談専門研修を修了した者で自身の申請により心理相談担当員として登録される。全国の企業内で，またTHPを中小企業等に勧めている機関に所属して活躍している。

(3)　心理相談担当者によるメンタルヘルス相談の領域

　心理相談担当者によるメンタルヘルスケア業務とは，産業医の指示の下に，ストレスによる比較的軽度の心身の過緊張状態が認められる労働者をクライエント（来談者）として，相談面接を実施することである。今日のストレスフルな労働者を取り巻く状況を考えると，労働者のかなり多くの人々が心理相談の対象となりえるといわざるをえない。

　職場におけるメンタルヘルス相談の対象となる「心の問題」は実に様々であり，クライエントの話を聞くことで対応可能なものから，クライエントの内面に関わり，何らかの心理的洞察やケアをしなければならない問題までと範囲が広い。場合によっては，医師との連携による精神医学的あるいは心身医学的な対応や薬物投与が必要なこともある。また，メンタルヘルスケアを担う人の資質や専門性の度合いによって，対応できる問題も限定されてくる。

　では，心理相談担当者の対象とする「心の問題」の範囲はどこまでであろうか。それは，必ずしも明確にここまでと線が引けるものではないが，ある程度のガイドライン的な区分は可能と考えられる。それは，クライエントの話を傾聴し，主に受容，共感，支持しながら対応していくことが主たる支援行為と考えられる。

そこでは，仕事をはじめとする生活上の問題，人間関係の悩み，自身の性格についてといった，現実に関わる部分の大きい問題が主となるといえよう。

一方，クライエントの心に介入し，心理的操作をしなければ対応できない相談内容に関わっていくのが，専門のカウンセラーや精神科医といった心の専門家である。ただし，いうまでもなく心理相談担当者にカウンセリングなどの専門性は必要ないということではない。先述のように，心理相談担当者になるためには，制度的にもメンタルヘルスや対人援助に関する一定の研修を受けて修了しなければならない。

（4） カウンセリングによるメンタルヘルス不全者への対応

心理相談担当者によるメンタルヘルスケアが「比較的軽度の心身の過緊張状態が認められる労働者」を対象に実施されるのに対して，いわゆる心の専門家によるメンタルヘルスケアとはどのような内容であり，またどのような形態で行われるのであろうか。

心の専門家だからといって，重度の問題を抱えた人の相談だけしか受けつけないということでは，もちろんない。心の専門家が扱う問題の領域は，心理相談担当者の関わる領域とも重なっており，そのうえで，心の専門家は基本的にメンタルに関わるすべての問題を対象領域としてカバーしている。しかしながら，心の専門家に委ねることが適当と考えられるメンタルヘルス相談の内容とは，神経症や人格障害，あるいは精神病圏といった比較的深刻な心の問題といえる。

心の専門家とは，具体的には臨床心理士などの専門カウンセラーと，精神科医や心療内科などの医師を指している。では，彼・彼女らの専門家たるゆえんはどこにあるかといえば，それは何よりも心理学や医学に関する系統的な専門教育及び臨床訓練を受けていることである。そして，社会的に認められた専門家としての資格を取得しているということである。中でも，医師は国家資格であり，医師法により業務独占として医療行為を行うと定められている。したがって，薬物投与が必要となる可能性の高い心因反応や抑うつ状態で悩むクライエントの場合などは，臨床心理士も医師との連携を図ることが必要になってくるといえる。

重度の問題を抱えるクライエントと直面した場合，準専門家ともいえる心理相談担当者にとっては，負担が大きすぎて，自分自身のメンタルヘルスによくないだけではなく，相談の効果も期待できないこともありうる。したがって，クライエントが抱える問題の背景に病理的なものがあると推測される時はいうまでもなく，自身の対応では限界を感じた時は早急に専門家に委ねることを考えるべきである。また身近なところに心の専門家がいない場合は，少なくとも産業医に相談して指示を仰ぐべきである。

　ただしその場合は，クライエントを専門家に繋いで自らの役目は終わりということではなく，クライエントとの信頼関係を損なわないよう十分に配慮する必要がある。そのうえで，専門家とは連携を図りつつ，心理的なケアの部分は専門家に委ねるものの，あくまでも自身の相談ケースであることを認識しておくことが肝要である。

（5）　カウンセリングによるストレス・コントロールの実際

　ここでは，ストレス対策に活用できるカウンセリングの理論及び技法から2つを簡単に紹介しておく。まずは比較的身につけやすく，心理相談担当者の活動においても十分に活用できる方法として，リラクセーション法についてみてみる。そして次に，クライエントの認知を変えることで問題解決を図り，ストレス対策には有効とされている論理療法について述べる。

①リラクセーション法

　過剰なストレスを受けてクライエントの緊張が強い状態では，話を傾聴する以前の段階で，クライエントが落ち着いて話せるような面接場面を構成することもままならない。そのような時に有効な方法の1つが，クライエントの緊張をほぐすリラクセーション法である。

　また，個別面接に限らず，先に触れたTHPにおけるメンタルヘルスケアの考えとしても述べられていたように，リラクセーションの効用を労働者に普及していくことは，職場のメンタルヘルスをボトムアップしていくことにも繋がっていくと考えられる。

　リラクセーションの方法で最も有名なのは自律訓練法であるが，第Ⅳ章9にて詳述されているので，ここでは自律訓練法と関連が深く，一緒に組み合わせ

て実施することも可能な漸進的弛緩法(ぜんしんてきしかんほう)を紹介する。

漸進的弛緩法は、心理的な不安および過緊張状態と身体的な筋肉の緊張との関係を研究していた、米国の医師ジェイコブソン（Jacobson, E.）によって1929年に発表された。自律訓練法とほぼ同時期に開発されたこの方法は、筋肉の弛緩という体の面から心の安静に働きかけていこうとするもので、自律訓練法が自己暗示という心理面から体の弛緩に働きかけていこうとするのとは対極にある。にもかかわらず、自律訓練法と漸進的弛緩法とは、両者ともリラクセーションの方法として主要なものとされている。

漸進的弛緩法の手順は、まずはゆったりとした姿勢で筋肉を緊張させてから、次いで力を抜いて緩めてみるという形で進めていく。その部分がリラックスしたことをはっきり感じることがポイントである。体のどこから始めてもいいが、利き腕から始めるのが一番入りやすいとされる。例えば、最初は手首のところで手を上側に曲げてから、その腕を再び力を抜いて楽に伸ばすというように行う。次いで、腕全体、両腕、脚、胴体、首、顔面というように、徐々にリラクセーションの範囲を広げていく。このように、体の各部の緊張と弛緩とを交互に何度か繰り返していくことによって、最後は、全身のリラクセーションが得られるようにするのである。

現在、漸進的弛緩法はいくつかの簡略法も工夫されており、数回の実習を体験することにより、一通りの内容を習得できるようになっている。

②論理療法

過剰なストレッサーを受けた時、そのダメージを軽減したり、あるいはすぐに立ち直れるようになるには、どう対応すればいいのだろうか？　このような時、有効な対処法の1つとして効果を発揮するのが論理療法である。

論理療法（rational emotive behavioral therapy）とは、米国の心理学者アルバート・エリス（Ellis, A.）によって1955年頃から提唱され始めた心理療法で、理性感情行動療法と訳されることもある。

ごく簡単に論理療法の骨子を説明すると、その人の持っている問題に対する認知（認識）を変えることで問題解決を図っていくプロセスを基本にした療法ということになる。ストレスに起因する問題の中でも、特に人間関係のもつれや性格の悩みなどの解消に適しているとされている。つまり、ストレス反応が

生じる可能性の高い出来事が起こった時，人は自分の信念体系（ビリーフ）によってその出来事を受け止め，何らかの情動及び行動を起こす。論理療法では，その出来事が直接的に結果に結びつくのではなく，信念が結果を左右するということになる。

　論理療法はまた，ABC理論の名でも知られており，Aは出来事（activating event）で，その人に関わる出来事を指す。Bは信念（belief）で，その人が出来事をどう捉えるかを指す。そしてCは，結果（consequence）のことで，その人の情動的・行動的反応や，ビリーフを持ち続けた結果を指している。

　このABC理論を踏まえて，論理療法ではクライエントに非合理な信念に代わって問題を軽くする思考スタイル，つまり合理的な信念を用いるように勧めていく。信念の変更にクライエントが抵抗を示す場合は，十分に話し合い，そのうえで実際の場面で合理的信念を適用する宿題を課すこともある。

　例えば，ある社員が「上司ににらまれたらもう終わりだ」という思い込み（ビリーフ）のために落ち込んでいるとする。この時，「上司ににらまれたからといって首になるわけではない。あと5年も辛抱すれば，上司は転勤していなくなるかもしれない」と考えれば気が楽になるかもしれない。これが信念の変更である。またこの例では，上司に好かれるよう実際に努力することも解決策の1つとなるが，その場合は出来事を変えることへの取り組みといえる。

　論理療法によるカウンセリングの実例については，第Ⅴ章の事例8にて紹介しているので参照していただきたい。

（6）　おわりに

　ここまで，THPにおける心理相談担当者（員）の担う活動や役割を基点として，心の専門家の活動内容と対比しつつ，ストレス・コントロールのためのカウンセリング対応について述べてきた。また，カウンセリングに基づいて広く職場の安全衛生に携わる人に活用してもらえる技法として，ここではリラクセーション法の1つである漸進的弛緩法，そして認知のあり方に関わる論理療法を紹介した。

　職場のメンタルヘルス向上のため，あるいは個別のメンタルヘルスケアを目的にカウンセリングの知識や技能を身につけ，担当者が実地に活用していくこ

とは今後ますます期待されていくだろう。その際，しっかりと認識しておかなければならないのは，何を行う場合でも必ず限界があるということである。それは，心の専門家といえども同じである。したがって，自分の能力の限界に気付いたら，なるべく早めにしかるべき専門職・機関に相談し，場合によってはケースを迅速に繋いで連携していく必要がある。

　ストレス・コントロールのためには，その人を支えてくれる人間関係（サポ

---

coffee break

豪雨の中を2人で歩く体験とカウンセリング

　2000（平成12）年9月，東海地区は豪雨に見舞われた。私は膝上まで水に浸かりながら夜道を歩き，何とか自宅にたどり着いた。今でも，そのあたりを通ると豪雨のことを思い出すが，この体験はその後のカウンセリングに影響している。

　夕方6時，私は仕事を終えて帰ろうとしていた。仕事先で「すごい雨で電車は止まるかも」と言われても，「バスは大丈夫」と考えていたし，バス停まで，靴の中に水がずぶずぶ入っても「水はけが悪いんだなあ」と楽観的に考えて，バスに乗った。ところが，道路には水があふれ，バスは立ち往生してしまった。立ち往生してから1時間後には，運転手に「始発地に戻るので，ここで降りるか，始発地に戻るか決めてくれ」と選択を迫られた。「膝まで水があるのに歩けるの？」と不安を感じながらも，一人で歩いて帰ることに決めた。すると，高齢の女性に「私も一緒に」と声をかけられて，二人で一緒にバスを降りて歩くことになった。いざ歩くと，膝上まで水があると歩きにくく，今まで気にも留めなかった道の段差が大きなものに感じられた。同行の女性が水に足を取られてころんだのを助けおこしながら，これ以上水が深くなったらどうしようと不安にな

ート・ネットワーク）を持っている人ほど効果的に行えることがわかっている。それはまた，メンタルヘルス不全者を支援する側にとってもいえることであり，今後は援助においてもサポート・ネットワークを常日頃から積極的につくっていくことが，重要な要件として活動に含まれていくものと考えられる。

った。それでも，「こっちが浅いですよ」「もう少し」と2人で声を掛け合いながら，いつもは20分もかからない道のりを1時間あまりをかけて何とか家までたどり着いた。時計は10時をまわっていた。もし，一人だったらもっと不安だったと思うし，一緒に帰った女性には今でも感謝している。

　振り返ると，この「豪雨の中を二人で歩く」体験は情報や状況判断の大切さと，困った時に誰かがいてくれることの心強さを教えてくれた。そして，この体験はどこか人生とカウンセリングに似ている。人生も台風や豪雨，地震など予期できない出来事に翻弄されることがある。また，仕事でも不況と相性の悪い上司や部下との出会いが重なったり，過労と家族のトラブルが重なったり，予期しない転勤で重責を担うことがある。このような場合は想像以上のエネルギーを使う。疲れるのは当然であり，疲れや抑うつ気分は心身からの貴重な声である。カウンセリングは，苦境の時，状況を整理し，どうしたいのかを確認し，一緒に解決の方向を探す場である。また，何かの選択を迫られたとき，自分のキャリアを考えたり，自己を確認する場でもある。豪雨の時に感じた不安な気持ちと一緒に歩くことの心強さを心に留めながら，来談される方の言葉に耳を傾けていきたい。

（山口智子）

5．企業従業員に多くみられるストレス疾患

　今日のメンタルヘルスの考え方では，すべての従業員が精神的健康を維持し，健康増進を図ることに主眼が置かれ，予防や発達を促進するモデルが重視されている。そこで，本節では，生涯発達，キャリア発達，ライフイベントなど発達的な観点を取り入れて，企業従業員に多くみられるストレス疾患について述べる。

（1）　生涯発達と発達課題

　職業生活は人の一生の中で大きなウェートを占めるものであるが，人生のすべてではない。そこで，まず，人の一生の歩みを理解するために生涯発達を考えてみよう。生涯発達とは，誕生から死までの長い時間軸の中で起こる発達である。様々な研究者が生涯発達について述べているが，ここでは，ハヴィガースト（Havighurst, R. J., 1972）の発達課題を取り上げる。

　ハヴィガーストは，人生にはそれぞれの時期に達成すべき発達課題があり，それを達成することによって，社会的で健全な成長をもたらすと考えている。

　各時期の発達課題を概観すると，①幼児期・早期児童期は身辺自立能力を身につけ，会話や概念を学習する。②中期児童期には身体的・運動的技能や読み書き・計算など基礎的技能を学び，同世代の友人関係をつくる。③青年期は大人としての身体を受け入れ，親から自立し，異性との関係を結び，職業を選ぶ。④早期成人期は結婚や育児など新しい家族関係を築き，職業生活にも取り組む。⑤中年期は成長する子や老親を援助したり，夫婦関係を見直し，職業生活を維持する。⑥老年期は身体的老化，退職，配偶者の死に適応し，新たな対人関係，社会的役割，生活をつくり上げる。

　これらの発達課題は個人の心身の発達，家族関係，職業生活にわたるものであり，個人の能力や技能では，発達の前半は「獲得すること」，後半は「低下を受け入れること」がテーマになる。家族関係では「親からの独立」，「新しい家族の形成」，「子どもの養育や老親の世話」へとテーマが変化し，職業生活では「職業の選択」，「職業生活への取り組み」，「退職」へとテーマが変化する。この

ような発達課題から考えると,生涯発達の過程では,単に職業生活を充実させるだけでなく,個人の能力や技能の発達,家族関係の成熟とバランスを取ることが必要である。

(2) キャリア発達の理論

次に,職業生活領域での発達について理解するために,キャリア発達の理論を紹介する。キャリア発達の理論として,ここではシャイン (Schein, E. H., 1978) の理論を取り上げる。シャインも,個人のライフサイクルは生物社会的ライフサイクル,職業に関するキャリアサイクル,家族サイクルから構成され,それらは互いに影響しながら発達していくと考えている。図Ⅲ-5はライフ,キャリア,家族サイクル相互作用のモデルであり,課題がおこるおおよその年齢段階とストレス量のおおよその目安,領域の重なり具合を示している。主な仮説として課題の全体的困難度が最高の場合に個人の有効性は最低になるが,課題の困難度が高いほど,急速に成長するための大きな機会も生まれると考え

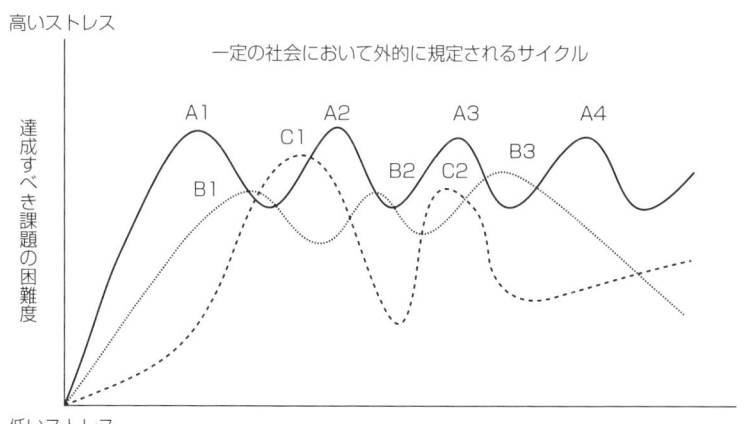

高いストレス

達成すべき課題の困難度

一定の社会において外的に規定されるサイクル

低いストレス

時間(実時間あるいは社会的時間)

A ——— 生物社会的ライフ・スタイル　B ……… 仕事／キャリア・サイクル　C ----- 新家庭スタイル

A1:青春期　　　　　　　　　B1:キャリア／組織へのエントリー　C1:結婚,子供
A2:30代の危機　　　　　　 B2:在職権の獲得　　　　　　　　　C2:子供の成長
A3:中年の危機　　　　　　　B3:引退
A4:老年の危機

図Ⅲ-5　ライフ／キャリア／家族サイクル相互作用のモデル（シャイン,1978, p.27.）

表Ⅲ-4　組織内キャリア発達の諸段階（若林・松原，1988, pp. 233-234.）

発達ステージ	直面する問題	具体的課題
成長 空想 探索 （21歳頃まで）	・職業選択基盤の形成 ・現実的職業吟味 ・教育や訓練を受ける ・勤労習慣の形成	・職業興味の形成 ・自己の職業的能力の自覚 ・職業モデル，職業情報の獲得 ・目標，動機づけの獲得 ・必要教育の達成 ・試行的職業経験（バイトなど）
仕事世界参入 （16～25歳） 基礎訓練	・初職に就く ・自己と組織の要求との調整 ・組織メンバーとなる ・現実ショックの克服 ・日常業務への適応 ・仕事のメンバーとして受け入れられる	・求職活動，応募，面接の通過 ・仕事と会社の評価 ・現実的選択 ・不安，幻滅感の克服 ・職場の文化や規範の受け入れ ・上役や同僚とうまくやっていく ・組織的社会化への適応 ・服務規定の受け入れ
初期キャリア （30歳頃まで）	・初職での成功 ・昇進のもととなる能力形成 ・組織にとどまるか有利な仕事に移るかの検討	・有能な部下となること ・主体性の回復 ・メンターとの出会い ・転職可能性の吟味 ・成功，失敗にともなう感情の処理
中期キャリア （25～45歳）	・専門性の確立 ・管理職への展望 ・アイデンティティの確立 ・高い責任を引き受ける ・生産的人間となる ・長期キャリア計画の形成	・独立感，有能感の確立 ・職務遂行基準の形成 ・適性再吟味，専門分野の再吟味 ・次段階での選択（転職）検討 ・メンターとの関係強化，自分自身もメンターシップを発揮 ・家族，自己，職業とのバランス
中期キャリア危機 （35～45歳）	・当初の野心と比較した現状の評価 ・夢と現実の調整 ・将来の見通し拡大，頭打ち，転職・仕事の意味の再吟味	・自己のキャリア・アンカーの自覚 ・現状受容か変革かの選択 ・家庭との関係の再構築 ・メンターとしての役割受容
後期キャリア （40歳から定年まで） 非リーダーとして リーダーとして	・メンター役割 ・専門的能力の深化 ・自己の重要性の低下の受容 ・"死木化"の受容 ・他者の努力の統合 ・長期的，中核的問題への関与 ・有能な部下の育成 ・広い視野と現実的思考	・技術的有能性の確保 ・対人関係能力の獲得 ・若い意欲的管理者との対応 ・年長者としてのリーダー役割の獲得 ・"空っぽの巣"問題への対応 ・自己中心から組織中心の見方へ ・高度な政治的状況への対応力 ・仕事と家庭のバランス ・高い責任と権力の享受
下降と離脱 （定年退職まで）	・権限，責任の減少の受容 ・減退する能力との共存 ・仕事外の生きがいへ	・仕事以外での満足の発見 ・配偶者との関係再構築・退職準備
退職	・新生活への適応 ・年長者役割の発見	・自我同一性と自己有用性の維持 ・社会参加の機会の維持 ・能力，経験の活用

ている。困難度が高いときはストレス量が多くなり、心身のバランスを崩す危険性と成長の可能性を含むと考えられる。また、シャインはキャリア発達を個人が組織に持ち込む欲求と組織が個人に期待する要件との調和過程として捉え、組織内におけるキャリア・サイクルを9段階にまとめている（表Ⅲ-4）。表Ⅲ-4をみると、まず、「成長・空想・探索」は職業選択や勤労習慣を形成する段階である。「仕事世界参入」で求職活動を行い、仕事に参入する。「基礎訓練」で、仕事や企業の文化・規範を学ぶ。ここでは、仕事の現実を知って受け入れる現実ショック（リアリティ・ショック）の克服が大きなテーマである。

次に、「初期キャリア」の段階に入るが、ここでは、有能な部下になることや仕事上の技術や態度を伝えるメンター（指導者）との出会いが重要である。

「中期キャリア」では、職務上の専門性を確立することが課題である。また、メンターとの関係を強化すると共に、後進の指導ではメンターシップを発揮することが求められる。このように「中期キャリア」を形成する過程で、自己の能力や将来の見通しがみえるようになり、夢と現実の調整を行い、現状を受け入れるか変革を求めるかを選ぶことが必要になり、この危機を「中期キャリア危機」という。脱サラなどもこの危機に関連するものである。

「後期キャリア」では、管理者や経営者などリーダーとしてのキャリアと部下のいない管理職級の社員や専門職など非リーダーとしてのキャリアに分化する。非リーダーとしてのキャリアでは専門能力を深め、若い意欲的管理者との対応が必要になる。一方、リーダーとしてのキャリアは広い視野と現実的な思考によって、企業の中核的な問題に関わっていくことが必要とされる。

「下降と離脱」では、退職を控えて、権限や責任が減少することを受け入れ、仕事以外の生きがいをみつけることが課題となる。

「退職」では退職後の新しい生活への適応を図り、自我同一性や自己の有用性を維持することが課題となる。

（3） キャリア・ストレスとそれに関連するストレス疾患

では、企業従業員はキャリアに関してどのようなストレスを感じているのだろうか。金井（2002）は、キャリア発達の課題が自分の内的問題として、あるいは会社からの要求として、自分に突きつけられ、これがストレスになると指摘

し，キャリア発達に伴うストレスの例として「リアリティ・ショック」，「30歳前後の節目」，「中期キャリア危機」を挙げている。さらに，慢性的なキャリア・ストレスの典型例として「ワーカホリズム」，「組織からの差別感や疎外感」，「ワーク・ファミリー・コンフリクト」を挙げている。シャインおよび金井の指摘を参考して企業従業員に多くみられるストレス疾患について考えたい。なお，以下に述べる「五月病」や「昇進うつ」などは正式な診断名ではないが，企業従業員に多くみられるストレス疾患を理解するために役立つと考えて用いるものである。

①キャリア発達に伴うストレスとストレス疾患

a）「リアリティ・ショック」　リアリティ・ショックは基礎訓練期に，新入社員が就職する前に描いていたイメージと現実のギャップに気付くことによって起こる精神的ショックである。具体的には，企業の規範や文化が合わないと感じて「別の会社に入った方がよかった」と後悔したり，学生時代には男女差別を感じたことがなかった女性が男性社員に期待されていることと女性社員に期待されていることが異なると感じて，仕事に幻滅したりする。学生から職業人になることは非常に大きな変化であり，ちょっとした失敗や職場へ馴染めないと感じることで自信を喪失する場合もある。

このリアリティ・ショックに関連するストレス疾患や職場不適応としては，「抑うつ」「自殺」やいわゆる「五月病」「出勤拒否」「入社直後の退社」などが挙げられる。企業でも「五月病」など，新入社員が5月の連休明けから体調を崩して休んだり，意欲をなくしてしまうことがあるが，これは，企業に適応しようと頑張りすぎた心身の疲れや，ここに挙げたリアリティ・ショックが関連している。また，近年，大卒で就職した者の3割が3年以内に退職しており，自分のやりたいことがはっきりしたための退職の他に，このリアリティ・ショックをうまく克服できなかった場合が含まれている。

b）「30歳前後の節目」(初期キャリアから中期キャリアへの移行)　初期キャリアにおいては，非常に優秀な成績を収めていた人が，主任になったり，中期キャリアの課題をこなすことを求められた時に，どのようにしたらよいか戸惑う場合がある。仕事を覚えることは難なくこなし，優秀な部下である場合が多い。能力が認められて海外勤務に抜擢されたり，部下の指導がうまくいかないこと

がきっかけとなって，心身の不調や職場不適応に陥りやすい。また，優秀な人材が働きすぎによって，仕事に対する意欲を急速になくしてしまう「バーンアウト症候群」も起こりやすい。

c）「中期キャリア危機」　中期キャリア危機は職場に適応し，キャリアを培ってきた者が35〜45歳頃に経験する心理的危機である。中堅として仕事をすると同時に，部下の指導も期待され，責任が増える。また，企業の中で自分の評価や昇進の見通しが明らかになってくるので，転職や脱サラなど進路の決断をする場合もある。会社での位置付けや将来を考えたり，進路を選択することは大きなストレスとなる。

　この危機に関連するストレス疾患や職場不適応としては，心身症，抑うつ状態や出勤拒否などが挙げられる。配置転換，転勤，昇進，単身赴任などがきっかけになりやすく，「配転うつ」「転勤うつ」「昇進うつ」「単身赴任うつ」といわれることがある。また，責任が重くなり，「バーンアウト症候群」「過労死」が問題になりやすい。

d）「退職前後の危機」　シャインが指摘するように，退職前後は企業従業員としての役割を終える時期であり，役割の喪失は大きなストレスである。喪失感や退職後の新しい生活に対する不安が高まり，「定年前うつ病」「定年後うつ病」など抑うつ状態になったり，自分が身につけてきたものを部下や後輩に引き継ごうと過度の指導を行い，対人関係が悪化する場合がある。

②慢性的なキャリア・ストレスとストレス疾患

a）ワーカホリズム　仕事に対して，上司や同僚から多大な要求や期待をされると，それを引き受けて休息も取らずに働きすぎてしまう。その結果，家庭での居場所がなくなることもあるが，それでもなお仕事に没頭する。

　このような場合は心身の疲労から心身症や抑うつ状態になりやすい。産業保健関係者から身体的な不調を指摘され，健康管理に気をつけるように助言されても，なかなか改善しない場合も多い。不眠やストレスを発散するため，飲酒量が増え，「アルコール依存」の問題に至る場合もある。

b）組織からの差別感や疎外感　組織からの差別感や疎外感は女性やリストラの対象になっている中高年に顕著である。仕事上の達成に大きな意義を認めるキャリア志向の強い女性はアシスタント的な仕事が続くと，仕事への意欲を

失い，早期に退職する。中高年の場合では，経験があるにもかかわらず，責任のある仕事や中核の役割を任されないことによるストレスは大きい。また，同じ職務を女性正社員と派遣社員が行っている場合，待遇の違いからそれぞれが差別感や疎外感を感じ，職場内の対人関係で問題が起こる場合がある。

c）ワーク・ファミリー・コンフリクト　ワーク・ファミリー・コンフリクトとは，仕事で成功しようとすると家庭を犠牲にしなければならないし，家庭でうまくやろうとしすぎると，仕事を犠牲にしないといけないという葛藤であり，仕事と家庭を両立させたい女性の問題が取り上げられることが多い。しかし，今後は，配偶者の就労と子育て，老親の介護問題など男性にとってもどのように仕事と家庭のバランスを取るかはストレスになると考えられる。

d）社会状況の急速な変化　上記の他に，現代は急速な社会状況の変化が起こり，これが潜在的で慢性的なキャリア・ストレスになっていると考えられる。急速な情報化，男女雇用機会均等法の施行や男女共同参画の推進など女性活用の問題，リストラ不安，年功序列から能力主義や成果主義が導入されるなど人事評価システムの変化などである。中高年者の中には，急速な情報化に伴うOA機器の取り扱いに強い不安やストレスを感じる場合もあり，情報化に伴うストレスは「テクノ・ストレス」と呼ばれている。これらの社会状況の急速な変化は，企業の中で，自分の能力を発揮できるチャンスがあるのか，それがどのように評価されるのかという企業従業員のアイデンティティに深く影響するものである。

　では，これらのキャリア・ストレスにどのように対処できるのか。これについて，金井（2002）は，①キャリアの見通しを持つこと，②家庭，趣味，地域など複数領域のキャリアを振り返り，職業上のキャリアをより広義のライフ・キャリアの視点から考えることが重要であると指摘している。言い換えれば，キャリア・ストレスを大局的な視点で捉え直す対処が役に立つと考えられる。

（4）ストレス疾患を引き起こしやすいライフイベント

　以上のように，キャリア発達に伴うストレスにうまく対処できないときや慢性的なキャリア・ストレスに長期間さらされると様々なストレス疾患が起こるが，昇進や事故などライフイベントがストレス疾患のきっかけになる場合も多

い。ストレス・マネジメントの参考になると考えられるので，職場における心理的負荷が大きいライフイベント（労働省，1999）を以下に示す。

①事故や災害の体験
②仕事上の失敗や過重な責任の発生
③仕事量・質の変化（能力と業務困難度のギャップ，長時間勤務等）
④身分の変化（退職強要，出向，左遷，差別や不利益な取り扱い）
⑤役割や地位の変化（転勤，配置転換，昇格，昇任，課員の変化）
⑥対人関係のトラブル（セクハラを含む）
⑦対人関係の変化（理解者の異動，上司交代，同僚の昇進等）

ストレスの程度は個人の特性や経験するライフイベントによって異なるが，これらのライフイベントが重なると心理的負荷が大きくなり，ストレス疾患を引き起こす可能性が高くなる。心理的負荷の大きいライフイベントが重なった場合，上司など管理監督者や人事担当，産業保健関係者が配慮し，場合によっては環境調整が必要である。

これらのライフイベントと（2）のキャリア発達の課題，（3）のキャリア・ストレスと重ねて合わせて考えると，企業従業員は，キャリア発達の段階で多くの，様々なストレスに対処していることがわかる。

（5） 企業従業員に多くみられるストレス疾患の診断と相談状況

最後に，企業従業員に多くみられるストレス疾患の診断と相談状況をみてみよう。心療内科医である津久井（2001）はある企業のメンタルヘルス相談の状況を報告している。受診時の主訴や問題は，①微熱，不眠，疲れやすいといった身体症状，②人間関係が辛い，気分が不安定といった精神症状，③朝起きることができない，出勤できない，遅刻早退を繰り返すといった行動面の問題で受診しているという。受診者93名の主要診断は適応障害圏が29名と最も多い。適応障害とは明確なストレス因子に反応して3ヶ月以内に情緒面または行動面の症状が出現し，社会的（職業的）機能の著しい障害がみられるものであり，出勤拒否や職場不適応，仕事への意欲の低下などである。きっかけとしては，昇進や職場内の対人関係の悪化，仕事量の増大，異動に伴う環境変化，家庭内の問題であったが，環境調整や時間の経過により，問題が解決している。気分障

害圏は 25 名であり，抑うつ気分や喜びの消失などである。また，睡眠障害が 19 名と多い。その他には，精神病圏が 5 名，心身症圏が 3 名などである。心身症圏の診断が少ない点について，津久井はその多くが内科を受診しているためではないかと指摘している。

　これらの結果から，企業従業員に多くみられるストレス疾患はその多くが適応障害，気分障害，睡眠障害であり，精神病圏は少ない。胃潰瘍や十二指腸潰瘍，高血圧症などの心身症は企業従業員に多くみられるものであるが，現段階ではメンタルヘルス相談の利用は少ないと考えられる。適応障害は個人の特性よりも環境の影響が大きいものであり，大きなストレスや慢性的なストレスが重なると，誰もが適応障害になる可能性があり，この場合は環境調整や時間の経過で問題が解決している。眠れないなどの身体症状，気分が不安定などの精神症状，遅刻や欠勤など何らかの不適応症状を自覚した時は，深刻に捉えて一人で抱え込まず，早期に対応することが望まれる。

(6)　おわりに

　本節では，発達的な観点からキャリア・ストレスとストレス疾患について述べてきた。これらのキャリア・ストレスに注目すると，企業従業員はそれぞれのキャリア発達の段階で，様々なストレスにいかにうまく対応しているかをあらためて痛感する。また，誰もがストレス疾患になる可能性を持っていることも頷ける。その多くが適応障害や抑うつ状態である。近年，抑うつ状態は「心のかぜ」といわれているが，対応が遅れると，かぜが肺炎になるのと同じように，症状が重症化したり長期化する可能性がある。これらのことから，ストレスやストレス疾患に早く気付き，早期に対応することが精神健康の維持や増進，豊かな職業生活に繋がると考えられる。

6．企業従業員及び家族にみられる精神病・精神病様疾患

　精神病・精神病様疾患には統合失調症，境界例などの様々な人格障害などが挙げられる。特に境界例が多発する現代の特徴に「規範の解体」が特徴付けられていると安永 (1970) は指摘した。この背景には 1970-80 年にかけて世代交

替が進み家族状況の変化，社会文化の変容がある。かつてはムラ，イエ意識の下で，父母が健全な同盟をもって，世代境界が守られていた。しかし，欧米風の婚姻時の相互規定が行われ，個人主義を大切にする独自の文化を持った家族が段々増えてくるに従い，家庭内の力動が変化し始め，家族のあり方をめぐって葛藤が生じ，境界が硬直して破壊されやすい状態になった。その結果夫婦が健全な同盟を持ちにくくなり，母性抑うつ，子育て困難，父性の弱体が現れて，欲動のコントロールが未熟で人を巻き込む境界例や人格障害が増加してきた。精神発達の遅れは様々な疾患を引き起こしている。

一方産業界では高度成長期には，日本的な家族型会社組織が体系化され，年功序列の中で安定維持されてきたが，低成長期には必然的に欧米型の雇用体系がもてはやされてくる。成果主義が唱えられ，男女雇用均等法の導入や派遣社員，男女を問わない雇用制度などは，企業の改善に繋がる。このような流れは会社への忠誠心で家族の保障をしてきた企業人にとって多くの不安をつくり自己矛盾の葛藤を引き起こしていく。その結果，他の人には何でもないことが，当人にとっては形容しがたいストレスになって人が人生の中で幾度となくある危機的状況を引き起こすきっかけになってしまう。克服できない閉鎖的な観念が襲い，抑圧されていた人格の問題が引き起こされて表面化していく。その結果就業不能になったり，疾患特有の症状が現れて初めて本人を含めて，周囲が気付くようになる。症状は固着した自我の発達段階の適応様式を表すもので時には家族や職場が巻き込まれ，疲れ果てたり，当の本人も不安と恐怖にさいなまれる。

このような疾患では，発生予防は困難であり，早期発見・治療，重症化・長期罹病傾向・再発などの防止が大切である。しかし適切な医療ルートに繋げて，入院外来治療を適切に受けることで寛解していき職場復帰は可能である。ここでは統合失調症と精神病様の症状を起こす，正常領域の人格障害が精神病の症状と類似したり重複している心理的特徴を持つため，双方を記載する。

(1) 心理的状態象と症状，早期発見のサイン
①統合失調症（Schizophrenia）
発症要因は不明で，現在大きく分けると，器質説と心理的，社会的な原因を

考える心因説，両者の関連で起きる中間説の3種が挙げられる。フロイト(Freud, S.)によると，自我は口唇期に退行し，自我境界が崩壊し過去と現在の混同や自他の区別がつかなくなる現実検討の障害がみられる。また自我の分裂を起こしたり，現実を否定し空想でつくられた偽りの現実へ逃避をしたり，投射や取り入れなどの早期幼児期の防衛機制を用いている。

〈病　　型〉

a）破爪型（Hebephrenic Type）　思春期に発病することが多く，徐々に人格変化が起こって慢性経過をたどる。感情意欲の障害が前景にあり人格変化が強い。初期に離人症，心気症状，強迫症状，抑うつ状態などが現れ，進行と共に人目を避けひきこもり状態になる。無表情で幻覚，関係妄想，被害妄想などの体験を持ち，独語，独笑がある。未治療の場合，思路の滅裂や感情鈍麻，自発性の欠如が起きる。

b）緊張型（Catatonic Type）　時期的には一定せず，不眠，不安，緊張の時期を経て，急激な激しい興奮状態や混迷状態で始まる。緊張病性興奮と呼ばれ幻聴や被害妄想を伴って，跳び回ったり，周囲に破壊的，攻撃的になる。昏迷状態では全く無為な状態になるが突然興奮状態になる場合もある。緊張症候群は相手に取らされた体位を取り続けるカタレプシー，その状態が続くろう屈症を含む無動症。無目的で過度の運動活動性。全く口を利かない緘黙や服薬や食事を極度に拒絶する拒絶症，同じ運動や動作を繰り返す常同症。相手と同じ行動，言語，動作を繰り返す反響症状などが特徴的である。急性症状は取れやすく寛解しやすい。

c）妄想型（Paranoid Type）　30歳前後の発症の型で妄想，幻覚が主症状で人格の崩れは少ない。妄想内容を話さない限り異常に気付かれないこともある。妄想は主に関係妄想（盗聴器が仕掛けられているなど）と被害妄想でこれに基づく突飛な行動がみられる。他に誇大妄想，色情妄想が出る。前景に幻覚が出現し，幻聴，幻触，身体幻覚，幻臭が妄想と同時に存在する。

〈前駆，初期症状〉

　神経衰弱状態，不眠，不安，緊張，肩凝り，頭重，物忘れ，注意困難等が話されたり，周囲からの圧迫感や強迫的な思考が現れたり，抑うつ気分になって罪悪感を抱いて，自殺を考える。逆に高揚感を覚えて例えば人に急に役立とう

と行動に出たり，高揚感を伝えようとしても感情を表す適切な言葉がみつからないと話される。しかし段々と仕事や学業ができなくなり，人や世間を避けて，考え込み，服装を構わなくなり，奇妙な言動が出現する。緊張病型では急性発症するが，先立って，不眠，不安，緊張がみられる。

〈症　　状〉

　発症初期段階で思考障害は自覚されるが，徐々に思考の途絶が起き同じことを繰り返す語唱，造語症が現れる。内容障害も，①現実にありえないこと，②絶対の確信，③訂正不能性，④本人だけのもの，⑤隠された意味を探す，などが妄想の特徴である。させられ体験などの影響症候群は思考面に影響し，対象のない知覚が（幻覚）視，聴，味，嗅，身体感覚に生じる。感情障害ははじめ不安や不気味さ，淋しさや怒りっぽさを表現するが，進展すると感情鈍麻が起き，同情，羞恥心，美的感情などを示さなくなり，自発性の減退や消失と相乗して無為に陥る。興奮状態は精神運動性興奮といい多動，暴行，器物破壊，自傷，自殺企図が現れる。また，全く動かず，弛緩して横になっている状態などの昏迷が起こるが意識は清明で周りを認知している。

②人格障害（Personality Disorders）

　青年期，成人期早期に始まり，その後持続する障害で，人格が著しく偏った状態で固定化して認知，感情，行動が適応できない状態をいう。この状態は一般の疾患と異なり慢性的に持続するため，その人自身や周囲の人も巻き込まれたり，関わりの中で苦しむようになる。障害の類型によって特有の偏りがあり，その判断基準は1994年に改定されたDSM-Ⅳによって行われている。

〈クラスターA　（奇妙で風変わりな群）〉

a）妄想性人格障害（Paranoid Personality Disorder）　他人の動機を悪意のあるものと解釈したり，広い範囲で不信や猜疑心を特徴とする。周囲の人の言葉の裏を読んだり深読みして，妄想的体系をつくって周りに反応する。現実を認めず主観的な解釈をしたり自分の感情を投影してあたかも相手が怒っていると考え，この点を指摘すると激しく怒りだす。

対応）反応を引き起こさないように誠実に接し，曖昧な態度は取らないこと。

b）分裂病質人格障害（Schizoid Personality Disorder）　対人関係に無関心で情緒体験や情緒表現が希薄で，人と親密な関係を取りたがらず，孤立した行動を

取る。人の評価を恐れず，人とつき合うという気持ちを持たないため，孤立しても悩まない。ただ他の人と距離が近くなると呑み込まれる不安が強くなり離れようとし，距離ができすぎると縮めようとする。

対応）侵入してくるものに脅威を感じるので一人でいたい気持ちを尊重して不用意に意見を言わない。近づきすぎると激しい攻撃性を示す場合もある。

ｃ）分裂病型人格障害（Schizotypal Personality Disorder）　対人関係の欠如と奇妙な観念，外観，行動が特徴的で従来は精神分裂病の亜型と考えられていたが時間の経過があっても荒廃状態にならない。認知的な障害が現実検討能力に支障を起こし，対人関係に敏感に反応し自分の世界に孤立していく。社会的，情緒的ひきこもりなどがある。

対応）空想や無意識に焦点を当てると現実感の喪失や離人症を起こしがちなので現実的な視点を持ち暖かい関係を保つ。両価的な感情（愛と憎しみの両方を同じように強く抱くなど）を持ちやすいので適切な距離を取る。

〈クラスターＢ　（演技的，活動的で不安定な群）〉

ａ）反社会性人格障害（Antisocial Personality Disorder）　衝動的，攻撃的行動や，自己中心的で情緒を伴わない人間関係，無責任で反社会的な行動，薬物常用などの特徴があり，この状態が15歳以降から持続している18歳以上の者。良心の呵責が欠如して他人の権利を無視し侵害する。一貫性を欠く躾や不適切な交遊関係が助長させる一因ともいわれている。

対応）批判的にならないようにして性急な判断をしない。救世主願望が刺激されやすいので振り回されないようにして限界を明確にして誠実な態度を取る。

ｂ）境界性人格障害（Borderline Personality Disorder）　成人期早期に発症し対人関係，感情，自己像が不安定で衝動性が高い。不安耐性が低く，一見たいしたことでない理由でパニックに陥る。無力感や所在のなさに支配され，多彩な神経症症状を呈する。不安を保持できないため，他者を巻き込み自殺の脅しなどをする。見捨てられ抑うつが基本にあるため，避けるために死にもの狂いの努力をする。衝動コントロールが乏しく社会的生活能力の欠陥，他罰，自罰の破壊的行動化がみられる。

対応）一見問題がみられないような態度。生活史を聞くと対人関係の問題，衝動コントロールの問題が存在する。周囲に自己中心的な要求をするため，家族

や関わっている人が協力することが必要になる。

c）**演技性人格障害**（Histrionic Personality Disorder）　表面的な対人関係，相手の関心を引こうとしたり性的に誘惑的に振る舞う。それは過度に演技的である。男女を問わず，親密になったりよそよそしくなる。自分が注目の的になってないと気が済まず，身体的外見を用いる。芝居がかった態度や誇張がみられ，被暗示的で環境の影響を受けやすい。拒絶に敏感で抑うつ症状を出し，過剰な睡眠と過食が特徴。

対応）自己破壊的な行動の制限。親密さやよそよそしさに反応したり，関心を引こうとする行為に巻き込まれない態度が必要。

d）**自己愛性人格障害**（Narcissistic Personality Disorder）　空想や行動が誇大的で共感性が欠如しており，賞賛されたいという欲求と羨望の気持ちが非常に強い。思考形態が極めて自己中心的で他人の苦しみや自分の問題に気付かない。力や才能のある人に強い羨望や攻撃衝動を向ける。自己愛が肥大化して攻撃衝動，自己価値の低下に伴う抑うつ，不安などの情緒反応がある。特権感覚を持ち特別な人にしか理解が得られないと考える。

対応）人格の問題よりも感情や適応の問題が表面化して抑うつ症状が出てきたり問題を周囲が指摘すると攻撃的になったり，自分を理想化したりするので巻き込まれないように誇大感や理想化を共感的に受け入れる。

〈クラスターＣ（不安に怯えている群）〉

a）**回避性人格障害**（Avoidant Personality Disorder）　対人関係における不安，緊張，社会的制止，否定的評価に対して過敏で恐怖や臆病さがあり，ひきこもりや回避行動として出現する。対人希求性が強く，出会いの時期に困難を生じやすく強い不安や恐慌発作を起こす。不安の基盤には葛藤が存在し，一般に厳しい超自我を周囲に投影する。背景には自己評価の低さがあり緊張状況を避ける。

対応）批判や非難に敏感なので，注意深く強い不安に共感していく。一旦関係が良くなると依存的になりやすいので保護的になりすぎたり厳しくしすぎないように気をつける。

b）**依存性人格障害**（Dependent personality Disorder）　対人希求性が高く，世話をされたいという過剰な欲求が強い。自分に自信が持てず，気持ちを抑えて

も過度に人に頼り，依存対象を失う時に顕在化する。自立や自己主張をすると依存対象から見捨てられたり拒絶されるという恐怖を持つため強い依存感情や行動が出現する。分析的にはエディプス願望を満たす欲求と実現する時に感じる恐怖感や罪悪感があり，自立すると孤独になるという分離不安がある。

対応）依存欲求をどの程度満たし，どの程度伝えるか（直面化）させるか柔軟な態度を取る。この依存行動は周囲の過保護によって強化されている場合もあるため，保護されすぎないようにしていく。

c）強迫性人格障害（Obsessive personality Disorder）　秩序，完全主義，精神面，対人関係の統制に囚われ，情緒的，行動的にも柔軟性に乏しい。完全主義のため決断が下せなかったり，人に自分なりのやり方を強要することもあるため競争関係になりやすい。知的な面が目立ち感情表現が乏しく，親密な人間関係が取れない。知性化の防衛が崩れる状況になると依存的になったり，強い不安が生じると不安を確認しようとする行動の出現がある強迫行為と本人の意に反して思考，心的イメージが意識に侵入してくる強迫観念が症状である。また自己完結型と巻き込み型があり，家族や周囲が確認行動や依存に疲れ果てる。分析的には肛門期前期の固着で自分自身がすべて（感情も含む）をコントロールできるという尊大な自己像を持つ。

対応）強迫的行動や確認癖に対して保障を与え，知的理論構成の矛盾を明確にする。批判や叱責を避け，巻き込み型の要求には受ける側の限界を示す。

（2）見立てとマネジメント，医療機関への連携

　見立てにあたっては共感的態度と観察的態度が基本になる。精神障害を疑う場合，身体的疾患例えば脳血管障害，内分泌障害，中毒疾患によって起こる外因性のものから内部から外部環境の影響なしに起こる精神分裂病，躁うつ病などの内因性のもの，心理社会的要因によって反応的に障害が起こってくる神経症，反応性精神病などが挙げられる。原則として外因性，内因性，心因性の順に判断していく。心因，内因性の場合，どのような人格を持っているのかを把握していくことが目標になる。①人格理論をベースにして類型，発達，構造の把握。②不安の性質，攻撃性の強さの把握。③不安への対応（防衛規制）。④内的世界。⑤象徴の能力，思考の発達水準。⑥コミュニケーション水準（自分につ

いて知ろうする態度）。⑦一次過程と二次過程（行動化がどのくらい起こるか）。⑧欲求不満への耐性能力の把握をしていく。

　マネジメントは，自己破壊傾向をコントロールして見守る方向で設定することによって治療への動機付けになる。異常行動パターンに周囲の人が多くの場合，巻き込まれたり，対応に苦慮しているので家族からの情報，職場からの情報も合わせて収集すると共に周囲が受容できる要求の限界を話し合い，本人に伝えてもらう。面接者も限界設定をしながら，共感的な態度で自分の行動や心的な状態をどのように把握しているか，その裏にある恐怖や不安を明確にする。また家族や周囲が受容できる限界を本人が，どのように受け止めているのかを確認する。行動化や破壊性に対しては一応制限を加えるが守られることは少ないため，動きを感じたら話題に挙げていき，面接の中で精神科，心療内科の受診，カウンセリングを勧める。この他，精神症状や身体化症状を伴うことが多いため，産業医やかかりつけの病院での受診を勧めていき，段階を経て精神科受診に繋げていく。この際情報を共有できることが大切である。

7．心の健康対策

（1）「事業場における労働者の心の健康づくりのための指針」

　労働者健康状況調査によると，仕事や職業生活で強い不安，悩み，ストレスを感じている労働者の割合は年々増加し，1997（平成9）年の調査では約63％に達している。このような状況に対して，労働省は，2000（平成12）年8月，「事業場における労働者の心の健康づくりのための指針」（労働省，2000）を作成した。これは，事業者が労働者の心の健康の保持増進を図るための対策，すなわちメンタルヘルスケアをどのように実施すべきかを具体的に示したものである（図Ⅲ-6）。その基本的な考え方は，事業者が「心の健康づくり計画」を策定すること，その計画に基づき4つのケアを推進することである。4つのケアとは，労働者自身の「セルフケア」，管理監督者が行う「ラインによるケア」，事業場内の健康管理担当者が行う「事業場内産業保健スタッフ等によるケア」，事業場外の専門家が行う「事業場外資源によるケア」である。

　この4つのケアの具体的な内容として，表Ⅲ-5に，4つのケアにおける各

担当者等の役割を示す。表Ⅲ-5をみると，4つのケアは多様で複雑な印象を与えるが，これらは①セルフケア，②セルフケアを支援する教育研修，③職場環境等の改善，④相談体制の整備の視点から，各担当者の役割を示したものである。

この指針は労働省が職場の心の健康対策について言及したものである。指針の特徴は，心の健康対策の対象が統合失調者（精神分裂病）や躁うつ病などの精神疾患から企業従業員に拡大されたこと，精神的健康の保持増進に重点が置かれ，教育やセルフケアなど予防や発達を促進するモデルが重視されること，事

```
心の健康づくり            事業者による
計画の策定               計画の策定と実施

  セルフケア    →    労働者による
                      ストレスへの気づき
                      ストレスへの対処等

  ラインによるケア  →   管理監督者による
                      職場環境等の改善
                      個別の相談対応

  事業場内産業保健  →   産業医，衛生管理者等による
  スタッフ等によるケア    職場環境等の改善
                      個別の相談対応
                      ラインによるケアーの支援
                      管理監督者への教育研修

  事業場外資源    →   事業外資源による
  によるケア            直接サービスの提供
                      支援サービスの提供
                      ネットワークへの参加
```

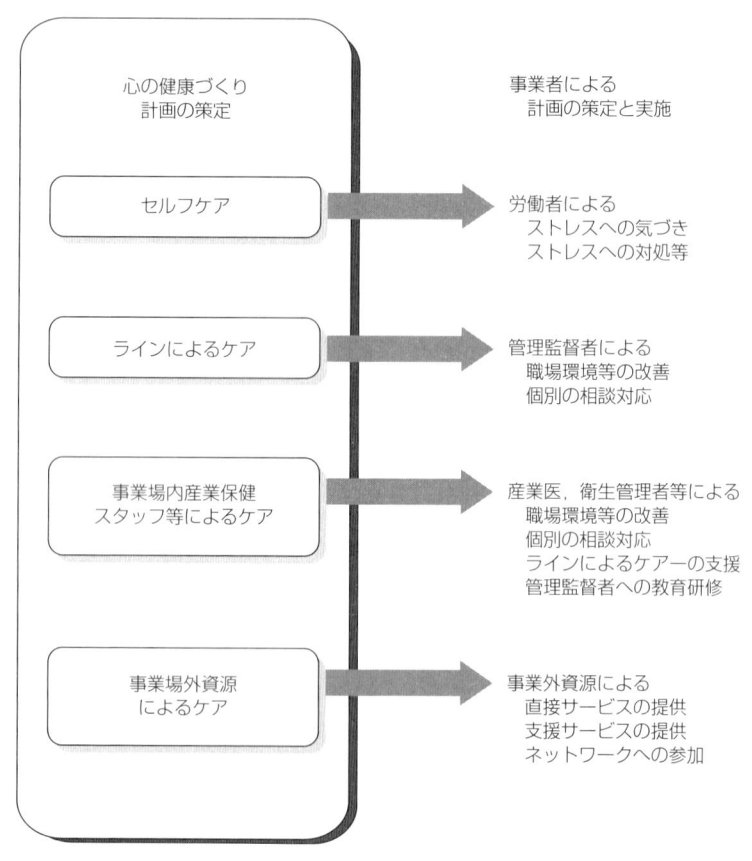

図Ⅲ-6　心の健康づくりの基本的な考え方（労働省，2000）

業者の役割が明言されたことが挙げられる。

（2）「セルフケア」と「ラインによるケア」

メンタルヘルスケアは4つのケアが継続的かつ計画的に行われることが重要

表Ⅲ-5　4つのケアにおける各担当者等の役割（労働省，2000）

項　　目	労働者	管理監督者	事業場内産業保健スタッフ等	事業場外資源	事　業　者	行　　政
セルフケア	・ストレスへの気づき ・ストレスへの対処 ・自発的な相談	・セルフケアへの支援	・セルフケアへの専門的な支援 ・労働者への情報提供	・情報提供，広報 ・教育研修の開催 ・個別の相談 ・診療	・心の健康づくり計画の策定 ・関係者への事業場の方針の明示及び必要な指示 ・労働者の相談に応ずる体制の整備 ・関係者に対する教育研修の機会の提供等 ・事業場外資源とのネットワークの形成	・普及啓発活動 ・必要な人材の養成に対する支援
ラインによるケア		・職場環境等の改善 ・個別の相談対応	・ラインによるケアへの専門的支援 ・管理監督者への教育研修の実施	・情報の提供，広報 ・教育研修の開催 ・講師の養成 ・派遣		
事業場内産業保健スタッフ等によるケア			・職場環境等の改善 ・個別の相談対応及び事業場外資源の紹介等	・情報の提供，広報 ・教育研修の開催 ・講師の養成 ・派遣		
事業場外資源によるケア				・直接のサービス提供 ・支援サービスの提供 ・ネットワークへの参加		

であるが，特に，個人がストレスに対処するための「セルフケア」と，従業員の心身の不調や職場環境の問題を早期に発見し対応する「ラインによるケア」を充実させることが重要である。そこで，ここでは，4つのケアのうち，「セルフケア」と「ラインによるケア」について，具体的な内容を説明する。

①「セルフケア」

「セルフケア」とは労働者自身がストレスやメンタルヘルスに対する知識や技法を身につけ，「自分の健康は自分で守る」という意識を持ち，自らのストレスを予防，軽減，対処することである。具体的には，a）ストレスへの気付き，b）ストレスへの対処，c）自発的な相談，が挙げられる。

a）ストレスへの気付き　ストレスとうまくつき合う方法を身につけるためには，まず，ストレスによってどのようなストレス反応が起こっているかという「ストレスへの気付き」が必要である。「ストレスへの気付き」には，筋肉等の緊張状態を自覚できるようにする自律訓練法（第Ⅳ章9）や労働者の疲労蓄積度自己判断チェックリスト（厚生労働省，2003）やストレスチェックリストの利用が挙げられる。

b）ストレスへの対処　ストレスへの対処にはストレスによる緊張をいかにやわらげて心身の疲労を回復するかとストレスそのものへの対処が考えられる。

緊張をやわらげ心身の疲労を回復する方法は休養や睡眠の確保（Rest），リラクセーション（Relaxation），趣味や運動などのレクレーション（Recreation）があり，「3つのR」といわれている。リラクセーションには，自律訓練法（第Ⅳ章9）やジェイコブソンの漸進的弛緩法（本章4）や日常生活での入浴やアロマセラピーなどが有効である。

ストレスそのものへの対処はストレス・コーピング（Stress coping），ソーシャル・サポート（Social support），ソーシャル・スキル（Social skill）の「3つのS」が挙げられる。ストレス・コーピングに関しては，ストレスをどのように認知するかによって，ストレスの負荷が異なることが指摘されており，失敗を過大に評価しすぎるなど認知的な歪みや偏りがある場合は論理療法（本章4）や認知療法（第Ⅳ章3）が役に立つ。ソーシャル・サポートは親しい人たちの支援ネットワークである。良好なソーシャル・サポートはストレスを緩和する効果を持っており，職場の人間関係，家族，職場以外の友人などとの幅広いネッ

トワークづくりが有効である。ソーシャル・スキルは対人関係の技能である。職場の人間関係がストレス要因になることは多い。また，職場のストレスには個人では解決できない問題もある。このような時には，問題を関係者にわかりやすく説明し，できないことは上手に断るといったスキルが必要である。対人関係を円滑にするためには，アサーション・トレーニング（平木，2000）などが役に立つ。

c）自発的な相談　　心身の疲労が重なり，複雑な状況に巻き込まれて，ストレスの負荷が大きくなるとストレスにうまく対処できなくなる。このような場合，心身の不調や職場不適応に陥る。職場不適応の代表的なものは，欠勤（Absenteeism），事故（Accident），アルコール問題（Alcoholism）という「3つのA」である。また，表Ⅲ-6の「職場不適応の兆候―自分自身で気付く変化」に示す，不眠や食欲の低下，気力，意欲の低下などが続く場合は，管理監督者，

表Ⅲ-6　職場不適応の兆候

	職場不適応の兆候
自分自身で気付く変化	不眠傾向 疲れやすい 食欲がない，または，食欲の過剰 気力，意欲の低下・考えがまとまらない 楽しくない，気分に波がある 失敗，哀しみ，失望から立ち直れない 緊張しやすい 他人の評価が気になり人と関わることがおっくう　など
周囲で気付く変化	以前と言動が変化 　表情（さえない・暗い・固いなど） 　態度（元気がない・落ち着きがない・イライラしている・急に活発など） 　声（張りがない・小さいなど） 仕事の能率が低下し，ミスが増える 　（判断ができない，仕事を抱え込む） 残業や休日出勤が増える 欠勤，遅刻，早退の増加 周囲との折り合いが悪くなる とりとめのない訴えを繰り返す アルコールの問題 他人の言動を異常に気にする　など

産業保健スタッフ，医療・相談機関に早めに相談することが有効である。

② 「ラインによるケア」

「ラインによるケア」とは日常的に従業員と接する現場の管理監督者が行うケアである。ケアの内容は以下の4つである。

a）職場環境等の問題点の把握と改善　職場におけるストレス要因としては，作業環境，作業方法，労働時間，仕事の量や質，職場の人間関係等が挙げられる。管理監督者はこれらの状況を把握し，問題点があれば，自らの権限の範囲内で職場環境を調整する。また，権限を越える問題については，上司や人事担当，産業保健スタッフに報告することが必要である。近年企業では，分社化などの構造改革，成果主義の導入など人事評価システムの見直しが進んでいる。これは職場環境の大きな変化であり，このような変化に対する問題点の把握や環境調整も重要である。

b）部下の問題の把握　部下の問題の把握には，平均的な状態から乖離しているかどうかといった「事例性」に気付くことが重要である。事例性には所属集団の平均的な行動様式との乖離（ズレ）とその人の今までの行動様式との乖離（ズレ）がある。「皆から外れている」「今までと違う」という場合は何らかの問題を抱えている場合が多い。また，職場不適応の「3つのA（欠勤・事故・アルコール問題）」や表Ⅲ-6に示す「職場不適応の兆候―周囲で気付く変化」が観察された場合には，個別の相談対応が必要になる。

c）個別の相談対応　部下から相談された場合や部下の問題を把握した場合には個別の相談対応が必要になる。表Ⅲ-7に対応の流れを示す。

相談では本人のプライバシー・意思を尊重し，話を聞く場所に配慮し，相手の話を十分に聞く姿勢が重要である。相談の姿勢に関しては，クライエント（来談者）中心療法（第Ⅳ章5）の積極的傾聴が参考になる。また，問題解決に必要な情報を提供し，相談や受診を促す場合もある。職場不適応では抑うつ状態になる場合が多いので，相談には，次に述べる知識が必要である。

・抑うつ状態は「心の風邪」であり，誰もが陥る可能性がある。
・抑うつ状態に陥った時は，早めの休息や薬の利用が有効である。
・抑うつ状態から回復する時に，自殺の危険性が高くなることがある。
・自殺の危険性がある時は，家族や専門家との速やかな連携が必要である。

・周囲の者が「頑張れ」など励ますことが負担になりやすい。

　また，本人の訴えが了解できない時や，抑うつ感や不安感が強く不眠が続く時は，産業医や産業保健スタッフへの相談を促すとよい。その場合，精神的な問題を指摘するよりも，不眠や食欲の低下などの身体症状や勤務状況について心配していることを伝えると相談に繋がりやすい。また，管理監督者が医療機関への受診を勧めると，「病人扱いした」などトラブルになる場合もあるので，慎重な対応が必要である。

d）休職者の復職支援　　事業場によって異なるが，約1ヶ月以上の休職後，復職する場合には，通常，産業医，管理監督者，人事担当者で復職が可能かどうか，どのような就労条件にするかなど復職に向けての話し合いを行う。原則としては，元の職場に復職し，復職当初は残業を禁止し，徐々に経過をみながら，通常の勤務へと移行していく。職場復帰の条件としては，①本人の職務をこなす能力が回復し，復職への意志がはっきりしていること，②受け入れ側の職場の上司や同僚の理解や協力が得られ，産業保健スタッフとの関係がきちんとできていること，③職務遂行能力が不十分な場合は，配置転換など人事担当者の協力が可能なこと，④早すぎる復職は職場不適応や抑うつ状態の再発に繋

表Ⅲ-7　職場不適応症への対応（永田，2001）

1．相談（面接）の進め方 　　相手の話を共感的・無批判的に聞く 　　わかりにくい点は聞き直し，具体的に話させる 　　聞く方はあまり話さない方がよい 　　批判，忠告，励ましは控える 　　対策については一緒に考えてゆく姿勢を示す 2．受診が必要か否かの判断 　　本人の訴え，相談内容が合理的で了解可能 　　→職場内対応（仕事の調整，配転など）でもよい 　　本人の訴え，表情，相談内容が「普通でない」感じ（「了解できない」，「辻褄が合わない」「表情が深刻」）や不眠傾向が強いとき，また欠勤が見られる場合 　　→専門家と相談，あるいは受診を勧める 3．受診が必要な場合の対応 　　本人（家族）の納得を得ること（早期の治療が有効） 　　産業保健スタッフ，管理職，家族の連携が必要 　　緊急の場合は，家族の協力が重要

がり，自殺の危険性があるので，復職時期は慎重に検討することが必要である。

　管理監督者が休職者の復職を支援するには，いくつかの留意点が挙げられる。まず，管理監督者が復職のプロセスを理解することである。復職は完全な回復ではなく，回復には復職後数ヶ月以上の時間がかかる。そのため，管理監督者は仕事の負荷が過剰にならないように復職者の回復状況に配慮することが必要である。次に，復職者の心情を理解することである。復職者は「周囲に迷惑をかけた」「どう思われているか」「遅れを取り戻さなければ……」という思いが強く，無理をしやすい。管理監督者はこのような心情を理解し，復職者が焦ら

― coffee break ―

自分で治っていけるといいな

　いつものように熱めのお茶を口に含みながら目を通していた朝刊に，「パチンコ新税等の導入か？」の記事を目にした時，なぜか，うーん，なるほどなぁー，という複雑な気持ちになっている自分がいた。私の心のどこかに印象深く残っていたのだろうか，しばらくしてＡさんのことを考えていた。

　Ａさんは"パチンコなんかもうやめたい"と思いながらついつい店に足を運んでしまい，娯楽の域を超えて後で必ず自己嫌悪に苛まれるという典型的なパチンコ依存症であった。そのＡさんが自分をコントロールできるようになり，やがてパチンコ癖の泥沼から抜け出すことができたのは，彼が見た『或る夢』を契機にしてだったという。

　『私はその店で何故かたった一人でパチンコを打ち，信じられないほどのドル箱を積んでいるのです。10箱は軽く積んでいたと思います。私はいつから打ち始めたともわからないセブン機を平然と打ち続け，玉は増えるばかりでした。連チャンし，なおも7が2桁揃い，リーチがかかっていたその時，夢から醒めました。』

ないように配慮することが必要である。第3に、管理監督者が「まだ薬を飲んでいるの？」「いつまで相談に行くの？」と受診や相談に否定的な発言をしてはいけない。これらの発言によって、復職者は治療や相談を中断してしまい、症状が再発することがある。管理監督者は薬や相談をうまく利用するように支持することが重要である。最後に、産業保健スタッフと連携することが挙げられる。管理監督者は復職者の職務調整など直接接する機会が多く、復職支援での役割は大きい。しかし、復職には長期間の配慮が必要であり、再発する場合もある。また、管理監督者は復職者の支援する役割と受け持ちの職場全体を管

　Aさんは自分が見た夢について、"夢を見た前の日も、その前の日もパチンコをしていた。しかも最近はあまり大勝ちしていない。だからこの夢を見たのではないか"等、色々なことを思い巡らせた。Aさんは気心の知れた同僚に書き取った夢のコピーを渡し、その夢について気がついたことは何でも遠慮なく話してくれるよう頼んで自由に話し合っているうちに、夢に出てきたその店に二人で行ってみようということになった。Aさんは夢で大爆発した台をみつけ、運良く空いていたその台で打ってみた。が結局、最後まで一発も出なかった。別の台で打っていた同僚は、まあまあの結果。同僚が帰路に述べた「開店時の大爆発が忘れられず、あのようなありえない内容の夢を見たのでは……」という言葉に、Aさんはなるほどと思い、心に引っ掛かっていた。

　その後もAさんはふと同僚と話し合った内容などを思い出すこともあったが、パチンコを続けていた。そして、お金が増えたり減ったりを繰り返すうちにパチンコ店へ足が向かなくなっていた。あれほどやめたいと思いながらやめられなかったパチンコを、いつの間にかやめていたという。

（細部国明）

理する役割の間で役割葛藤が生じる場合もある。管理監督者がこれらのストレスを軽減するには，責任を一人で抱え込まず，産業保健スタッフなどと連携を図ることが重要である。

（3） メンタルヘルスに対する不安・拒否感の軽減

企業での相談に携わっていると，「メンタルヘルスの考えは頭では理解できるが，どうもピンとこない」「管理者研修でカウンセリングの研修を受けたが，実際には役立たないと思う」とメンタルヘルスに対する不安や拒否感を訴える声を聞くことがある。4つのケアが円滑に行われるためには，これらの不安や拒否感を軽減することは重要な課題である。

不安や拒否感の原因はいくつか考えられる。まず，企業は業績や利潤を上げるための組織であり，効率性が重視されるために，長期間にわたるメンタルヘルス不全者への対応では管理監督者に役割葛藤が生じやすい。また，心の問題では，本人が怠けではないかと不安になり，管理監督者が自身の管理の失敗ではないかと不安になるなど，不安を生じやすい。対人関係の問題も起こりやすく，同僚や管理監督者が情緒的に巻き込まれ拒否感が強くなる。さらに，ストレス疾患や精神疾患に対応するための知識や経験が少なく，どのように対応したらよいかわからないことが挙げられる。

これらのことから，メンタルヘルスに対する不安や拒否感をやわらげるには，ストレスやメンタルヘルスケアに関する教育や啓発活動を充実させ，管理監督者の職務として部下のマネジメントを評価する体制，企業従事者が気軽に相談できる体制だけでなく管理監督者が必要に応じてコンサルテーションを受けることができる体制づくりが必要である。

（4） おわりに

「指針」に基づくメンタルヘルスケアの考え方はすべての企業従業員を対象にしたものであり，中心となる4つのケアは，個人のセルフケアとその支援，および環境調整によって，精神的健康の保持・増進を図るものである。このような心の健康対策は近年，始まったばかりであり，具体的な実施方法については今後，さらに検討していくことが重要である。

第Ⅳ章
産業心理臨床の理論と技法

1. 精神分析の理論と技法

　精神分析は，フロイト（Freud, S.）が，パーソナリティ，精神身体現象，行動を無意識過程の存在を仮定して，解明しようとしたもので，下記の6つの観点に立って確立された精神療法の1つである。その後，アメリカやイギリスにわたり，精神医学，心理学，科学との統合や比較文化論的な観点が加わり，基本的な修正や変革がなされて各学派を生み出して，理論や技法が展開してきた。ここでは古典的精神分析について記すことにする。

（1）理論編
　理論は6つの基本的観点で構成されている。
①局所論的観点
　意識過程だけでは解けない精神活動の現象を，心の潜在的な領域に力動的な力を持つという立場に立ち，精神内界を意識と無意識に分けて考え，意識に近い無意識を前意識と呼んだ。
②構造論的観点
　1923年以降は自我，エス，超自我の3領域の構造（三層論）で精神装置はなると想定された。精神の深層領域は意識から隔離され，エスの内部には祖先からの精神活動や表象，過去の記憶や抑圧されたものが存在している。欲動エネルギーは身体領域からエスに流れ込み，自我で欲求などとして意識され，意識は自我に働きかけて行動として外界に放出される働きをする。

③力動論的観点

心的現象を本能と外的環境との相互作用と考え，力の協同，葛藤，統合として把握して背後に心理学的な力や無意識の動機を仮定する。

④経済的観点

心のエネルギーの総量は一定であると仮定し，心的現象（性格や行動）は自我，エス，超自我領域に充当される量配分によって担われている。

⑤適応論的観点

現実，エス，超自我から刺激を受けた自我が安定するための，処理の働きを把握する。

⑥精神分析的発達論的観点

心の発達は生物学的な基盤を持ち，個体と環境を基本的な枠組みにして，精神の発達を性衝動の発展との関連で捉えたもので，性衝動のエネルギーをリビドーと名付け，その発達過程は5段階に区分される。

a）口唇期（oral phase）出生～1歳半の時期　赤ちゃんは乳を吸う活動が中心で2期に分かれている。1期は乳歯がはえてくる前の時期で養分（対象）を取り入れて満足する oralsucking phase と呼ばれ，自我は自体愛の段階である。2期は乳歯がはえてからの時期で思うように養分が手に入らない場合，噛んで攻撃したりむさぼり食ったりしてアンビバレンツを体験する oral biting phase と呼ばれる。この時期の本能の目的は対象の取り入れと噛み砕くことで満足することである。発達としては対象を取り入れ（同一化），自己のものにする過程の中で自己と対象を区別することが大切な課題になる。

b）肛門期（anal phase）生後8ヵ月～3，4歳の時期　赤ちゃんは排泄に関わる快感を得る時期で2期に分類される。1期は排出の時期で排泄を促す筋肉運動から生じる快感と，2期は人便を貯留して排泄する時に起きる快感を得ることが目的になる。前半では対象を失うことに，後半では所有し保持することが関心になる。肛門期の前半から後半に移行する段階で，排泄は自体愛的な動作でなく対象との結びつきによる行動に変化し，対象へ配慮するようになる。この時期に排泄訓練を受ける中で幼児は，大便を溜めたい，排泄したいという自体愛的な満足を優先させるか，自己を安心させ和ませる母親の要求に従うかという選択をせまられる状況に置かれ，母親の愛情を喪失しないように自体愛

的な満足を放棄することで，母子の和解が成立する。このことで文化的規範を学ぶことができた幼児は対人関係のあり方を学ぶことが可能になってくる。

c）男根期（phallic phase）4歳頃～6，7歳の時期　この時期は男女の区別ができ始める時期で，本能の源泉は外生殖器にあり，目的は貫通すること，されること，子供をつくること，はらむことにある。この時期の幼児の関心はペニスの有無に関心が集まり性の区別を認識していない。男の子にとってのペニスは感覚の豊かな器官で快感を求めて自慰（幼児自慰）することにより性的興奮を支配し，快感予測が可能になる。しかし自慰をすると罰が与えられ，ペニスを取られるという去勢不安を持つ。女の子にとってはペニスがもらえなかった，またはなくしたと思い，男根羨望を持つ。男根期の対象は両親であり，特徴的なエディプスコンプレックスという課題が出てくる。男の子の場合，母親は，依存と同時に愛情の対象であり肯定的な感情を持ち，その愛情が強まると父親が競争者となる。反面男らしい父親になりたいという両価的感情を向けていくが，母親と結ばれたいという近親相姦願望は，父親が報復してくるという恐怖（去勢不安）で断念していき，父親のようになることで解決される。女の子の場合は去勢の事実を受け入れることで，エディプスコンプレックスが出現する。この男根願望が破壊的なほど女性性が阻害されるが，阻害が低いほど父親から子供を与えてもらいたいという願望に変化していき，母親から離れて異性愛への正常な過程が生じていく。しかしこの過程は膣の発見まで持ち越される。エディプスコンプレックスは幼児が社会化して児童になるための最後の課題であり，自我は超自我を形成し，恥の概念がつくられる。

d）潜伏期（latency period）5，6歳～12，3歳　本能目標はなく，本能生活に対する統制が敷かれていく時期であり，エディプスコンプレックスの解決と共に，友達や親以外の大人の影響を受け始める。自我には超自我の修正が起こり自我確立に向かう時期である。

e）性器期（genital phase）12歳以降　身体的成熟，性的成熟が進み，第2次性徴が出現して生殖能力が確立されていく時期で，性衝動を自我の中に統合しようとすることと自己の愛情で相手を満たそうとする対象愛の時期である。

（2） 治療機序・技法編

　精神病理や症状を人格の固着反応（力動的葛藤）として捉え，どのような発達段階での固着が起きているのか，またはどの固着点への退行が起こるかを原因とみなして，再構成し，理性的に自身のことを観察できる自我を成長させて改善を図ることが目的になる。治療作業は2段階に分けられ，1段階ですべてのリビドーが症状から転移の中に移動し，2段階で新しい対象をめぐって戦いが起こり，リビドーは解放されて自我によって自由に支配されることになる。

①治療契約

　分析は治療者（以下 Th）と相談者（以下 Cl）の作業同盟を軸に展開していき，人間関係が構成要素になり，期間は不確定にする。治療を有効に展開させるために有料で行う。治療中に起きることは行動化とみなすため，人生の計画や重大な決定は延期する。寝椅子を使い，「頭に浮かんだままを自由に話させる」自由連想法を用いて，指示・暗示や強制をやめて，無意識を意識化させる方法である。Th の役割は自制された禁欲，規制に乗っ取った中立性を保つ対応を行い，Cl は移し出されていく自分を知ることになる。

②治療的退行

　自由連想法の中で期待外れの Th の態度に Cl は不快な気分を立て直そうと従来の防衛，適応機制を使ってくる。これを退行といい，見せかけの正常性を捨てることができ，病的な固着，体験，幼児状況の対人関係の想起が起こる。また分析状況に適応するにつれ自己に没入することを可能にする。

③転移─逆転移

　転移は Cl が退行した際に無意識的に Th を望む形に置き換えて変化させていく現象で，Th に不合理で非現実的な態度や役割，感情を向けることである。これは過去の体験の表象に対する反応で，治療的退行の一部である。逆転移は Th が Cl に不合理な無意識的な観念を向けることを指し，治療の妨げになる。一方で Th 自身が Cl の何によって引き起こされたのか，自分の逆転移に Cl がどう反応したかを気付くことにより有効な手段にもなる。

④抵　　抗

　分析作業の過程を妨げるものを抵抗と呼び，洞察や想起の過程で恐怖や失意，誤った用心深さ，自己破壊性，自責などの本来抑圧された感情が出現するため，

防衛が働くことを指す。これが行動化すると治療が中断する。
⑤質問・明確化・直面化・解釈
　Clの意識のうえで断片化して曖昧なまま認識している問題点を質問して文脈を明確化する。するとはっきりとした矛盾がみえてくるので，直視するのを手助けしていく。解釈には3種類あり，a）抵抗解釈は組み合わさった防衛規制の解釈。b）転移解釈は過去の人物に持った感情や考えなどを解釈。c）内容解釈は不安を起こす空想に付随する感情や過去の体験内容の解釈をすることである。また，葛藤場面が再現する時は解釈を繰り返す徹底操作を行う。これによりClは気付かなかった問題や事柄に理解洞察が得られる。
⑥終　　結
　患者の側から出されるのを待つのが原則でThが居なくても治癒が続く状態が目標になる。面接での転移分析，他者との関係，自己との関係を検討していき，終結の日付を決める。これ以後はこれまで話し合われた問題以外のことには触れず，その後のことや決定がClに生じさせた反応を取り上げていく。

2．夢分析

　夢分析の理論的背景を考える時，どうしても触れなければならないフロイトとユング（Jung, C. G.）の考え方の違いを対比する形で述べていこうと思う。

（1）原因（過去）指向的考察法と目的（未来）指向的考察法
　当時正体が全然わからなくて科学的にはあまり当てにされなかった夢に，一躍人々の関心を集めさせた歴史上の貢献者はフロイトである。クライエントたちが見る様々な夢に共通する1つのルール，いうなれば原因をフロイトが発見したと伝えられたからである。身体の病気や機械の故障を直すのに，まずはその原因がわかればもう半分以上物事は解決したような気持ちになるのである。このように，現在目の前にある病気や故障という結果を過去の原因と結びつけて，因果律に従って考えていく方法を，原因（過去）指向的考察法と呼ぶ。フロイトが夢の原因を発見するために用いた考え方も，なぜ（why？）夢を見るのかというこの原因（過去）指向的考察法である。

これに対しユングが夢を心理療法などに使用する場合に提唱しているのは，目的（未来）指向的考察法である。その人が見る夢は単なる自然現象，自然的事実のようなもので，夢そのものは何も意図していない。糖尿病患者の血液中の糖分や風邪の時の熱のような生理現象のようなもので，無意識のあるがままの実状が自然発生的に自己表出されているのが夢である（Jung, 1977b）。しかし，私たちが自然の現れを正しく解釈する術を心得ている時は，自然的事実である糖分や熱を未来への１つの警告とみることができるように，無意識のうちにあるがままに表出された夢を，私たちの現在の意識に何か大切なものを警告しているのではないかという観点から，夢を考察してみようというのである。

　夢が断定的なことをいっているわけではない。フロイトのように「なぜ（why?）」そのような夢を見るのか問うこともできるが，同じなぜでも，未来に向けて「なぜ（for what? 何のために）」，その人にそのような夢が表れたのか，という目的（未来）指向的考察法の観点から疑問を投げかけてみれば，その人はきっと得るところがあるだろう，というのである。この予示的な考え方をフロイトはあまり評価しなかった。

（２） 願望理論と補償理論

　フロイトがみつけた夢の原因とは，どのようなものであろうか。それは，夢の背後には，その人の意識から排除された主に不快なものからなる「抑圧された無意識の願望」があるというのである。その抑圧された願望の内容は，そのまま夢には現れず，他のものに置き換えられたり，変形されたり，圧縮されたり色々な夢の作業を通して「夢の顕在内容」となっているとみなされる。

　フロイトが「夢に抑圧された願望」を見出したのに対し，ユングが夢に見出したものは，ややもすれば一面的になりがちな私たちの意識を「補償する働き」である。補償とは「心全体を調整してバランスを回復させる自己調整作用」である（Jung, 1977a）。補償作用がわかりやすい歴史的な例を挙げる。ソクラテスは自分の哲学的思考こそ最高のものであると思っており，文芸や音楽は卑俗で大衆的なものとして軽蔑していたのであるが，何回も似たような夢を見ていた。「同じ夢がしばしばわたしのこれまでの生活において，わたしにやってきた。その時によって違った姿で現れはするが同じことを言って『ソクラテ

ス！　文芸をつくり，そして文芸を仕事とせよ』と告げた[1]」(Platon/岩田訳, 1998)。この夢にも意識を補償するものを考える。するとこの夢は，ややもすれば哲学的思考こそ最高のものと一面的になりがちなソクラテスの意識に，文芸的感情をも発達させ心全体のバランスを回復させるメッセージを与えようとしていたのではないか，という観点から捉えることもできる。

（3）　個人的無意識と普遍的無意識

ここでフロイトとユングがいっている「無意識」というものは，同じではないことに注意しなければならない。フロイトがいう無意識とは，「個人的無意識」である。個人が経験し，考え，感じたものの中で，現在，意識されていないものである。その無意識の中には，その人の意識にとってはあまりにも悲しすぎたり不快だったりして直面するに耐えられず，その当時は回避された「抑圧された願望や感情」なども含まれている。それらが病の原因だというのである。それゆえ，その原因をしっかり意識上に持ってきて再処置することがフロイトの治療である。治癒の前にまず，病の原因となった「抑圧されて無意識になっていた願望」を明らかにすることが，フロイトの夢分析の目的であり，抑圧された願望を見出す有力な手段の1つにはなる。しかし，その抑圧された願望は，夢からの「自由連想」[2]でなくても発見できるのである。フロイトは後年，夢を用いなくなったこととも関連している。

ユングが主に問題にしたのは，個人的な経験に全く関係なく人類に共通な

---

1) この夢のように，一面性の程度が強くなればなるほど，無意識から生じる内容がますます相容れないようなものとなるので，対立的関係が鋭くなり，補償の意味するところが第三者にはわかりやすくなり，対立補償とも呼ばれる（Jung, 1977a, p.419 参照）。後で述べるフロイトとユングの無意識や宗教に対する違いを説明する時にも，ソクラテスの例で説明しやすいので，この夢例を挙げた。

2)「自由連想」は，例えば「山」の夢を見たとすると，まず山から連想するものが海だとする。次に海から連想するものを挙げさせて，魚だったとする。次に魚から連想するものをと，芋づる式に挙げていくような連想の仕方をいう。これに対して拡充法とは，「山」の夢を見たとすると，それから連想するものが海だとする。次はまた，夢の顕在内容である「山」に戻って神社が連想されたとする。このようにいつも夢の顕在内容の「山」に戻って連想する。自由連想は夢内容からどんどん離れていくが，拡充法はいつも夢内容に戻るようにする。

「普遍的無意識」である。この普遍的無意識から発生するイメージと個人的無意識の内容とが混ざって夢内容に影響を与える。ユングが意識を補償するものであるという場合の夢は，主に「普遍的無意識」に属している。そこに属している補償作用，すなわち，自己治癒力と言い換えてもよい力を活かすために色々工夫し，注意もする。その1つが夢見者の連想は当然だが，夢を聞く人の連想も時には援用して，夢内容そのものに関するイメージを豊かにしていく。このような連想の活用は，フロイトの自由連想とは区別して「拡充法」[2]と呼ばれる。拡充法は，あくまでも夢見者自身の連想や「気付き」を助ける手段である。夢によりまた夢見者により拡充法は必ずしも必要なものではない。ソクラテスの場合は夢でしばしば現れるならば，それを拒むべきではないという気持ちに傾いていき，自らイソップ物語を文芸的な詩に書き換えることを行った。

　今まで一面的に思考のみを重視し発達させてきたソクラテスが，思考とは対立関係にある感情も重視し発達させる方向に心を活性化していったのである。心を活性化させることが，ユングの夢分析の目的である。

（4）宗教に対する見方の違い

　さて，ソクラテスは詩をつくった後，その詩をアポロの神に捧げたという（Nietzsche/秋山訳，1966）。何だか宗教的な色彩を帯びてくる。フロイトとユングの夢分析からはソクラテスの夢とその後に続くこの行動をどう解釈するのであろうか。

　まず，フロイトの方からは『文芸をつくれ』という夢内容は，乳幼児期に親子関係を理性的に克服できなかったことにまつわる抑圧された願望の現れと解釈する。差し当たり，母親と絵本を順番に読んだりして，母親に，もっと甘えたかった，という小児的願望の抑圧を想定する解釈がわかりやすい。次にとったソクラテスの行動で作詩に続いて，その詩をアポロの神に捧げたことについては，ああ，やっぱりそうだったのかと頷くことになる。というのは，幼児期に異性の親をわがものにしたい願望から，「同性の父親を敵対視」してしまった。そのことが抑圧されているので，その罪滅ぼしのために，敵対視された父親の或る側面が神に置き換えられると解釈する（Freud/土井訳，1953）。フロイトにとって，克服すべきは上のような小児的願望に基づくエディプス・コンプ

レックスであり (Freud/土井訳, 1953, p. 42), その延長上に作られた宗教などは以ての他であり人間の独立と自由を妨げるものである, とみるのである。

しかし, ユングの夢分析からは, 詩をアポロの神に捧げたというソクラテスの行動は, 夢内容を内的に経験していけば当然起こるべき心の活性化の延長上で了解可能なことである。フロイトと著しい対照をなしているユングの宗教に対する見解は,「宗教体験とは, その内容の如何に一切関係なく最高の価値評価を受けるものである」[3]となる (Jung, 1977c)。これは, 見落としてはならないところであるが, ユングが宗教と呼んでいるものは, 個々の宗派ではない, 教義でも信仰でもない, 個人によって異なる非合理的な体験である。心を癒す宗教体験とは人間に固有な生まれながらに持つ「普遍的無意識」に由来するとみるのである。無意識の心を代表する夢自体に癒す力があるとみる。それゆえ, クライエントの回復過程には, 普遍的無意識に由来する宗教性の回復や非合理的なものの受容を伴うのも当然のこととみる。

同じ夢内容 (例えば『ソクラテス! 文芸をつくれ』) を, フロイト派は小児性欲の置き換えと解釈し, ユング派は宗教的なものへの繋がりを予見させる象徴と解釈しやすいのは以上のような理由による。

上にフロイトとユングの理論的な違いを際立たせたが, 夢分析の実践過程においてクライエント自身の連想や洞察を大事にするなど初期的なところでは共通しているところが多い。

(5) その他の夢分析:ボディ(身体)を活用するものなど

例えば, 上司の夢を見たら自分で夢の中で見た上司の動きをしてみて, そこに湧いてくる新たな感情や気付きや身体的感覚を取り上げて, 教育や自己啓発や治療に活かしていく。さらにそれらを拡充・展開させるなど, 実践者によりその活用は多岐にわたる。

クライエント中心療法の始祖ロジャース (Rogers, C. R.) に学んだジェンドリン (Gendlin, E. T.) の提唱するフォーカシングで, 1つの材料として夢を活用し

---

[3]「宗教とは, ある目に見ず制御することもできない要素を慎重に観察し, 顧慮する態度である」と定義している。

た場合のフェルトセンスといわれるもの。フロイト派の流れを汲むパールズ (Pearls, F. S.) のゲシュタルト療法で，夢内容を数人で心理劇化して演じるもの。ユング心理学の流れを汲むミンデル (Mindell, A.) のプロセス指向心理学で，夢内容を語る時に表情や動作等を活用していくもの。頻繁に来日して実践を重ねてきたボスナック (Bosnak, R.) 自身が"Embodied Dreamwork"（「ドリームワーク」）と名付けたかったもの，などがある (Bosnak/岸本・山訳，2004)。ボスナックのドリームワーク実践の技法や理論的背景としては西洋の中世に栄えていた「錬金術（alchemy）」が考えられている。

3．認知療法・認知行動療法

認知療法は，人間の情緒が認知のあり方の影響を受けるという理解に基づき，その認知のあり方に働きかけることによって情緒状態を変化させることを目的とした短期の精神療法である（ベック (Beck, A. T.), 1976；大野，2000 など）。認知療法はベックがうつ病性障害を対象として始めたものであるが，その後，不安障害やパニック障害など適用範囲を広げ，欧米では産業臨床場面でも用いられている。また，認知療法にはベック (1976) の認知療法のほかに，エリス (Ellis, A., 1977) の論理療法やマイケンバウム (Meichenbaum, D., 1977) の自己教示訓練など数多くの技法があり，近年では，行動療法の技法が取り入れられ，認知行動療法とも呼ばれている（坂野，1992）。

（1） ベックの認知療法

ここでは，ベックの認知療法について説明する。ベックによると，うつ病になりやすい人は幼児期から否定的な見方（スキーマ）を身につけており，それがストレスによって活性化されると，否定的な自動思考（negative automatic thoughts）を生み出し，日常生活に影響し，うつ状態が引き起こされるという。例えば，「完全な仕事をしなければ，人から好かれない」という否定的自動思考があると，仕事の失敗によって容易に否定的見方に取り込まれ，「自分はダメな人間だ」（自己の否定的考え），「こんなことをしたら，誰も相手にしてくれない」（世界に対する否定的考え），「将来も良くならないだろう」（将来に対する否

定的な考え）と悲観的になり，必要以上に深刻に考えすぎて精神的に苦しくなったり，現実にそった適切な対応ができなくなってしまう。このような自己，世界，将来の3領域における悲観的な考えをベックは否定的認知の三徴と呼び，うつ状態の認知的特徴としている。認知療法では，まず，憂鬱な気分が生じた時の思考，イメージ，記憶を確認し，否定的自動思考をクライエントに意識させること，さらに，否定的自動思考に含まれる認知の歪みを修正したり，その根底にあるスキーマを修正することを通して，人格や行動に健全な変化を起こすことが目標となる。

（2） 認知の歪み

代表的な認知の歪みとしては，以下のものがある。

①選択的な抽出：特定の情報に捉われてしまい，全体の状況把握をしない。
②結論の飛躍：矛盾する証拠があるにもかかわらず，特定の結論に一気に到達する。
③一般化のしすぎ：ある出来事を不合理なほど一般化してしまう。
④拡大解釈や過小評価：1つのことを過大に評価したり，反対に過小に評価する。
⑤自己関連付け：わずかな情報を自分に関連すると思い込む。
⑥全か無の思考：すべて白か黒か，成功か失敗かと極端な基準で判断する。

（3） 認知療法の実施

認知療法を実施するにあたっては，まず，クライエントが認知療法を理解することが必要である。カウンセラーは認知療法がどのようなものであるか，認知と感情の結びつき，否定的な自動思考とうつ感情の関係を十分に説明し，理解を促すことが大切である。

次に，日常生活の体験の中で，どのような時に憂うつな感情になるのかに注目して，自動思考と呼ばれる，ある状況で自動的に湧き起こる思考やイメージを見出し，自動思考に含まれる認知の歪みを修正する作業を行っていく。認知の歪みの修正には，理性的反応として「そう考える根拠はどこにあるのか」と根拠を探したり，「だからどうなるのか」と結果を予測したり，「別の考えはな

いのか」と代わりの考えを探すことが必要となる。これらの作業には，日常生活の中で憂うつな感情になった時の状況，感情，自動思考，理性的反応，結果を書き出す非機能的思考記録を作成することが役立つ。以下に非機能的思考記録に記入する5項目について説明する。

①状況：不快感をもよおす（誘う）現実的な出来事や不快感をもよおす（誘う）思考，イメージ，記憶を具体的に記入する。

②感情：その時の感情や気持ちを書き込み，感情の程度を評価する。

③自動思考：感情を引き起こした時の自動思考をできるだけ言葉のままに書き出し，さらに，どの程度自動思考を信じているかを評価する。

④理性的反応：自動思考に対する理性的反応を記述し，理性的反応の信用

表IV-1　非機能的思考記録用紙（例）（Beck より）（町沢, 1992）

日付	状況記述 1．不快感をもよおす（誘う）現実的なできごと 2．不快感をもよおす（誘う）一連の思考，空想，回想	感情（気持）1．詳細を明記　悲しみ，不安，怒りなど 2．感情の程度を評価　1－100	自動思考（考え）1．感情を引き起こす自動思考を記述 2．自動思考をどの程度信じているかを評価　0－100%	理性的反応 1．自動思考に対する理性的反応を記述 2．理性的反応の信用度を評価　0－100%	結　果 1．自動思考をどの程度信じているかを再評価　0－100% 2．不随する感情（気持ち）を評価　0－100%
9/15	ボーイフレンドから電話があり，彼は仕事にいそがしくて私とデートに行けないといってきた。	悲しい 95	「彼は私を好きではない。誰もかも，私なんて好きにはなったためしはないはずだ」90%	彼は翌週の週末のデートを申し込んだ。だから彼は私を好きに違いない。彼は仕事をしなければならなかったのだろう。たとえ彼が私を好きでなかったとしても。「誰もかも，私なんて好きになったためしはないだろう」ということにはならない 90%	30%　悲しい 50%

［説明］　不快な感情を感じたら，その感情の刺激となっていると思われる状況を書き込む（もし感情が，自分が何かを考えていたり，空想していた時に起きたなら，そのことも明記して下さい）。それから，その感情と関連のある自動思考を書き込む。その考えをどの程度信じているかを記録する。0％＝まったく信じていない，100％完全に信じている。感情を評価する時は，1＝微量，100＝あり得ないほど強烈な。

度を評価する。

⑤結果：自動思考をどの程度信じているかを再評価する。さらに，その時に，付随する感情を書き出し，感情の程度を評価する（具体的な例として，表Ⅳ-1に，ボーイフレンドからデートを断る電話を受けた時の例を示す）。

以上のような手順で，否定的な自動思考に注目していくと，「自分は何をやってもダメな人間だ」など個人に特有な思い込み（スキーマ）が明らかになってくる。可能であれば，このようなスキーマへの気付きを促し，修正を試みる。また，認知の歪みを修正する過程では，行動療法的な関わりとして，活動スケジュールを作成したり，段階的な課題をつくったり，ロールプレイなどを行うことによって，認知や行動の変容を促す場合もある。

治療の最終段階では，治療の経過を振り返り，治療の中で獲得したこと，やり残したこと，予想される問題などを話し合い，治療を終える。

（4） 認知療法の特徴と産業心理臨床への活用

認知療法は，感情や思考などクライエントの意識体験を取り扱うため，クライエントに理解されやすい。また，認知の歪みをクライエントとカウンセラーが一緒に見出していくため，心理療法の過程が共同作業として捉えられるという特徴がある（町沢, 1992）。さらに，認知療法は短期的な精神療法であり，治療の目標や方法が明確でシステム化されている（大野, 2000）。これらの特徴から考えると，認知療法はうつ状態への対応や職場不適応の改善のために，わが国の産業心理臨床場面での活用が期待される。

4．行動療法

（1） 行動療法とは

行動療法は1959年アイゼンク（Eysenck, H. J.）により「現代の学習理論に基づく実験によって基礎付けられたすべての行動修正法」と，治療法としての性格付けが明確に整理された。

行動療法は，問題行動の成り立ちによって色々な技法が用いられる。対象となる行動が情緒的不適応行動（不安）である場合，状況や環境（刺激）との関係

を分析する。

　行動療法では行動のアセスメントが重要な手続きになる。セールスマンが顧客の前で商品の説明が十分できず営業成績が伸びないで悩んでいるとしたら，その行動が，「どんな時に」「何をきっかけにして」「どんな頻度で」起こるか，「その結果どのように感じるか」「周りで何が起きるか」など一連のことを詳しく調べる。

　このように問題行動の起こり方を，刺激と反応のパラダイムで捉えてその関係を明らかにすることを「行動のアセスメント」または「行動分析」という。

　自律神経や不安に支配された不適応行動について，行動療法では弛緩訓練とか自律訓練を教えて情動反応を制御できるようにする。そして苦手な顧客の前での商品を説明しているところを思い浮かべて不安を克服し自信を持ってセールス活動ができるように指導する。

　職場不適応行動（不適切な習慣によって形成された行動）に「遅刻が多い」「書類を定時に出さない」「受命，報告を守らない」など上席者によって，訴えられた時，行動のアセスメントの結果，それが学習性のものであることが明らかになった場合，行動療法のオペラント技法が選択され適用が考えられる。

　「何をしたら効果が出そうか」「何ならできそうか」社員と一緒に考えながら具体的に「方法を」決める。技法の選択と適用が妥当なものであれば，「望ましい行動が増える」「望ましくない行動が減る」「これまで経験したことのない行動のレパートリーが増える」のいずれかになる。

（2）　行動療法の主な技法

①望ましい行動を増やす方法（正の強化子を与える）

　望ましい行動をみた時に正の強化子を与える。正の強化子には一次強化子と二次強化子がある。一次強化子は物的強化子ともいわれ，食べ物，お金，遊具，などがある。二次強化子は社会的強化子ともいわれ，賞賛，承認，同意，愛情，関心などがある。

　正の強化子を与えるのにどのような行動をほめたのか，具体的な行動を社員にわかるように強化子を与える。社員が強化子を受け入れるためには上席者や治療者が社員に尊敬される存在（社会的強化力を備えている）でなければならな

い。

②望ましくない行動を減らす(負の強化子を与える)

望ましくない行動が発生した直後に負の強化子(罰,注意)を与える。または正の強化子を取り除く方法がある。

望ましくない行動の発生と負の強化子を与える時間差があると効果はみられにくい。社員の人格を注意しているのではなくて社員の行動に対して,負の強化子を与えているとの配慮が求められる。言い換えれば社員の自尊心を傷付けるものであってはならない。

③対人不安を解決する系統的脱感作法

系統的脱感作法は a) 弛緩反応の習得 b) 不安階層表の作成 c) 系統的脱感作の過程の部分から成り立っている。

会社員が不安や恐怖反応を示し,本法の適用例と判断されると,まず不安反応に拮抗する反応を習得する訓練を始める。一般に,a) の弛緩反応の習得には筋弛緩反応を援用する。筋弛緩反応はE・ジェイコブソン(Jacobson, E.)の漸進的筋弛緩法(progressive relaxation)をウオルピ(Wolpe, J.)が短縮し,6回くらいの訓練で習得できるように工夫したものを使う。

次いで,不安刺激場面を段階的に与えるための準備として,b) の不安階層表(anxiety hierarchy)を会社員との面接や質問紙を通して作成する。それぞれの不安場面に対してクライエントが,弛緩反応を伴わない状態で,どの程度の不安場面であるかを,クライエントに評価してもらう。不安のテーマが,いくつかに分かれる時にはそのテーマについて,それぞれの不安階層表を作成する。不安階層表は,何ら不安を感じない平静な場面を0点,今まで経験した最も強い不安を思い出して100点と,自覚的障害単位(subjective unit of disturbance;SUD)で点数化したものである。理想的には,10点ずつ不安の段階が強くなる不安階層場面が10場面前後用意される。不安階層表をつくるにあたって,質問紙のウイロビー人格テスト,恐怖調査表などを利用する。本法では,この不安階層表がクライエントの不安反応を的確に反映させているかどうかによって,治療効果が左右される。訴えの背後に存在する因子まで含めて,それまでの生活歴を視野に入れての不安階層表を作成する必要がある。

最後にc) の系統的脱感作,つまり,弛緩反応と不安生起刺激の拮抗条件付

け手続きが取られる。

　十分な弛緩状態に入ったことを会社員が右手人差し指を上げるとの合図を確認した後，不安階層の最も刺激価の弱い場面を，5-10秒間想像させる。この時，クライエントはある程度不安であるが何とか耐えられる程度，自覚的障害単位（SUD）でいえば，10くらいの場面が望まれる。そして，自覚的障害単位がゼロになるまで同じ場面のイメージを繰り返す。

　通常は3-6回繰り返す。一度の面接で3-4個の不安階層場面を与え，10以上の不安を感じた時には，その不安階層場面の想像を止めて，弛緩訓練を行い，前の不安階層場面が0であることを確認して，その日のセッションを終了する。次の面接では前回に始めた不安階層よりも一段階進めて始める。このような手続きにより，治療目標となっていた不安場面行動の解決を図る。

　行動療法技法は産業心理臨床に用いられる心理相談技法の1つである。学習理論についての知識の有無にかかわらず，部下の職務管理において経験則により用いられてきた。例えば，社員が企業目標や所属部課，チームの目指す方向に同調行動が取れない時に，上席者は注意または意見するが，これは行動療法の重要なテクニックとなっている。

　高度な専門教育を受けた有為の青年が常識ではとても考えられない暴挙に出たことがあった。彼らは，自己の行動を正当化し，修正不可能な信念を持ち続けるようになっていた。これは，オペラント条件付け技法を巧妙に利用し誤ったイデオロギーを指導者によって形成されたものである。

　行動療法技法が学習心理学の実験的，理論的知識を組織的に応用されると産業心理臨床場面での問題解決の効率化が期待される。

（3）　行動療法適用に際しての課題

　行動療法は，はじめに述べたように，学習理論や実験によって明確にされた技法を用いること，治療の対象となる行動の成立を説明または記述し，予測し，制御する点に他の心理療法との相違点として挙げられていた。

　ここでは，レスポンデント行動，オペラント行動について，その骨子となる学習理論とそれに基づいた治療技法について述べた。紙幅の関係から，社会学習理論に基づく技法，嫌悪刺激を使う技法などは，QOL（Quality of Life）や倫理

上の問題を考え，触れない。

　学習理論や実験モデルに忠実であろうとすれば，治療対象となる患者や症状が単純で，かつ，一次性もしくは二次性の学習行動に限られてくる。実際の臨床の場面では症状が複雑であり，1つの技法では取り扱うことは難しく，いくつかの技法を柔軟に併用して用いることが必要となる。最近は，認知学習モデル，内潜条件付けの枠組みの中でこれまで扱われなかった個人的感情，イメージ，思考までもが，学習理論で考えられるようになった。これまでの治療操作が，外部的な刺激条件や生理的条件だけにとどまらなくなり，言語による一般の心理療法に近づきつつあるといえる。

　ここで取り上げた技法を採用する際に，まず，行動分析によって，治療の標的となる行動を決めねばならずその標的行動を持続させている強化子や弁別刺激を考えねばならない。この強化子の操作が治療の効果を左右する。これらの刺激（強化子や弁別刺激）を同定する作業は，一般の心理療法において心理的な原因（心因）をみつけ出す作業と似ており，時間のかかるものであろう。ところが治療者の思い込みによって，固定された治療が進められることが少なくない。

　系統的脱感作法における不安階層表を作成する際にも，強化子を同定する時も同じく臨床的感覚が求められている点で，他の心理療法と何ら変わるところはないといえる。

　行動療法では治療者・クライエントの関係をあまり問題にしないことになっているが，臨床的には治療者が，二次強化子または社会的強化子として機能していることが少なくなく，さしずめ精神療法の転移の処理と類似した経過をみるなど他の精神療法と似通ったところがある。

5．来談者中心療法

　来談者中心療法（Client-Centered Therapy）は，カール・ロジャーズ（Rogers, C. R., 1902-1987）によって提唱された。今から60年前の1940年代に療法を世に問い，今日まで発展してきた。初期は非指示的療法，次に来談者中心療法，さらに体験過程療法と続いた。

時代の進展の中で来談者中心療法，カウンセリングは，1970年代中頃からは包括的な名称としてパーソンセンタード・アプローチという言葉が使われ始め，今日では PCA（人間中心のアプローチ；Person-Centered Approach）と呼んでいる。わが国では，1951年に友田がロジャーズの1942年の著書を翻訳・出版し，氏の理論を初めて紹介している（友田，1968）。

　来談者中心のアプローチの方法は，メドーとロジャーズ（Meador, B. D., & Rogers, C. R., 1974）によると，「人間の成長と変容に対して，絶えず継続的に発展しつつあるものである。来談者中心のカウンセリングの最も中心となる仮説は，援助する人が真実さ（realness），心遣い（caring），及び深く感受性豊かなしかも評価をしない理解（deeply sensitive and non-judgemental understanding）を体験し，また，伝え合う関係の中でどのような個人の成長する潜在的能力も開放される傾向があるということである」と定義している。

　そこで，来談者中心療法で最も重要なことは，カウンセラーの態度的条件であり，ロジャーズは次の3条件を挙げている。それは技術ではなく，態度としての条件で，すなわち，人間のあり方を問題にしている。

①第1条件：自己一致，または純粋性（self-congruence or genuineness）

　カウンセラーは，カウンセリング関係の中で「一致した（congruent），純粋な（genuine），統合された（integrated）人間でなければならない」ということである。カウンセラーであるその人が生活のあらゆる局面で統合されているならば，すなわち，模範的な人間であれば，相手，すなわち，来談者に対して建設的な変容をもたらすと考えている。

　ただ，模範的な人間まで達しなくても，次のようなことがカウンセラーの気持ちにあれば，十分にそれは満たしている。

　ロジャーズによると，「自由にかつ深く自己自身であり，彼の現実の体験がその自己意識によって正確に表現される」，「この関係のこの時間において，正確に自己自身であり，この瞬間において，このような基本的な意味で真の自己であるならば，それで十分なのである」。これから，カウンセリング場面では，要はロジャーズは「カウンセラーが正確に自己自身である」と説いている。

　ここではカウンセラーが，この問題の原因は何か？　どうすればよいか？から解放されることが極めて大事で，その時に初めてカウンセラー自身のこだ

わり，囚われがない形で来談者に接することができる。カウンセラーは，自らの内部的照合枠，準拠枠（internal frame of reference）を持つが，その照合枠を通じて来談者をみると来談者の心の動きを感じ取ることができない。私たちは自己の照合枠にそった行動をするが，この照合枠の核心が自己概念（self-concept）である。前述の通り，こだわりがない，心の動きに囚われがない，とどこおりがない時に無心にクライエントの心の動きをありのままに受容し，理解が確実なものとなる。

②第2条件：無条件の肯定的な配慮（unconditional positive regard）

英語は，上記の通り表されるが，regard は尊重する（esteem），配慮するという意味から心を配る（care for），尊敬する（respect）ことがカウンセリング場面の基本的条件である。

ロジャーズ（1957）によると「カウンセラーがクライエントの体験のすべての局面をそのクライエントの一部として暖かく受容（acceptance）しているという体験をしている」ことである。それは，カウンセラーがクライエントの言葉を肯定しようとも否定しようとも思わない。ただひたすら受容，受け入れるだけである。また，カウンセラーはクライエントに対していつも暖かい気持ちを持っていることである。

カウンセラーが来談者の体験について，来談者を暖かく受容しているという体験の中で第2条件が当てはまる。仮に，望ましい，良い感情表現はもちろんのこと，来談者が否定的な，異常な感情表現を示した場合もすべて受け入れることが無条件の意味合いである。

③第3条件：共感的理解（empathic understanding）

カウンセラーがクライエントの内面を共感的に理解することをロジャーズは第3条件に挙げている。

彼によると，クライエントの私的な世界をあたかも自分自身のものであるかのように感じ取ること，特にこのあたかも……のようにが共感を意味している。

共感は，言葉を聞くことではなく，その心が聞こえてくる状態である。別ないい方をすれば，クライエントの言葉によって表現しようとしている感情に触れることである。カウンセラーが反応することは，動作やしぐさなどの非言語的手段も含むまさに「応える」ことである。ここで取り上げた共感は，来談者

と共に感じ取ることがこれにあてはまる。これら3つの条件を基本にした来談者中心療法は，まず自己一致のもと，無条件の肯定的配慮がある時に，初めて共感的理解が可能となる。すなわち，心に囚われがなく，暖かい気持ちを持っていれば，自ずから相手を受容でき共感に通じるものである。

次に，来談者中心療法によるクライエントのグロリアとの実際の面接は，ロジャーズの考え方が濃縮された形で納められている。ここでは，伊藤（1997）

---

coffee break

カメとの暮らし

カメとの生活が始まって2年近くが経とうとしている。わが家にやって来た時には，生後3ヶ月の幼カメで甲羅の大きさが2cmほどであった。そして現在，甲羅は9.8cmと随分と立派な成ガメに成長した。この子がわが家に来て以来，私を落ち込ませる「気がかりなこと」と距離を置くことが上手になった。カメがその手助けをしてくれている。このカメは私の話に耳を傾けてくれるのだ（という気がするのである）。飼育開始当初は，その余裕はなく，私の姿をみると水中に顔をうずめたり，何日もシェルターの中から出てこなかったり……と，そっけなかったが，なんとか親しくなろう，私が安全な存在であると理解してもらおうと，小さな小さなカメのプロセスに合わせて生活をしていた。1ヶ月ほど経つと，手から餌を食べてくれるようになった。最近では部屋の中でうろうろさせておくと，私の膝に乗って来る時も多い（自慢!!）。

話を元に戻すが……実は，カメを飼い始めた頃の私はエネルギーがなく，なんとかその日の仕事をこなすだけで精一杯であった。いま，振り返るとよく仕事に行けていたな……と感心する。そんな時期であったから，「気がかり」は山盛り，自分に対するネガティブな

のまとめからその一部を引用する。

　　クライエント，グロリアは，離婚暦のある 30 歳の女性でパミーと言う 9 歳の一人娘がいる。
　　ロジャーズは，三つの中核の態度条件である真実さ，ケアリング，理解とそれによって生じる治療的なプロセスの動きについて解説しているが，

声も響き渡っていた。しかし，カメとの暮らしが始まって以来，帰宅すると，水槽の中を覗き込み，その日の「気がかり」について話す日々が続いた。このカメは首をにゅ〜と伸ばして，じっとこちらをみつめて，聞いてくれる（という気がする）。私は，色々な気がかりやそれにまつわる自分の気持ちを，一つ一つ丁寧に言葉にしていく。散らかった書類を棚に整理して並べる作業にも似ている。そんなことをしているうちに，自分にべたーっと張りついている気がかりが剥がれて，前より楽にそのことを眺められる状態になれる時がある。もちろん，カメは言葉をかけてくることはない。ただそこに居るだけである。しかし，そこに話を聞いてくれている（と私が思っている）人，いえ……カメの存在が大切なのだと思う。

　皆さんにもカメを飼いましょう!!　と，お勧めするつもりはありませんが，日常生活の中で，私のような「カメ的存在」を見つけてみてはいかがでしょうか？　心の中に適度な空間やゆとりを持てるために……。

（銅直優子）

実際の動きは感情から遠く離れていた来談者が,「いま,ここでの」気づきとあるがままの感情表現へ,自分を肯定できない状態から自己受容へ,自分の外側にあった評価の基準が自己の内側にあることを見出していく方向へ変化の様相を展開している。

　具体的な場面を見ると,最初に,グロリアは男性との性的関係,娘との葛藤を語り,質問への直接的な回答を求める。(例えば,グロリア3「……お答えがほしい気がするんです……」。しかし,ロジャーズとの関係が進むにしたがって徐々に自分の内側を見つめより深く自己を探求するようになる)。

　ロジャーズとグロリアとのやりとりのなかで,ロ15「いいえ,あなたを混乱させたいとは思っていませんよ,といいたい気がしますが,一方,この問題は,私に答えてあげられないような,とても個人的な問題のような気もしているんです。とにかく,あなたに何か解答がみつかるよう,あなたの助けになりたいのはたしかなんです。こんなことをいって意味があるかどうかわかりませんが,わたしはそう思っているんです」。

　セラピストであるロジャーズは,グロリアの葛藤についての関心と理解を表明し,自分で進む道を見つけることが出来る能力を信じ,彼女が答えをみつけるのを援助したいと明言している。また,両者の関係のなかでグロリアが発達させた信頼は深まり,セラピスト,ロジャーズが父として示す強烈な感情にグロリアは父親が愛情と理解を与えることが出来ない深い悲しみを自ら味わうことになる。

　最後には,グロリアは「あのとき,あそこで」と言う生き方から「いま,ここで」と言う生き方に変わり,セラピストとの関係の中で体験しているそのときの感情を発見して行ったと言える。

　このグロリアを対象とした面接でヒル (Hill, C. E.) ら (1979) は来談者中心,ゲシュタルト,論理情動の3つの療法のカウンセラーの言語分析(カテゴリー)の比較を行っているが,来談者中心は,最小限の励ましが53％,繰り返しは11％,感情の反映(反射)は7％,解釈が7％,5つのカテゴリーが全体の85％を占めることが認められた。これに対して,他の療法は情報の提供,直接の指示,質問,解釈は多く応答されていて,リードが最も少ないのが来談者中

心療法であることがわかった。

　最後に，クライエントセンタード／パーソンセンタード・アプローチの論文 (1986) から PCA の基本的かつ重要な考え方を2つだけ取り上げる。

　①人間に対する見方として，個人は自分自身の中に自分を理解し，自己概念や態度を変化させるために巨大な資源を持っているが，もし心理的促進的な態度や雰囲気が提供されると，これらの資源が動き始めるとしている。心理的促進的な態度は，前述の人格変容の必要十分条件である3条件である。

　②人間への基本的信頼に基づいてパーソンセンタード・アプローチが成り立つが，人間は本来罪深く，破壊的でかつ怠慢であるとする見方に対して，PCA はあらゆる有機体に備わっている実現傾向を問題としている。すなわち，これはより複雑で完全な発達に向かう人間の建設的で方向性のある流れを信頼するものである。

6．フォーカシング（focusing）

（1）　フォーカシング

　フォーカシングは，ジェンドリン（Gendlin, E. T.）が開発した心理療法である。彼は，本来哲学者であり，クライエント中心療法の創始者であるロジャーズ（Rogers, C. R.）と共に心理療法の研究を行っていた。"なまの体験はいかにして象徴化されるようになるのか？" という関心から1952年にシカゴのロジャーズのグループに加わった。ロジャーズと共に研究を進めていく中で，カウンセリングの成功をもたらす要因として注目したことは，そこで話される内容ではなく，クライエントが体験をいかに語るかということであった。これは「体験過程の様式」といわれており，この体験過程をクライン（Klein, M. H.）らがスケール化した。この研究用尺度として開発されたスケールは体験過程スケール（Experiencing Scale；EXPスケール）と呼ばれ，日本語のマニュアルは，池見ら (1986) によって完成されている。ここでは EXP スケールについて詳細に述べる余地はないが，このスケールは段階1から7まである。EXP レベルが上がるとクライエントの言語化が，気持ちやフェルトセンスに触れている程度が強いといえる。

このEXPスケールにより，様々な研究が行われているが，その中でもキースラーら（Kiesler, D. J. et al., 1964）によるものが有名で，「心理療法がうまくいくクライエントは，そうでないクライエントに比べ，治療初期から体験過程のレベルが高い」ことが見出された。つまり，成功には，クライエントがどのように自分の体験に触れるかということが，重要な鍵となっていることがわかったのである。フォーカシングは，体験過程のレベルが低いクライエントに，どのように関われば体験過程レベルを上げるような援助ができるのだろうかということで開発されたのである。

（2） フェルトセンス

フェルトセンスは，フォーカシングを語る時に欠かせない。フォーカシングは「フェルトセンスとの対話」ともいえる。フェルトセンスは，気がかり，状況や事柄に対する「からだ」の感じであり，一般には，体の中央部，お腹，胸や喉のあたりで感じられる。それは，通常の体の感じとは違う，ある種の特殊な体の感じ方であり，最初は曖昧ではっきりしないものである。「ドキドキする」という身体感覚とは違う，「不安」といった気持ちではない，「怒り」という情動でもない。

締め切りの近づいた，まだできていない原稿の仕事を頭に思い浮かべてみた時，「からだ」の内側ではどのような感じが出てくるだろうか。それとは別に，楽しみにしている休暇のハワイ行きを思い浮かべてみる，「からだ」の内側ではどのような感じが出てくるだろうか。この2つの事柄に対して違った感じが出てくる。それがフェルトセンスである。

（3） フォーカシング簡便法

フォーカシングを生じやすくするために作成された手引きが，フォーカシング簡便法（focusing short form）である。本書で紹介している簡便法の手続き（表Ⅳ-1）は，ジェンドリン法と呼ばれ，6つの手順に分けてそれぞれの教示が書かれてある。その他にも，ヒンターコフ法などがある。フォーカシングに慣れるまではこの表を横に置き，教示法通りにやってみるのも1つの方法である。簡便法＝フォーカシングではない。フォーカシングを人に伝える時の1つの方

表Ⅳ-1　フォーカシング簡便法の手順

（1）**間を置く（clearing a space）**　自分の気持ちに優しく触れるために，楽な自分で居られる空間をつくる。軽くリラックスし，必要があれば，数回の深呼吸を軽くしてみてもよい。自分の内側（喉元からお腹にかけて）に注意を向け，「最近の自分はどのように過ごしているかな」とか「最近どのようなことが気になっているかな」と自分に優しく聞いてみましょう。どうでしょう，何か気がかりな事柄が浮かんでくるでしょうか。ここでは，無理に気がかりな事柄を探さずに，自然に浮かんでくるまでゆったりと待ってみます。気がかりな事柄が浮かんでくると，その事柄についてはどのような気分が伴っているかを感じてみましょう。その際に，その気分（気持ち）に入り込まないように適切な距離を持ちましょう。例えば，「○○があるなぁ」と少し遠くからそれを眺める感じでそれ自体があることを認めてみましょう。この時に視覚的なイメージを利用して，それに合った容器などに一時的に保管をしてみたり，今居る自分の空間を利用して，適切な場所に置いてみましょう。それを置いた感じがしたら，「何か他にはないかな？」と自分の内側に尋ねてみましょう。出てくれば，上記の手続きに従って，気がかりな事柄を置いてみましょう。以下繰り返して，気がかりを一時的に並べたり，置くことによって，それらを少しゆとりを持って眺められるような空間を作ります。

（2）**フェルトセンス（felt sense）**　上記で出てきたものの中から，今から取り扱ってみたい事柄を選びましょう。1つ選んだら，その事柄を頭で思い浮かべてみて，「胸や胃のあたりはどのような感じだろうか？」その際に感じられるフェルトセンスに注意を向けましょう。

（3）**見出しをつける（find a handle）**　感じられたそのフェルトセンスを，うまく表現できるような言葉，イメージ，身体のポーズなどを探しましょう。その「見出し」をからだの内側に向かって言ってみると，フェルトセンスは，より明確に感じられる場合が多いものです。

（4）**響鳴させる（resonate）**　見出しの言葉がフェルトセンスを上手く表現できているどうか，自分の内側に響かせてみましょう。

（5）**問いかけ（asking）**　見出しのついたフェルトセンスに問いかけをしてみましょう。例えば，「この事柄の何が見出しみたいなんだろう？」「この見出しの感じは何を必要としているのだろうか？」「この見出しは何か伝えてきているかな？」

（6）**受け取る（receive）**　新しい気づきがあれば，それを優しく認めましょう。

法と理解してもらうとよい。まだ言葉にならない「からだ」の内側に生じている感じに触れること，それがフォーカシングそのものである。

（4）事　　例

　会社の上司との関係が，うまくいかないことで困っている30代の女性とのフォーカシングである。フォーカシング歴は7年ほどである（※（　）簡便法のどの段階にあるかを示している，〈　〉聞き手の言葉，「　」話し手の言葉）。

①事　例

　このうまくいかない上司のことを思い浮かべた時,"ムカムカする"という感じが出てきた。〈そのこと全体の雰囲気は？〉と尋ねると,「まわりはモワモワしていて,その中心には空洞のようなものが感じられる」(felt sense)と言う。その感じを味わっていると,"寂しさ"という言葉が出てきた（見出し）。「ああ,寂しさ」(resonate)とつぶやき,フェルトセンスと"寂しさ"を照合しているようである。〈この寂しさは何か伝えてきている？〉(asking)と,その瞬間,「ああ,腹立ちの中に寂しさがある……ああ!!」と表情が変化し,「そうだ私を理解してもらえない寂しさがある」という気付きが得られた(shift)。その後の「からだ」の感じを尋ねると,「すとんと何かが落ちたようなスッキリ感がある」ということであった。

　セッション直後の本人の話では,いつも声を荒げて,こちらの意見を上司に対して言うのだが,結局はこちらの意見を理解してもらえない寂しさ,残念な気持ちがあったことがわかったということであった。その後の報告では,その上司には相変らず自分の意見を十分には理解してもらえないようであったが,上司と話している時の自分の感じが変わってきた。それは,以前のようにカッとならず,すべてを理解してもらえなくても,何か1つ伝わればいい,と気持ちの中に余裕を持って対応できるようになったということであった。

②解　説

　この事例でみられる,フォーカシングを行う際の注意点について解説をしていく。

　はじめに感じられたムカムカは,おそらく感情だと考えられる。「ムカムカ」という言葉はすぐに出てきたものなので,その上司とのやりとりの中で行われた時のその人の感情であろう。その証拠に,そのこと全体の雰囲気を尋ねると,沈黙が続き,少し時間を置いて,別の感じが胸のあたりにフェルトセンスとして出てきた。また,この事例では,〈この寂しさは何か伝えてきている？〉という問いかけをすることで,新しい気付き(felt shift)が生じている。しかし,このような明確な変化は,いつも生じるわけではないし,生じなくてはならないということではない。同じ事柄に対して,何回ものフォーカシングを重ね,階段を登っていくように静かな気付きがある場合もあるし,フォーカシング・セ

ッションの後，数時間経って気付きが起こることもある。

（5） フォーカシングの利用

　フォーカシングは，様々な使い方があり，夢を扱うためのフォーカシングもある。また，最近では，関係性を良くするために生み出されたインタラクティブ・フォーカシングやセラピストのためのセラピスト・フォーカシングなどがある。

　臨床の場面では，簡便法の「間を置く」という部分だけを活用している臨床家もいる。不安障害，ボーダーライン，がん患者などを対象とした心理療法で活用されている方もいる。

　現在では，日本フォーカシング協会が発足し，協会のホームページもあるので，興味のある方はアクセスされるとよい。本協会が発足したことによって，全国各地でフォーカシングに興味を持たれている方を対象にしたワークショップの開催が増加してきたように思える。

7．ロールプレイング（role playing）

　個人を分析するニュアンスが強い精神分析に否定的態度を持っていたモレノ（Moreno, J. L.）は，自分の病院で治療的意図を持って患者達の自発性を活かした即興的な心理劇（phychodrama）をつくった。端的にいえばフロイトは夢を寝椅子の上で分析させたが，モレノは夢を舞台で配役たちに演じさせたといえる。心理劇で個人の情緒的葛藤の治療を目指すこともできるが，民族的問題や集団間で起きる社会的問題を参加者の自発性に基づいた即興的な劇を通して改善しようとする場合，社会劇と呼んだりするが，これも心理劇の一形式として扱うことが多い。それらの劇の共通点は，ある役割（role）を演技（playing）してみるというロールプレイングである。ロールプレイングは心理劇という入れ物の中で演じられるすべての行為がロールプレイングであり，その適用範囲は心理劇より広いものがある。ロールプレイングは心理劇と同義語のように用いられ，病院から，教育現場へ，企業内研修へと適用されていった。

(1) ロールプレイングの特性

上で心理劇からロールプレイングの歴史的背景を粗描した。そこからいくつかの特徴を見出すと,「集団性」を活用して個人や参加者の問題解決を促していくことがある。その際の中心的な概念としては「役割の理論」と「自発性の理論」が挙げられる。

人間は社会的役割に基づいて行動しているが,その行動の仕方は1つだけに限定されるわけではない。日常の実際場面では経験できない役割を心理劇の中で演技してみることで,その役割の発現の仕方は固定したものではなく,いかに幅広いものであるかを学び,単に役割を習い取る『役割取得』から,自発的に個性的に演ずる『役割演技』へ,さらには新しい役割を創造する『役割創造』へと進むことさえできるのである。「役割の理論」の中には,お互いの役割を交換して演技してみるという『役割交換』の技法がある。例えば,上司と部下の役割をお互いが交換して演じてみれば,恐らく全く同じ進行過程をたどることはなく,別の視点から自分や他人を見直すことにも通じる。

心理劇の場合,参加者の「自発性」から発して積極的に役割交換や役割演技がなされることが望ましい。自発的な演技によりその人らしさが発揮されるところに『役割演技』の意味があり,それは観客にも好影響を与えるであろう。ロールプレイングの場面では,日常生活と関係あるテーマが取り上げられることが多い。それだけに自発性はロールプレイングの中だけではなく,現実生活での葛藤場面や複雑な場面でも自発性に基づいた行為や解決へと繋がることが期待される。

(2) 手　順

自発性に基づいた役割演技が行われ,その体験がより活かされるロールプレイングの一般的な進行過程を次に示す。

①ウォーミングアップ

初めての参加者に限らず経験者でも役割演技の進行過程などすべて同じということはありえない。参加者全員の自発性が舞台の演技へと結びつくように,各人の心と体と集団性発揮のために準備が必要である。何をするかは決まってないが,その場に応じて自己紹介や自由に話したり肩たたきなど身体的な動作

等々と幅広い。一般的なねらいとしては欠点を暴露して恥をかくのではないかなどの個人的な不安や抵抗感を解消し，参加者集団の許容的な雰囲気の中で演者の自発性が発揮されるようなドラマ場面に移れるようにする。

② ドラマ

ロールプレイングの主要段階はドラマの展開である。ここでどんな演技場面を設定するかは，参加者の問題やロールプレイングをする目的によってかなりの選択肢があるので，実施する前に十分考えてみたほうがよい。理想的には参加者全員が興味を持ち，自発的に役割演技することを受容でき，体験後は広く日常生活の前進へと繋がるような課題選定に越したことはない。ドラマに関することは後述する5つの基本的要素の項でも触れる。

③ 共有（シェアリング）

ドラマの終結は，ドラマ体験をその場で終わらせるのではなく，ドラマ中に感じたことや言い表せなかったことなどの積み残しがないようにフォローする必要がある。それと同時に参加者各人も自分の体験をその後の生活場面での改善や発展へ繋げるようにする。折角の体験を深く広く活かす工夫をする。参加者や演技場面等により，再演技，質疑応答，人数が多い時は6人くらいのグループに分けバズ討議などを行ったりすることにより，参加者やドラマへの理解が深まったり，物事は視点を変えてみると別のことがみえるということを学んだりする。

（3）ロールプレイングの構成要素

基本的には下記の5つの要素がある。

① 舞　　台

職場であれ，家庭，学校であれ，一定の区切られた空間がある。モレノの劇場では舞台が3段からなっていた。四角形の舞台であったり円形の舞台であったり，それにより舞台の持つ効果も異なる。観客と演者を分ける働きと同時に，ドラマの進行に応じた段も使用できる。上の段と下の段では観客の注意度や演者の心理状況も違う。段がない場合は色違いのカーペットでも室内は仕切れる。舞台背景の生活用具の1つとして椅子が用いられることが多いが，それなりに活用範囲は広い。演者と観客の中間的象徴としても活用できるし，即座に舞台

の中央に移すことも場面の外に出すこともできるなど，座るだけの物質的な働きだけでなく，椅子に関連した演者の様々な無意識過程の表出がある。監督は心理劇において，生活用具の持つ役割や働きを日常の具体的用途に固定してしまわず，演者の自発的使用も可能になるような雰囲気もつくれるとよい。

②観　　客

心理劇における観客は舞台で演じられているドラマを見ているだけの見物人ではない。はじめは観客席にいても場面によっては発言し，さらに自発的な演技へと進んでいくことが望ましい。また，演者にとって観客が居るのと居ないのとでは違いがある。観客が自発的に演技に加わってくれることは，自分の演ずる役割や気持が共有されていることを身をもって感じることができるであろう。また，演者に対する見方が観客により異なり，観客相互の間でも暗黙のやりとりが生じることも考えられるが，監督はこのような観客の心の動きが自発的に舞台の上での展開へと進むように援助する。そうすることにより，お互いが演者によるドラマの違い等を目の当たりにして，物事に対して多くの視点がありえることを共有できる。

③演　　者

演者とは心理劇の中で，課題設定から出てくる役割を演技する人のことである。演者の中でも特に設定した場面の中で問題解決に向けて中心的な役割を演じる人を「主役」と呼ぶ。課題を提出した人が主役を演じることが多いが，課題場面で重要な展開がいくつかある場合など，また，ドラマの途中でも監督が大事だと思う場面でストップをかけて，主役や演者が代わってみることにも意味がある。いずれの場合にしろ，演者は与えられたり自ら選んだりした役割をそつなく演じたり上手に演じたらよいのではなく，自分なりに演じるということがその人ならではの『役割演技（ロールプレイング）』といわれるところで大事なことである。周囲から期待されている当然の役割を演じることや，本来その役が持っていることにそって演じるのは，『役割取得（ロールテイキング）』といわれている。ロールプレイングはロールテイキングではないので，その人なりに自然に演じたらよいのである。

④補助自我

補助自我は心理劇における助監督，副監督，サブリーダーである。しかし補

助自我は監督を補助することにだけ注意を向けていればよいのではなくて，演者の自我をも補助するし，ドラマ全体やある場面から抜け落ちたものを拾い上げたりその役割は多義にわたり，ドラマの影の声でもある。どちらかといえば監督は舞台の主要な流れや変化を意識的に観察しており，必要と思ったことをいつ指示するかなど舞台に集中しがちになるが，その点，補助自我は監督よりは自由な立場で全体の流れを客観的にみることができる。監督が舞台の方に注目していなければならない時など，観客内で起きていることを舞台へと結びつけるために監督に伝えたり，時には主役の相手を演じたり，多方面での関わりをつけるブリッジ的な役割を果たす。参加者によっては，例えば精神科の患者の場合など，補助自我は専門の訓練を積んでいることが望ましい。

⑤監　　督

　監督はロールプレイングや心理劇全体の責任者である。監督の一般的役割については前述の①舞台から④補助自我の各項でも触れてきたが，集団の性質によっては，治療者の側面が強かったり，リーダー研修会の場合は指導者的だったり，時によっては日頃の緊張解消やストレス対処法を試みる演出家でもある。ロールプレイングで扱える範囲は非常に広いものがある。例えば参加者は大人から子どもまで，患者からリーダーまで，目的によっては治療から日常生活における創造的改善まで，扱う問題によっては個人的問題から社会的問題まで，現実的なものから仮想的なものまで及ぶ。また，構成要素についてはここで挙げている５つが揃わなくても相互に協力し合っていけば，監督，演者，観客の３つの構成要素でもロールプレイングの体をなしえるし，逆に，設定する課題によっては舞台なしで３つの構成要素の方が動きやすいなどの長所も出てくるといった具合である。ロールプレイングの場はこのように暗々裏に多くのものを受け入れるところがあるので，それだけに，参加する人々の色々な期待や投影を幅広く受けやすくなる。ロールプレイングに参加して各人が期待したものに応えてもらえず興味を失うこともあるが，これは参加者各人の動機の違いにもよるが，ロールプレイングそのものが持つ幅広さにもよる。その幅広さは長所でもあり短所にもなりうる。それだけに，大抵のものはそうであるが専門家としての技法を体得する幅広い訓練が必要である。しかしロールプレイングは専門家でなくても興味を持つ人ならできる幅広さも有している。初めて監督を

務めた場合とは限らないが，終了後に簡単なアンケート用紙に記入してもらい，それを次回に役立てることもできる。ロールプレイングの背景にある考えを理解したうえで，監督の役割を受け持つ人はその場に応じて「自分自身のロールプレイング」を創造するつもりでやってみたらよいと思う。

　また，監督をしなかった参加者でも，ロールプレイングの体験を日常生活の中で応用できる。特に『役割交換』の技法などは，普段の日常場面で2人がいればどちらが監督を兼ねるということでなくても，また，あえてロールプレイ

---

coffee break

心の助っ人

　病院臨床の仕事にたずさわって30年近くになりますが，ストレスに関連した相談，特に，職場の人間関係についての相談は多いようです。日々，患者さんたちから学びながら仕事をし，一方では職場不適応についての研究を進めている私です。そこで，ストレスと向かい合う私たちの2つの心の状態についてお話したいと思います。

　ストレスも適度なものだとよいのですが，過剰になると心も悲鳴を上げてしまいます。また，ストレスと対人関係は切っても切り離せないものです。相手から良いものを投げかけられると心も温まりますが，嫌なものを投げかけられると受け止めきれず心もきつくなります。このように心の状態にはいろいろありますが，メラニー・クラインという人は心には2つの心の状態があるといい，1つをPSポジション（paranoid-schizoid position；妄想的―分裂的態勢），もう1つをDポジション（depressive position；抑うつ的態勢）と呼びました。クラインによれば，人はPSポジションからDポジションへと発達していきますが，大人になってもこの2つの間を行きつ戻りつするといいます。私たちは普段，何となくいつもと違って

ングと銘を打たなくても，お互いの仕事や立場などを部分的にであれ交換するなり実際にやってみたりすることは，相手を理解し自分を見直す機会にもなる。ロールプレイングは心理療法から職場訓練的な所でも活用でき，見方によっては奥の深いものを含んでいる。

妙に腹立たしく感じたり，被害的になったりする自分の心の動きに驚かされることがあります。そんな時は心の注意信号です。仕事の能率も上がらず，対人関係もギクシャクします。こんな心の状態が，PSポジションです。一方Dポジションは，人に思いやりを持つことのできるゆとりのある心の状態です。したがって，私たちがPSポジションにいる時は，当然，心はきつくなります。こんな時にこそ，Dポジションになってきつい心の状態から早く開放されたいものです。よく，ストレスを発散するには，身近な人達と話をするのがよいといわれます。しかし，こちらがPSポジションにある時には，相手がPSポジションでは具合が悪いのです。運悪くすると，逆に腹立たしさも倍増するかもしれません。嫌なものを投げかけても，Dポジションにしてくれるような人が必要です。話をして心が穏やかになる人がよいのです。そんな人が何人かいれば随分と心強いものです。幸い私にも3人の心の助っ人がいます。私達はいつもDポジションでいたいけれども，心というものはそういう風にいつも割り切れるものではないとメラニー・クラインは教えてくれています。家族や友人，同僚など身近な人達の中に心の助っ人がいればいいですね。

（永田俊代）

8．催眠療法

（1） はじめに

　催眠療法の歴史は古く，古代エジプト時代にまでさかのぼるとされているが（Birns, 1968），その大半の時代において，それは魔術，呪術の類として誤解と偏見を招くものであった。18世紀後半にメスメル（Mesmer, A., 1734-1814）の動物磁気説がフランス政府の調査委員会及び科学アカデミーによって否認されたが，それを契機に催眠に対する専門家達の関心を喚起し，その後の科学的探求への糸口を提供したことは皮肉な出来事であった。以後約200年が経過する間にヨーロッパ諸国の精神科医や心理学者達，またアメリカでは行動心理学者達の手により催眠に関する科学的研究が進められ，ようやく今日の催眠についての科学的知見が得られるようになった。しかし，今なお催眠のメカニズムや関連現象については解明が不十分であり，未知なる要素が多く残されている。本節では催眠の基本的な問題と心理療法への利用について概述するものとする。

（2） 催眠現象と催眠療法

　一般的に催眠現象は，私たちに無縁のものではなく，日常生活で意識されることなく，しばしば体験されているものである。例えば劇場で映画や演劇に夢中になっている時，美しいものに心を奪われうっとりしている時，楽しい物思いにふけっている時，ダンスに夢中になっている時，さらには宗教儀式に参加して虚心に浸っている時などの意識状態には，恍惚感，熱中，選択的注意などの催眠現象に含まれる類似的要素が認められるが，それらは意図的・計画的に生じさせられたものではなく，いわば自然発生的であることから自然トランスとか類催眠と呼ばれ，心理学的催眠とは区別されている。心理学的催眠は催眠法といわれる系列化された言語暗示によって誘導される人為的なものである。

　催眠は普段の覚醒状態や睡眠状態とは明らかに異なる心理・生理的状態を生じ，それを基盤にして特有の催眠現象を引き起こす。催眠状態での心的特徴としては，意識野が狭窄し，理性や批判的態度から解き放たれた受動的注意集中が生じ，非企図的な態度となり，恍惚感を伴う状況がみられる。また誘導過程

で繰り返される暗示は非暗示性の亢進を促し，やがて被催眠者自身の主体的努力によって暗示課題の実現がなされるという認識を乏しくさせていき，何かに動かされているとか，あるいは操られているといった「被動感」または「自動感」が起こる。このような催眠にみられる特有の意識状態は変性意識状態と呼ばれている（成瀬，1992）。また外見的には体全体から余分な力が抜け，頬の筋肉は弛み，座位にあっては首をうな垂れ，さながら眠り込んでいる様相を呈するが，催眠者の語りかける言葉に対しては即応的ではないものの，合理的，合目的的な反応を示す。さらに機能的には催眠誘導がなされる深さ（催眠深度）によって精神機能に特別な変化がみられ，被暗示性の亢進の他にカタレプシー，年齢退行，幻覚やイメージの賦活，身体的条件のコントロール，時間歪曲などの催眠現象が認められる。このような催眠の特質を心理療法に利用するのが催眠療法である。

（3） 催眠誘導

催眠現象を生じさせる一連の手続きは催眠誘導と呼ばれているが，それは主として言語的暗示によって進められ，時には暗示効果を高めるために光，音，色，動体（振り子やヒプノ・ディスクなど）が併用されることもある。こうした誘導手段を用いて暗示課題を繰り返しながら被催眠者の被暗示性を亢進させていく。被暗示性そのものは催眠のかかりやすさ（被催眠性）とは別物であるが，一般的に両者には密接な関連性があると考えられ，催眠現象を生じさせるためには，その手段として被暗示性の亢進が行われるのである。

暗示課題は暗示文の形で与えられるが，その内容は身体運動的なもの，感覚知覚的なもの，記憶や思考に関するものなどに区分できる。催眠誘導に際してこれらの暗示課題をランダムに与えていては，被暗示性がどの程度亢進されているのかわからないので，それを実現しやすいものから困難なものまで系列化しておいて，順に実施しながら，どこまで暗示課題を実現できるかによって，その時の催眠の深さ，すなわち催眠深度を把握することができれば能率的に催眠誘導が可能になるものと考えられる。そこで考案されたのが催眠尺度である。わが国では成瀬（1986）が作成した成人用及び児童用『標準催眠尺度』がよく使われている。その尺度には催眠の5段階の深度，すなわち覚醒暗示，運動催

眠，知覚催眠，人格催眠の各段階に各々5つの暗示課題を用意し，さらに後催眠段階の2課題を加えて，各課題への反応の程度を得点化しながら課題を進め，どこまで進んだかによって催眠深度を知ることができるよう工夫されたものである。

それぞれの暗示課題を実施する過程での暗示文の繰り返しは，時間経過と共に暗示効果が促されやすいように表現に変化を持たせる配慮がなされる。最初は「……し始める」（反応開始）から「……しつつある」（反応進行）を経て，「……した」（反応完了）で終わる表現が取られる。このように催眠誘導は暗示課題を繰り返すことによって行われるので，課題を提示する順序や暗示文の作成と表現に習熟し，練習しておくことが大切である。

（4） 催眠療法の臨床的活用

催眠療法の長い歴史の中で19世紀末以降の精神分析をはじめとする科学的心理療法理論が成立する時期までは，専ら催眠に含まれる暗示効果をそのまま治療目的に活用しようとする試みがなされてきた。古くはクーエ（Coue, E. 1922）が肩より上に腕が上がらない男性に，「痛みは消える，痛みは消える……」と暗示を繰り返し，患部に手を触れるだけで症状を取り去るといった直接的症状除去をねらいとする暗示療法を実践したことは有名である。しかし，最近では暗示や治療的操作を加えなくてもただ単に催眠状態を体験させるだけで，疾患が治癒する事例があることに着目した栗山（1995）は，①生体の自己治癒力の存在，②催眠トランスによる自己治癒力の強化，③トランスへの催眠誘導の働きなどの仮説から持続催眠法を気管支喘息や難治性慢性胃潰瘍の患者に適用して大きな治療効果があることを報告している。こうした催眠療法は他の心理療法の力を借りずに催眠独自の特質だけを利用して治療効果をねらったものである。

一方，様々な心理療法理論の台頭と発展は，次第に心理療法諸理論が互いの特質や利点を取り込み合いながら面接という「一定の場」で併用することによって，より大きな治療効果を生み出そうとする試みがなされてきた。

まず催眠の精神分析療法における利用に関しては，フロイトの『ヒステリー研究』（Freud, 1895）にみられる催眠下での過去の再体験とそれに伴う情動発散

に治療要因を認める精神カタルシス法がよく知られているが,催眠下で精神分析的手続きを施しながら,洞察を目標とする面接を進めていく催眠分析の効率にも注目される。例えば,精神分析の重要な技法である自由連想法では催眠のリラクセーション効果が被面接者の抵抗を覚醒時よりも少なくし,より円滑に自由連想を進めることを可能にするし,自動書字,描画,年齢退行,時間歪曲などの催眠現象をうまく活用すれば被面接者の無意識的な内的状況を知るためのより効率的で豊かな情報収集が可能となるであろう。また催眠下では被暗示性の昂進という特質から,被催眠者に対する情報付与も容易となるが,この側面については暗示療法そのものと重なることもある。

　催眠療法の中で行動科学的技法が典型的に取り入れられたものに,催眠イメージを用いた系統的減感法がある。これはあらかじめ作成された刺激階層表に基づき,刺激価の小さな刺激場面から大きなものへと段階的に刺激呈示を繰り返し徐々に慣れさせていくウオルピの系統的脱感作法を現実的行動場面ではなく催眠イメージの中で行うものである。現実場面とは異なりイメージでは刺激暴露や場面置き換えなどの操作が容易であり,その効果も大きいとされている(成瀬,1986)。また恐怖や不安のために適応行動が困難な人に,催眠イメージの中で行動の修正,予行,練習などを行い,非適応的な回避行動を変容させる技法には,催眠メンタル・リハーサル法がある。この技法は催眠誘導と深化によって催眠状態を生じさせたうえで,不快感情を伴う失敗体験をイメージさせ,それを解消する手掛かり動作(Que動作)の実行を機に成功する体験イメージへと導き,最後に成功への暗示を与えておくものである。そして面接室外で同じ手続きを自主練習させて定着化していくのであるが,この過程には行動科学理論の古典的条件付けや強化の技法的要素が多く含まれている。

　このように,全く異なる発症機序説明や治療仮説に立つ精神分析療法と行動療法のいずれにも催眠が利用されたり,逆に催眠療法が両方の理論や技法的要素を取り入れることによって,より大きな治療効果を得てきた事実は,催眠が秘める限りない利用可能性を示唆するものといえよう。

9．自律訓練法

（1） 自律訓練法（autogenic training）とは

　ストレスに対処する方法の1つにリラクセーション法がある。これは，ストレスに伴って生じる心身の反応をコントロールするのに有効な方法である。

　本節では，代表的なリラクセーション法である自律訓練法の概要を述べる。自律訓練法とは，20世紀はじめにドイツの神経科医であったJ・H・シュルツ（Schultz, J. H.）が催眠の研究に基づいて創案した自己コントロール法である。これは，一種の自己暗示を段階的に行っていくことによって，自分自身でリラックスした心身の状態を得て，健康の回復から，さらには維持・増進を図ろうとするものである。

（2） 自律訓練法の適応範囲

　自律訓練法は，決められた方法による注意の集中，自己暗示の練習を積み重ねることで，心と体をリラックスさせ，心の中で一定の公式を繰り返し，自分で心身の安定を図る方法である。臨床的に適用されるのは，心身症，いわゆる神経症から，一般の健康増進，ストレス解消，精神統一など，広範に用いられている。中でも，心身症に対しては「基礎的心理療法」として位置付けられているほど多く用いられている。

　適応症とされる主な疾患を以下に挙げておく（佐々木・鈴木，1992）。

　①消化器系（胃炎，過敏性大腸，便秘など），②心臓血管系（狭心症，高血圧，顔面紅潮など），③呼吸器系（気管支喘息，肺結核など），④内分泌及び代謝系（糖尿病，甲状腺機能障害，脂質代謝障害など），⑤筋骨格系（関節炎，リウマチ様関節炎，背部痛など）。

　一方，自律訓練法を適用してはいけない禁忌症には次のものがある。

　①心筋梗塞の患者，②糖尿病患者で長期間医学的な監視ができない時，③低血糖様状態の患者，④退行期精神病反応，迫害妄想，被害妄想を示す患者。これらの他にも，次項に述べるように実施の各公式に応じて適用してはならない準禁忌症がある。

また，治療意欲のない者，急性精神病や分裂病（統合失調症）的反応が激しい時，知的能力の劣っている患者などの場合は，自律訓練法を適用しても意味がないとされる。年齢的には，10歳以下では無理であり，8歳以下は成功例なしといわれている。

（3）　練習方法の実際

　自律訓練法は，「リラックスした時によく現れる体の状態」を表す言葉を用いた一種の自己暗示法といえる。実際のプログラムは，「公式」と呼ばれる自己暗示文を自分に教示するように反復復唱し，それに従って段階的に体の特定の場所に注意を留め置くようにする。

　その際，「ぜひリラックスしてやろう」という能動的態度は禁物である。できるだけ自然のままに，身体のリラックスした状態に意識の焦点を合わせるようにする「受動的注意集中」の態度が重要であるとされる。

　まず，なるべく静かで快適な場所で，仰向けに寝る（仰臥姿勢）か椅子に座る（椅子姿勢）。最も効果の得やすいのは仰臥姿勢とされる。服装は体を圧迫するようなものは避け，メガネや時計ははずし，ベルトやネクタイはゆるめておく。この状態で目を閉じ，体の力を抜いて，深呼吸を数回繰り返した後，公式を心の中で唱える。

　標準練習の公式は　表IV-2のように，「背景公式」と6つの「訓練公式」の

表IV-2　標準練習の公式

言語公式	公式の内容	準禁忌症
背景公式（安静練習）	「気持ちが落ち着いている」	
第1公式（四肢重感練習）	「両腕（て）両脚が重たい」	不快感を伴う胸痛や頻脈
第2公式（四肢温感練習）	「両腕（て）両脚が暖かい」	血管運動神経の過敏
第3公式（心臓調整練習）	「心臓が静かに規則正しく打っている」	心臓疾患，心臓への不安
第4公式（呼吸調整練習）	「らくに呼吸（いき）をしている」	呼吸器系の疾患や機能的障害（気管支喘息など）
第5公式（腹部温感練習）	「お腹が温かい」	消化器系の疾患，糖尿病
第6公式（額部涼感練習）	「額がここちよく涼しい」	てんかん，脳障害など

＊背景公式と重温感練習（第1，第2公式）は自律訓練法の基礎であり，この間の練習をマスターすればかなりの効果が得られることが多い。

合計7つからなる。このうち，最初に唱える背景公式は安定感を得るためのもので，その後の公式の間にも適宜はさむようにする。1つの公式をマスターしたら，次の練習の時は最初から通して行い，その後で次の公式の練習に入っていくという方法を取る。

練習は通常1日3回くらい行うのが望ましく，1回の練習時間は3〜5分程度である。そして，訓練が終わった後は，両手をにぎったり開いたりという動作を4〜6回，深呼吸を2〜3回して，通常の意識水準に戻す必要がある。これを消去動作という。

自律訓練法の治療体系には，標準練習の他にも黙想練習，特定器官方式をはじめとする自立性修正法，自立性中和法などの諸技法がある。ここでは詳述する余裕はないが，それらについては巻末に挙げた文献等を参照願いたい。

（4）事　例

ここで，1つの事例を紹介する。それによって，自律訓練法の練習がどのように進んでいくものなのかをみていくことにしたい。

Wさんは人前で字を書く時に緊張して手がふるえてしまうということで，緊張をやわらげたいと自律訓練法を始めた。Wさんには几帳面で完全主義的な傾向がうかがわれ，初めての練習では，指導者の声に合わせて練習をすると自分の得た感じでよいのか自信がないという。このため，重感らしきものは得られていることを確認し，その感じで十分であることを保証していった。それからも自分の練習の仕方でよいのかとよく質問をしてきたが，それで十分であることを繰り返し伝えていった。

このような中で，第3公式（心臓調整練習）に移った頃に知人の結婚式に出席し，自分ではなぜかわからないけれども，式場で記帳をする時には全く手がふるえなかったと報告した。さらに練習を進めていくと，気持ちに余裕が出てきたと述べるようになり，生活面での積極性がうかがわれるようになった。

腹部温感練習に移る頃には，基本段階が終わったらどうなるのかと尋ねてきたが，症状が改善したことを確認したうえで，それは自分が努力した結果であること，これからは自分で練習をそのまま続けていくことで十分だろうと伝え，約4ヶ月で基本段階を一通り身につけることができた（出典：笠井，2000より，

(5) 付　記

　自律訓練法は，一度マスターすれば，特別な器具を用いずに，いつでもどこででもできる自己コントロール法である。ただし，訓練初期は，専門家の指導を受けながら行うことが望ましい。また，最近では自分でも習得できるように多くの解説書やビデオ教材が市販されているので，参考にするとよいであろう。

　なお，自律訓練法の実施に際しては，先にみた禁忌症などに注意すると共に，被訓練者やクライエントの同意と協力を100％得たうえで実施しなければならないことは，いうまでもない。

10．家族療法

　子供が誕生し，やがて子供たちが社会に巣立って自立した大人になるに従って，親子の関係も成人対成人として対等な親子関係へと変化する。さらに老年期になると，親子のそれぞれの立場や役割も移り変わっていく。このような家族のライフサイクルの諸段階において，家族のメンバーの要求も変化し，要求が満たされたり，また，満たされず葛藤を抱いているかということは，家族メンバーにとって重要なことである。

　家族療法とは，家族集団を1つの単位としてみなし治療の対象とするものである。それまでのほとんどの治療は，個人に焦点を当てていたが，個人へのアプローチにも限界があることから，家族集団の中で個人の問題を捉え直そうとした。したがって，家族療法では問題を抱えているとみなされる個人をIP (identified patient) と呼び，IPを家族の病理を代表して症状を出したり，問題を起こしている者として捉えている。

　当時，個人療法の主流となっていた精神分析療法は，個人の内界を取り扱い，患者のみを家族と切離して治療していた。しかし，1930年頃から次第に患者と家族の相互作用の持つ意味に関心が向けられるようになり，1940年代後半から1950年代にかけて米国で家族に対する治療が行われるようになった。以後，イタリアや英国など西欧諸国に広がっていった。

初期の家族療法は精神分析の力動理論をもとにしていたが，やがて，一般システム論や学習理論，コミュニケーション理論，認識論などを基にした治療法が生まれ，現在では，このような多種多様な理論を様々な学派が用いている。家族療法家にはアッカーマン（Ackerman, N. W.），ボーエン（Bowen, M.），サティア（Satir, V.），ヘイリー（Haley, J.），ミニューチン（Minuchin, S.），パターソン（Patterson, G. R.），パラツォーリ（Palazzoli, M. S.），などがいる。

　家族療法が生まれる背景には，統合失調症の家族研究がある。とりわけ，ベイトソン（Bateson, G.）らの「二重拘束理論（double bind theory）」は，その後の家族療法の理論の発展に多大な影響を及ぼしたといわれる。「二重拘束理論」とは，2者間のコミュニケーションの病理で，片方から相矛盾するメッセージが同時に伝えられ，これに対して受け手側はその場から逃げられない状況を強いられて葛藤状態に陥る。このような状況が繰り返されると思考障害や情緒障害を引き起こすというものである。親が子どもに伝える言葉と態度が相矛盾すると子どもは混乱してしまい，やがては人に対する関心も失せてしまうことにもなる。このような逆説的なコミュニケーションが統合失調症の家族に特徴としてみられると考えられた。

　ジャクソン（Jackson, D. D.）もまた，統合失調症の家族の精神病理とコミュニケーションの研究から，有機体にみられるホメオスターシス（homeostasis, 恒常性）が家族にもあるとした。家族におけるホメオスターシスとは，家族には個々の独自のルールがあり，このようなルールを維持していこうとし，これから逸脱するような動きがあれば，元の恒常的な状態に戻るような力が働くというものである。家族メンバーの一人が出している症状が改善されると，別のメンバーに障害が引き起こされるような場合で，このような場合には，個人へのアプローチではなく家族全体を取り扱う必要がある。

　また，現在，家族療法には多くの学派があるが，共通して取り入れている理論にシステム理論がある。システム理論とは，ベルタランフィ（Bertalanffy, V.）の一般システム論をもとに発展してきたもので，家族は1つの集団システムであり，家族メンバーは互いに影響を与え合っているというものである。すべての家族システムには境界があり，その境界は半透性で通過できるものと通過できないものがある。また，家族システムは全く安定した状態になるというわけ

ではないが，比較的に安定した状態になり進歩や成長が起きてくる。また，それ自身より大きなスープラシステムの部分である。そして，家族システムでは，家族内の個人の行動のような事柄を，直線的因果関係よりも円環的因果関係と理解する。例えば，登校に不安のある子どもを持つ母親は，母親自身もまた子どものことを過剰に心配して過干渉になる場合があるが，その背景には夫に頼りたくても頼れないという夫婦関係の問題があり，このような母親の養育態度がさらに子どもの問題を悪化させるというものである。

　家族療法では，家族全員の心理的成長が目標とされ，①家族メンバーは，各々のアイデンティティを犠牲にして家族との協調的な関係を持ったり，逆に自己の同一性を優先するために家族と敵対関係になるような場合には，家族メンバーそれぞれが自立し個性化を達成できるような家族関係が求められる，②子どもを抱える現在の家族，主に両親が原家族の両親，つまり，子どもの祖父母（拡大家族）から心理的に分離していないために子どもの分離不安が生じ，原家族の問題が次の世代に伝播されたり（世代間伝播），また，夫婦の2者関係が不安定なために，両親が第3者の子どもを引き込み夫婦間の葛藤や緊張をやわらげようとし，夫婦間の問題は未解決に残されたままになり，一方引き入れられた子供は混乱し情緒障害が引き起こされたり（三角関係化），いつものように子どもが行動しないと親がひどく狼狽したり（絡み合い）するような場合がある。このように家族のメンバーと夫婦や親子の家族のサブシステム間の各境界が曖昧になってしまうような場合には，家族システム全体が機能不全に陥ってしまうと考えるが，曖昧になった境界を明確にしたり，不当に硬直化した境界を開くように各メンバーの役割と機能が柔軟であることが求められる，③コミュニケーションには，言語的コミュニケーションや声の調子，顔の表情，アイコンタクトの非言語的コミュニケーションにかかわらず，コミュニケーションが曖昧であると受け手を不安にさせる可能性があったり，間接的に送られたコミュニケーションは歪められて伝わったりする可能性があったり，また，他人同士のように互いに情緒的に疎遠であったりするようなコミュニケーションが家族メンバーの間で行われている場合には，家族内のコミュニケーションを明確にし，感情が自由に表明されることが求められる。

　家族療法の治療形態には，家族メンバーの全員の面接を主とする合同家族療

法，夫婦関係の問題を扱う夫婦療法，集団の形態を取る集団夫婦療法，何組かの家族を治療者が同時に面接して行う複合家族療法などがあるが，家族メンバーの一人とだけ面接するような場合でも，家族集団を視点に取り入れたアプローチであれば家族療法になる。また，家族療法と個人療法を併用することでその効果を上げるケースもある。

　家族療法の治療では，まず，主訴となっている問題が家族集団とどのように関連して起こっているのか。家族の機能（問題解決，コミュニケーション，役割，情緒的関与，行動のコントロール）がうまく機能しなくなっているのはどうしてなのかを見出す。それに基づいて，家族メンバーがどのような形態で参加できるのかを知る。その後，一般的には，治療に対する動機付けを高めるために，家族メンバーから目標と望ましい結果を聞いていく。目標を一致させることは容易ではないが，話し合いによって考えられた目標は，治療者にとっては治療計画に役立てることができ，家族にとっては励ましとなる。家族メンバーで合意の得られた治療目標を定めたうえで，それぞれの治療戦略に基づいて介入を行っていく。家族療法家の治療者としての役割は，行う治療法によって異なり，家族を受容し，支持するのみではなく，積極的な指示を出し積極的に介入を行っていくこともあり，精神分析療法における治療者の役割の個人療法におけるものとは異なる。また，家族療法家は，治療場面で家族メンバーが行う激しいやりとりの中で，関与しながらも巻き込まれ過ぎてもいけないし，離れ過ぎてもいけないといった家族との適当な距離をバランスよく保ち続けなければならない。

　家族療法は，それを万能であると考えたり，最後の手段として考えるものではない。家族療法が適用とされるのは，家族集団に機能不全が認められ，その機能不全が問題と関連していると認められる場合である。家族療法は，心身症，アルコール依存，嗜癖，不登校，家庭内暴力などの問題，また，家族のライフサイクルの移行期の問題や夫婦の問題など，様々な問題に用いられ，その効果が期待されている。

―coffee break―

マニュアル化社会に感じること

　今は何事もマニュアルに従って，効率良く片づけられていく時代である。身近な家庭電化製品の操作法に始まり，デパートの店員さんの接客法に至るまでマニュアル化が徹底的に押し進められている。なるほどマニュアル化されることで，全くの未経験者でも長年従事している接客業の専門家と遜色のない顧客への対応が可能となるのですこぶる便利なものではある。元々，外資系ハンバーガーショップのマニュアル化方式が日本のビジネス界に導入されたもので，サービスの効率化，均一化，教育の省力化・費用節減などの利点が脚光を浴びたものである。

　しかし，アメリカから導入されたマニュアル化方式が日本で実践される時，それが徐々に定着してきた感のある今日でも，なお些か気になる現実に遭遇することが少なくない。先日も知人と共に昼食のために立ち寄ったある外食産業のチェーン店での出来事だが，店に入るやいなや店員さんたちから元気良く「ようこそ，○○○レストランへ」という声をかけられた。私が時代遅れな感覚の持ち主であるためか，この挨拶が何となく耳障りで，いつも「なぜ昔から日本の社会で使い慣れた「いらっしゃいませ」という言葉を避けて，わざわざ「ようこそ」（welcome）という英語版マニュアルの直訳表現がそのまま使用されねばならないのか」不思議に思うのである。さらに，テーブル席に案内された後，再度「ようこそ……」と繰り返されたのだが，その時の店員さんの顔と視線は全く関係のない方向に向けられていて，歓迎の言葉をただ機械的に言っているだけという印象を受けたのである。その態度には歓迎の言葉とは裏腹に，「心」と「感情」が抜け落ちてしまった形だけの接客態度が露骨に

みて取れたのである。また客から注文を聞いた後，その内容を確認する行為は一般化しつつあるが，「……でよろしかったでしょうか」という言葉をつけ加え，同じ言葉は注文した最後の品が出された時にも，「ご注文はこれでよろしかったでしょうか」という形で使われるのである。これにはもう閉口するしかないという思いをするのは私だけであろうか。それを言うなら「……でよろしいでしょうか」といえば事足りるのであり，わざわざ「よろしかったでしょうか」と過去形で表現しなければならない理由は見当たらないのである。

　私が感じる違和感にはお構いなしに，こうしたマニュアル化表現はますます広がりつつあり，最近では私自身がそれに慣れることをせまられているような迫害妄想的気分にさえなるのであるが，百歩譲ってそうした表現を受け入れるとしても，心と感情の欠落したマニュアル文を人間に対して無制限に適用することだけは払い下げ願いたいものである。とりわけ，急速な社会的ニーズの高まりに応えるべく，企業参入が盛んとなりつつある介護・福祉サービス事業にまで過度なマニュアル化が進み，心と感情が見失われてしまうことだけは避けて頂きたいものである。

〔中尾　忍〕

第V章

事例紹介

1．青年期の問題を持ち越して出社拒否になった一例

　昨今，精神疾患ではない状態での無断欠勤や頻回欠勤があり，周囲が困惑するような出社拒否例が話題になっており，自己愛との関連も指摘されている。
　以下に紹介するのは，母親の敷いたレールに乗りこれといった挫折もなく過ごしてきた，青年期の自己愛の未解決な問題があるとみなされたフレッシュマンであった。そこで筆者は，直接本人に洞察を求めるようなアプローチではなく，むしろ環境調整によって問題を克服できるのではないかと考えてアプローチを試みた。

（1）事　例
　男性，23歳（初診時），独身，公務員。
　［主訴］職場に行くのが辛い。
　［診断名］適応障害。
　［来談経路］上司の勧めによる。
①事例の概要
a）家族歴　　両親と弟との4人暮らしである。父親は会社員，性格は真面目で温厚。母親は専業主婦，子どもの教育に熱心で，大学受験に失敗した弟がひきこもるようになってから情緒不安定になっている。
b）生活歴　　小学校の頃から学校で緊張してよく腹痛を起こしている。中学校の時，学校が荒れて他の生徒から暴力を振るわれたこともあったが，下町風

の環境から閑静な住宅街に転居してからは，緊張感をばねに勉強やスポーツクラブに力を入れるようになる。成績もトップクラスで，高校，大学と順調に進学する。大学では，クラブ仲間や友達の中心になって活躍し，親に従順な青年期を送ってきた。就職動機は親の勧めもあって安定した公務員を選択，難関の公務員試験を突破し現在の職に就いている。

c）既往歴　　特記すべきことなし。

d）病前性格　　本人によるとわがままということである。

e）現病歴　　4ヶ月ほど前から出勤するのが大儀となり始める。2週間前，仕事のミスをした際に，頭が混乱して書面の意味がわからなくなり感情のコントロールを失って，パニック状態に陥り，同僚たちに抱えられて別室で休養を取る。以後，微熱，不眠，悪い考えが頭から離れないなどの症状も出現して1，2日の欠勤を繰り返すようになったため，上司の勧めで受診することになる。

f）心理検査　　CMI，バウムテスト，NEO-PI-R人格検査，自己愛人格尺度を実施。いつも体の具合が悪く健康のことが気になって仕方がないなど心気的，神経症的な傾向や，また，強い達成願望や他人への配慮を欠くなど自己愛傾向がある。

②面接経過

　上司の勧めで来院したが，初診時は不投薬にて，主治医から無理をせず生活リズムの乱れを調整するよう指導があり，診察は1回で終了する。並行して行った面接では，真面目な会社員といった印象であった。しかし，受診に対しては上司の勧めで来院したものの取り立てて困っていることはない，仕事でミスをしたが上司にも問題があると話すなど，本人の融通性のなさやプライドの高さが感じられた。筆者はこれまでの生活史などについて一通り尋ねた後，本人のプライドを傷付けないようにしながら，「焦らず，ゆっくりとこのままでやっていきましょう」と伝えた。筆者の言葉を聞いて何かほっとした様子で表情もやわらいでいた。本人は面接の継続を希望せず，次回の面接については，本人から連絡してもらうことになり，面接も1回のみで終了した。

　しかしその後10ヶ月経って本人から連絡があり会ってほしいということで再開した。

再開第 1 回目の面接では，職場に休む連絡をした後は嘘のように元気になり，また，休日前は元気だが日曜の夜になると仕事がうまくできるか心配で気分がうっとうしくなるなど，まるで登校拒否のようと出勤困難な様子を語った。その一方で，休日の職場のテニスクラブは楽しめるので，気分転換すると良くなるのではないかと考えていると話し，強い抑うつもみられず，仕事以外では意欲のあることが推測された。そして，このように周囲からみれば理解できないような職場の状況について本人に尋ねてみると，悩んでいる様子もなく，出勤すれば仕事もできるので同僚にも迷惑をかけていない，むしろ，自分にはもっとふさわしい立派な仕事があり，今の仕事内容には不満があると話す。家族については，家に居る時が一番居心地がいい。今は，弟のこともあり，母親から一層期待されているので，母親には心配かけられないし，相談ができないと沈んだ表情で話す。そして，面接については，「話したいけれど話す人がいない。だからカウンセリングを受けたい。先生に話を聞いてもらうとスーッとして気分がよくなる」と 10 ヶ月前とは違って，面接に対して積極的であった。筆者は，最初，本人の話から何かつかみきれず，実際に話をしてみても登校拒否のような話をするが，取り立てて訴えることもなく，一体何を言いたいのだろうかと思った。しかし，色々本人の話を聞いていくうちに，家族については何か問題を抱えているように思われた。そこで，これに触れるべきかどうか考えたが，職場のメンタルヘルスにあたっては，本人の洞察を求めるような個別のアプローチもあるが，ケースの病態によってアプローチを変える必要がある。本例の場合は，最初から直接本人に洞察を求めるようなアプローチをしてしまっては，これまでの本人の対象関係の病理を繰り返すことになると考えて，環境調整を主体にするという形にした。職場の環境調整については，本人や上司の希望もあり，職場の上司に本人の問題を伝えて対応を考えてもらうことにした。また，不眠や下痢，吐き気などの訴えもあったため診察を勧めたが，薬物依存になるのが不安なのでもう少し様子をみたいということであった。

　再開第 1 回目の面接の後，職場の係長に来院してもらった。係長は体格や話し方などみるからに体育会系で，実際にスポーツで鳴らしてきた人だった。係長は，職場内の本人の様子を次のように語った。本人は割り振られた仕事のうち得意なものはさっさと処理するが，嫌なものや苦手なものは平気で断り，そ

れを拒否されると欠勤する。そのような欠勤の後，出勤してきても周りに迷惑をかけたことを詫びる風でもなく仕事を始める。最初は我慢していた同僚たちも，仕事もできないのにエリートを鼻にかけてと言い始め，職場の人間関係もギクシャクし出した。係長も本人に発破をかけてきたが，一向に気にする様子も見られない。このままでは職場の雰囲気は悪くなるばかりなので，これからは部下を一緒に誘って飲みに行くなどして，本人とのコミュニケーションを取るよう心がけるつもりだと語った。このような係長の話から，筆者は，仕事に支障はないと話す本人と上司との評価にギャップを感じ，本人が現実の仕事の中でリアリティを持てなくなっているのではないかと推測した。筆者は，疲労のみえる係長を労い，そのうえで，今は本人を抱えるようなソフトな対応が望まれ，係長に認められ理解されることを求めている本人にとって，今のやり方はとてもいいと伝えた。それに対して，係長もこのようなことを話せる場がなく対応に困り果てていたが，筆者に話を聞いてもらい気持ちの整理もできて良かったと感想を述べた。

　第2回目の面接では，薬物療法も試みてみようかと思うと話したため主治医に繋ぐことにした。主治医からは安定剤が処方され，第3回目の面接では，服薬後，症状は軽快し，「仕事への不安もなくなってすんなり職場に入れる。嘘のように調子がいいが，波があってまた気分が落ち込むかもしれないけれど」と，不安も幾分やわらいでいるようであった。

　第3回目の面接後，本人の了解を得て職場の課長が来院した。課長は小柄ながらエネルギッシュで，非常に熱心な印象を受けた。課長の話では，昨夜本人から，夜になると不安だと課長宅に電話があった。自分のところまで電話をしてきてくれて嬉しかったので一応励ました。ここ2，3日仕事を休んでいるので，一度，家庭訪問をしてじっくり話をしようと思うが，どんな話をすればよいのかわからず相談に来たということだった。課長によると，難しい試験をクリアしてきた優秀な人材なので期待をかけていたが，新人研修中から体調不良を訴えてドロップアウトするなど，期待に反することばかりで，当初からどうしたものかと頭を悩ましていた。これまで，仕事のやり方について色々指導してきているが，本人は逆に身勝手な行動を取るばかり。腹にすえかねて，「日曜日にクラブだけは元気にやって，月曜日には休む。それは怠けじゃないか」

と言ったこともあったが，こちらの話を聞いているのか聞いていないのかわからない風で，一向に改善がみられないと語る。係長にしても課長にしても，本人は非常にマイペースで自己中心的ではあるが，パニックになるほどでもないのになぜなのかという風であった。そして，どう対応してよいのかと手を焼いてしまい，どのようにしたらいいのかと尋ねてきたのだった。筆者は課長に，熱心さや苦労を労いながら，職場の環境の問題もあるかもしれないが，親子関係を軸にした自己愛の個人の問題があるだろうと伝え，職場の方は今やっていることで十分なので，あまり無理強いしないようにアドバイスした。

　第4回の面接では，症状が悪化し，1週間欠勤が続いていると話し，問題はなかなか簡単には解決しなかった。そこで，筆者はあまり無理な介入はしないが，本人の問題であることを返していった。

　第5回目の面接では，出勤に対する意欲も少し出てくるようになり，プライベートでも余暇を映画や買い物にあて，行動範囲も広がった。また，この回では，「はじめは新しいことばかりで，何でもやってやろうと思って頑張った。秋頃から，夕方になると頭がボーっとして会議があっても何をやっているのかわからないようになったが，まだ，休まなかった。しかし，体力的にも精神的にもしんどくなって，1回ガクンときて休んでしまった時，緊張の糸が切れて職場に行くのが重くなった」と，初診時に抵抗を示していた本人も，受診に至るまでの経緯を素直に語るようになった。さらに，「今はカウンセリングを受けているので以前のように酷くなることはないけれど，テニスクラブに行ってその時は発散できても，職場では以前のように心から楽しむことがない」と，惨めさや孤独感も語られた。一方，当初上司に対する不満を述べていた本人は，「ゆっくりしたらいいと言ってもらえた」と，上司に理解されたことがとても嬉しかったと話し，以後，不満も聞かれなくなった。また，同僚に対する当初の傲慢な態度は，「先輩で尊敬できる人が多いので助かる。甘えているのかなと思う。周りがいないとやれない」と変化し，感謝の気持ちを語るようになった。このように丁寧に話を聞いていくと，本人も本当は強く助けを求める気持ちを持っていたが，周りが母親に見えてしまっていたために，少し裃を着て自分を表に出せないでいたのだった。そのようにして少し自分を出すようになると，むしろ本当に幼い未熟な側面が表に出てきた。それは一方では依存的なパ

ーソナリティが表れてきたということなのだが，周囲との関係は改善されてきた。このような話の中で，「今まで想像していたイメージとあまりにも与えられた仕事が違う。納得していない。自分にはもっとふさわしい仕事がある」と，依然高い理想を掲げながらも，一方で，「休むことはあっても，長期に休むつもりはない。周りからも公務員が向いているといわれる。今の経験をしたら次の仕事もできると思う。今までとんとん拍子，入試，入社，つまずかなかったので，ショックが大きかったと思う。人生にはつまずくこともある。今の解決策はなく，気分も沈みがちなことも多いが，これからは休まないでおこうと思う」と少し自己理解も進んで仕事もできるようになってきた。そして，家族の話題では，母親のことよりもむしろ，これまでほとんど話題に上がらなかった父親の話題が出てきて，「毎日父とお酒を酌み交わすのが楽しみ」と，嬉しそうな表情で語る。そして，調子も良くなってきたため，次回の面接を新年度，職場環境が変わってからにしたいと希望してきたので，筆者はそれを受け入れた。

　4ヶ月後，第6回目の面接では，お正月明けから特に症状も出なくなり，今は出勤も嫌ではないと語り，いきいきした表情もみて取れるようになった。職場では上司の異動はなかったが，メンバーの一部に異動があった。昨夜，係長の声掛けで飲み会を開いたが，あんなに飲んだのは初めて，その後，明け方まで皆と一緒に過ごしたと楽しそうに語り，「同年代の男性も増え，並んで座っている。新しく入った同年代の女性も優しいのでうまくいっている」，「残業が続いて仕事が終わると頭もボーっとするが休んでない。体力的にも疲れているけれども，イライラすることはない。でも疲れているからパンクする心配はある」と職場の環境調整も功を奏し，上司や同僚に抱えられる中で本人は色々と試し，アイデンティティを模索しているように思われた。そして，欠勤も徐々に少なくなっていった。主治医の診察は，この時点で終了している。

　2ヶ月後，第7回目の面接では，職場でリーダーの仕事を与えられたと少し自慢そうに語る。また，大学時代の友人との関係においても，以前のように本人が企画を任され，傷ついて低下していた本人の自己評価も，癒されて回復してきているようだった。そして，「2日の休日は1日休んで1日用意して，自分の音楽休符みたい」，「仕事はこんなもの，しんどいものと，自然体でやって

いく」と，自己調整もうまく取れるようになってきていた。そして，「今の仕事では満足していない，異動の希望も考えている。隣の芝生は青い」と笑みを浮かべて話し，高かった理想と現実との折り合いもついてきたようだった。また，家族の話題では，「以前は帰宅すると母親と弟が喧嘩をしていてそれに巻き込まれていた。弟を見捨てるつもりはないが弟は弟，心配なこともあるが以前のように巻き込まれることはない」と話し，適当な距離が取れるようになってきていた。

4ヶ月後，第8回目の面接では，「休むと誰かに負担がかかる」と，同僚を思い遣りまた，本人にとって困難な状況に対して，積極的に対処していこうとする姿勢もみられた。そして，調子はいいが，去年この時期から調子を崩したのでまた悪化しないか不安だと話し，次回の面接は間隔を狭めて1ヶ月後にしたいと希望し，本人の希望通りにした。

1ヶ月後，第9回目の面接では，心配したが2日休んだぐらいで出勤できたと，挫折の苦い体験から自信を回復したようだった。そして，父親との関係では，「父に転勤希望の話を出したら，好きなようにしたらいいと言われた。父親には話してもわかってもらえないと思ってきたけれど」と，父親に対するイメージも，実際に父親と接近することで修正されてきたようだった。

1ヶ月後，最後の第10回目の面接では，「人の気持ちがわからない。人に接する時に気をつけないといけないと思った」，「最近彼女に振られた。前回，振られた時にはひどいショックを受けたが，今度はそうではない。自分の都合ばかり押しつけていたのがいけなかったのかもしれない」，「職場でも人の話を聞くことをしない。以前から，自分は親切だが優しくないのではないかと思っていた。自分の都合でする，公私共々」，「何でもぱっぱと決めないで，もう少し考える長い目を持つ」，「整然としたところがよくて，混沌とした世界に足を踏み入れるのはこれまで苦手だった。今でもしんどいところはあるけれど，心の持ち方で楽しいのと違うかなと思う。何がある，ない，できる，できないではなくて，まあいいかと。遊びを持たないと」とリラックスして自分の気持ちを語れるようになった。そして，本人の理想の自己像も従来の母親の望む自己像に同一化していたものから離脱をしていることが明らかになってきていて，失恋や仕事において以前のように大きな破綻をきたさずに済んでいるようであり，

明らかに本人が成長していることがうかがい取れた。

　初診時から1年10ヶ月，再開から1年で面接は終結し，その間，本人の了解を得て，係長と課長に対してそれぞれ2回ずつ計4回の環境調整を行った。

（2）考　　察

　本事例を振り返ると，本人は発症するまでは勉強してエリートになるという母親の要求に乗ってきたことが推測される。高校，大学，就職と順調にきていて，母親の自己愛を満たすように本人も頑張り，本人の自己評価も維持してこられたのだろう。父親はごく普通の真面目なサラリーマンで，母親が考えるようなエリートではなかった。そうした父親に母親が実際不満を持っていたようであり，背景にはこのような夫婦関係の問題のあることが考えられる。しかし，母親のいう通りにさえしていればうまくいくはずと思っていた本人が現実の職場にさらされた時，初めて本人の適応能力の低さが表面化した。本人の言動は周りからみるとエリートを鼻にかけてとしかみえず，本人は現実に対処する術がなかったので結果的に自己評価が下がり，自己が収縮して，ついにはパニックに陥った。こうしたメカニズムが発症の背景にあった，と思われる。本人は治療開始後，治療の場面である程度距離を持てるようになり，そうした中で，父親に接近していき母親から距離を取るという動きがみられた。そして，母親の目を通してみるとたいした人ではない父親だが，そうではない父親の姿がみえてくるようになった。また，職場でも母親の眼鏡に適うことが本人の自己愛を満たすことに直結すると思っていた。しかし，それでは現実に十分対応できないということが，少しずつ認識されるようになって，自分本来の姿をみるようになると，本人自身が十分に成長できていないという現実の姿が徐々に理解されるようになり，そうした理解を通して周りとの関係が新しく構築されるようになった。

　パニックを起こして職場に行けない，といった出社拒否の背景に自己愛の病理の問題があるといえば，重い病気を想定することが一般的であろう。しかし，世の中が変わってきているので，現実には，これまでの学生時代や人生経験の中で当たり前のように確立されていたアイデンティティの発達課題が，最近では職場のメンタルヘルスの中でもその姿を表すようになっている。そのような

場合には，洞察的な心理療法よりも環境調整のようなマネージメントが必要であるといわれている。筆者はこのような理解に基づき，直接本人に洞察を求めるようなアプローチではなく，むしろ実際の環境の中で本人の成長を見守り，そのような問題を治療と現場で解決することができたと考える。このように，職場のメンタルヘルスにおいても，こうした青年期の自己愛の発達が見え隠れすることを理解して治療するような対策を講じていかなければならないだろう。

2．職場ストレスの増大と並行して広場恐怖を示した男性に対する認知行動療法

職場での，主に人間関係におけるストレスの増大と並行して発症した軽度の広場恐怖を伴うパニック障害のクライエントに対し，認知修正法，リラクセーション，段階的暴露，社会的スキル訓練を組み合わせた介入を行った事例について報告する。

(1) 事例の概要

a) 主訴と来談経路　　P，32才男性（来談時）。会社員（営業担当），独身。

[主訴] 電車やバスなどに乗りにくい。満員の電車で，「呼吸が十分にできていない感じと動悸，嘔気，及びこれらの急激な体調悪化に対する強い恐怖」を覚える。自家用車やタクシーに乗っていても，道が渋滞するなどで物理的な閉塞感が強くなると，これらの感覚が高まる。閉塞を覚える場所や人の多い場所がすっかり苦手になった。職場での人間関係がうまくいかず自信を失っていることもあり，退職を考えている。

b) 現病歴　　都心に向かう電車に30分ほど乗り5分ほど歩く会社に通勤。勤務時間がフレックスであるため，週のうち4日は，朝の混雑のピークをすぎた時間に通勤できる。しかし，週に1度は会議のために9時前に出社する必要がある。来談時（以下では，Xと表記）の2ヶ月前頃から，混雑のピーク時の電車の中で，上述したような不快を覚え，何かの病気かと不安になった。「これが繰り返されるようであれば，会社を辞めなければならない」という考えが頭に浮かんだ。

その翌日以降，遅めに出社できる日はさほど不快感・不安感は強くなかった。しかし，1週間後の早い出社の日に，同じように胸のあたりの不快さが強くなった。「満員電車の中で嘔吐したら大変だ」という考えが浮かび，ハンカチを手に備えた。実際に嘔吐は経験していないが，それ以降，予期不安は強くなったままである。乗り物に乗る，外食している，駅や商店街の中などの人混みの中にいるなどの際に，常に体調のことが意識にある状態になり，不調を予期させる場所を可能な限り避けるようになった。

その後，早い出社日の前日から当日朝にかけて不安が高まり，「熱がある」として仮病で休んだり，前日から勤務先から数駅のビジネスホテルに宿泊して出社したりすることもあった。

Xからほぼ2ヶ月前の某日，一般内科に受診をし，検査を受けたところ，別の「心療内科」クリニックを紹介され投薬治療を受けた（アルプラゾラム，0.4 mgを1日3錠）。幾分不安はやわらいだ気がするが，いったん「この場はダメだ」と思うと効果は確認できない。上司や同僚から，「能力ないくせに，つき合いも悪い」と評価されているという懸念がますます強くなった。

c）**家族構成と生育歴**　両親と3人の家族。3歳年下の妹は2年前から1人住まいを始めた。生育歴に特記すべきエピソードはないが，小さい頃から「目立たないし，目立ちたくないと考える弱気なタイプ」であった。母親と妹，つまり女性が元気のいい家庭で，父親と自分は地味でつき合いも狭い。普通高校卒業後，「他人に自慢などできない4年制大学」に進学，就職した後1度転職を経験して現在の仕事が6年目。前の職場も同じ職種であったが，気の強い人ばかりで，ストレスがたまり，父親の知人の紹介で現職に就く。現在の職場でも「思ったことをうまく口にできない」性格が災いし，あまり居心地は良くない。しかし，父親を困らせたくないことなどの思いから我慢している。結婚を希望しているが交際相手がみつからない。一度母親の友人の知り合いの紹介でお見合いをしたが，すぐに断られてしまい，自信を失った。

（2）　介入の経過——見立てとインフォームドコンセントおよび契約

クリニックでの診断結果も参考に，下記のような見立てと心理相談室としての援助の内容を確認し，合意を得た。なお，以下のような援助を進めることに

ついては主治医の同意も得られた。①比較的軽症の「広場恐怖」にあたり，クリニックの主治医の指摘通り，「体質をベースとしてそこにストレスが蓄積されたことによる心身の不調」と考えられること，②投薬治療と平行して「生活を楽にするための練習」（認知行動療法の各種技法のことを，このように伝えた）によって体調と気分を快復させる見通しが立つこと，③仕事上のストレスの調整が，現在の症状を軽減しかつ快復後の健康維持のためにも有効であること，④怖い場面を避けることは，一時的な安堵を生むが「いつまでも怖いまま」という結果を招くものであること。

また，援助のねらいとして，⑤苦手意識のついてしまった場所，場面に対する安心感を回復し，回避行動を減らしていくこと，⑥職場での人間関係が楽になるような訓練プログラムを実行することで，心理的なゆとりを取り戻すこと，の2つの点に置かれた。その他，⑦しばらくは週に1回，その後徐々に間隔をあけて面接を継続すること，⑧退職などの重大な判断はある程度快復するまで棚に上げておくこと，その他の契約を確認した。

（3） 面接経過

①初回（X）：上述した現病歴等の確認と相談面接に関する見通しの説明及び契約
②2回目（X＋1週）：すでに取れている対処の確認／自律訓練法標準練習／非機能的認知の確認

心理療法を担当した著者（以下では，Coと略記）がPに，これまで経験したパニック（急激な身体的不調と不安の高まり）への対処の仕方を確認したところ，①気がかりなまま電車に乗っていて不快な身体感覚が生じた場合には，普段乗っている通勤快速を途中下車し，ゆっくりと深めに呼吸をして，落ち着いたところで次にホームに入ってくる各駅停車に乗り換える，②クリニックの医師から「（怖いでしょうが）死ぬことはない病気ですから」と言われたことや，自分で調べてもすべて同様の説明があったことを思い出し，気持ちを切り替えている，などが確認された。このような自発的な対処の工夫に対し，Coは丁寧に傾聴し，かつ支持していった。そして，これらの既に獲得した工夫を，さらに効率の良い工夫へ進化させていくことが目的であると伝えた。

そこで，心身の自己調整を自分で練習する方法（自律訓練法）を練習することの意義を説明したところ，Pは職場での不安にも有効であるという説明に関心を示した。そこで深呼吸と背景公式，両腕の重感まで指導し，関連する説明資料と練習記録用紙を渡した。

続いて，嘔吐を恐れる背後にあった，P自身の小学校時代の給食を嘔吐したトラウマ体験なども語られた。

その後，クライエントが「仮に，朝の電車でハンカチだけでは抑えきれないほどの嘔吐をしてしまった」として，その結果「いかなる破局的なことが起こるか」を想像していく対話を行った。さらに，「仮に，嘔吐してしまい，同じ車両に乗り合わせた人の大半から，『極めて不快』と思われたとして，その出来事がいかなる破局を生じるか」，などについて話し合われた。

このような，「公共の場で嘔吐という失態をした場合の，周囲の目」にまつわるエピソードや不安な思いについて，Coは，基本的な共感を示しつつも，「人前での嘔吐にも色々あり，『体調不良によるものならばやむをえまい』，と考える人も少なくないのでは」などと疑問をはさみつつ，Pの公共の場での失態に対する捉え方（視点）が柔軟になり，その結果，Pの認知が機能的でない（適応的でない）ことが自然に浮き彫りにされていくように対話を展開する，いわゆる「誘導による発見」（ソクラテス的対話）を進めた。

③ 3回目（X + 2週）：自律訓練法の確認／非機能的認知についての対話

自律訓練法について，腕の重感が得られにくいということであったので，腕の筋弛緩訓練を行うなどして，訓練の継続を促した。自律訓練法の訓練記録と日常の出来事とその解釈，感情の記入（認知療法の思考記録表）を求めた。

Pの「公共の場での嘔吐」についての認知は，思考記録表の記入に基づき，「体調によっては，仕方なく嘔吐してしまうことがあるかもしれない。特に朝なら，『何らかの理由で体調が悪いのだろうか』と人は思うだろう。『不愉快だ，けしからん』と皆が思うわけでもないだろう，仮に，『不快だ』と思われても仕方ない」という感想が得られるなどの変化が確認された。

「万一嘔吐があっても，それが破局的な結果を招くわけではない」という考え方の確認と，「不安が起こっている時に，深呼吸で気持ちを落ち着けることができる」ことを確認することで，実際の電車での通勤がどの程度楽になるか，

ならないか，実際に乗車中に確認することがホームワークとされた。
④4回目（X + 3週）：乗車の不安の管理と評価懸念に関する情報収集
　深呼吸によるリラックスで電車での不安が楽になったこと，および「万一の嘔吐があっても，破局ではない」の考えを持つことで，開き直ることができるようになった，という報告が得られた。とりあえず，カウンセリングの中で獲得したこれらの対処方法と，各駅停車を待つのもよいという考えから生まれる安心の確認などによって，対処していくことが確認された。
　話題を職場での人間関係に向けたところ，直接の上司から，「覇気のないやつ，すぐに体調不良のせいにし，『飲みニケーション』（上司の口癖）を大切にしないやつ」と評価されていることへの不安が語られた。
　これらについて，「実際にどのような場面で，どのような対応を上司が取ることが，そのようなマイナスの評価を受けている証拠になるのかを確認し，記録してくること」をホームワークとした。
⑤5回目（X + 5週）：職場での不安の背景にある非機能的認知の確認
　「覇気のないやつ」および「すぐに体調不良のせいにする」と上司がPを評価していることを示す証拠は，具体的にはみつからなかったとのこと。しかし，「これまでの経緯から，そのように思われているのは間違いないと思う」という信念も確認された。Coは，そのようなPの「自動思考」に対してあえてここでは介入せず，「Pさんがそのように思うわけですから，そのような上司の評価は実際にそうかもしれませんが」とのみ応じ，『証拠探し』を次回面接まで継続することを提案した（後の7回目の面接で，「気のせい」ないしは「思い込み」とP自身が結論づけることになった）。
　「『飲みニケーション』（上司の口癖である）に積極的でないやつ」という評価については，飲み会に「Pはどうせ，参加しないだろう」と言われたエピソードが語られた。
　この話題をきっかけに，「(職場で) 言いたいことをはっきり言えない」経験についての話題へと展開した。上司だけでなく，他の同僚との関係でも，「仕事が遅れている原因の説明をしっかりできないため，個人的に強く責められた」，「本来なら自分の役割ではない書類作成を押しつけられ，断れずにとても困った」，「コンピュータに関するトラブルの対応について，『それは自分が知

っている』と思い切って声を上げることができなかった」などの，不満エピソードが確認された。そこで，そのように挙げられた具体的な場面での対応について，どのような対応が望ましいと考えられるかを確認し，ロールプレイを行った。

ホームワークでは，職場でのちょっとした主張性が不足した場面，あるいは，発揮できた場面について，その直後の気分の評価なども含めた記録を取ることを促した。

⑥6〜8回目（X＋7週〜X＋12週）：主張行動の成長の確認

上司の無理のある依頼に対し「それについては，○○が担当ですけど，混乱するとやっかいなので，先に○○に確認していただけないでしょうか」などと主張する行動，あるいはコンピュータの操作に関して「自分ならわかると思いますが，みてみましょうか」という積極的に関わるスキルが現実の場面で発揮され，とても気分が良かったことが話された。

上司の「飲みニケーション」にも，参加することができ，性格が「前向きになっている」と言われたことが報告された。

電車について，あるいはその他の人混みへの苦手さについては，「得意ではないが，気持ちを調整できるようになってきた」との報告があった。引き続き，段階的に，苦手だと思っていた人混み，飲食店での食事などで，「なんとかやれそうだ」と思える場所，時にあえて臨むこと（段階的暴露）を提案した。

⑦9〜11回目（X＋15週〜23週）：症状の安定の確認

電車は，すでにX＋8ヶ月頃から，各駅停車に乗り換えずに急行で安心して乗車できている。風邪などをひいて本当に体調が悪い時でもなければ，人混みの中，外食などもあまり気にならない。クリニックでも改善が評価され，いっそう自信がついた。11回目で終結とした。投薬は，X＋13ヶ月後までであったが，X＋19ヶ月後のフォローアップでも，状態は安定しており，職場での適応感も高いまま維持された。

（4）まとめ

この事例は，筆者が1990年代前半に心理面接を担当したものである。現在であればDSM-Ⅵなどに基づき，「広場恐怖を伴うパニック障害」と診断され，

最新の（SSRIなど）薬物療法が選択されたであろうと思われる。しかし，本事例のように，認知行動療法を適用した心理的援助を併用することで，より確実でかつ再発率を抑えた介入が実現しやすいことは，この障害に対する多くの実証研究によって明らかにされつつある通りである。

3．過重労働と抑うつ：困難な状況を「しっかり者」として生きてきた女性との面接

　人は職業人として何らかの職業に就くまで，家庭や学校という社会の中で育つが，この時期，すべての人が発達課題をうまく達成して成長するわけではない。子どもとして両親の愛情を確かめることができないうちに，親が他界することもある。両親の不仲による緊張感を絶えず経験しながら，両親の間を修復しようと自分自身の気持ちを抑えて，「よい子」として頑張ることもある。近年，虐待が大きな問題として取り上げられるようになったが，このような虐待を受けることもある。

　また，地震で大切な家族や家や勤め先を失った時，また犯罪被害で大事な家族を失ってしまった時などに，家族は大きなダメージを受ける。その中で，子どもたちは家族の「希望」としてがんばることで家庭を支えたり，両親の世話を引き受けながら，「しっかり者」として育つことがある。

　この事例は，姉が亡くなった後，うつ状態になった母親を支え，「しっかり者」としての役割を家族から求められ，また，それに応えながら生活してきた。職場でも「しっかり者」「頑張り屋」として期待され，精神的エネルギーを使い果たしてしまい，心身の不調を訴え，抑うつ状態に陥り，休職に至った事例である。休職することは，この女性にとっては「しっかり者・頑張り屋」としての自己イメージを揺るがすことであり，自殺を考えるに至った。しかし，周囲の支えの中で，自己を見直し，両親との新しい関係を確認し，復職した。ここでは，この事例を通して，カウンセリングの経過と企業内カウンセリングの意味について検討したい。

（1） 事例の概要

　Aさんは20代半ばの女性である。幼少時に姉が交通事故で他界し，母親はそれ以来，うつ状態が続き，何とか家事をこなしてきたが，Aさんとの情緒的な交流は少なくなった。Aさんは小学校であったことを話そうとしても，母親が無理をして話を聞いているように感じ，段々，学校であったことを話さなくなった。中学時代になると，Aさんは仲間はずれや無視などのいじめにあうが，家族に心配をかけてはいけないと誰にも相談せず，勉強に打ち込むことで乗り越えてきた。父親は仕事が忙しく，Aさんと接する時間はほとんどなかった。しかし，Aさんにとっては安心できる存在であり，成績のことを話すと父親が喜んでくれるのが嬉しく，さらに，勉強を頑張った。

　Aさんは高校卒業後，地元の企業に就職した。職場では，中学時代のいじめの影響もあってか，同年齢の友人は限られた。まじめで頑張り屋のAさんはきちんと仕事をこなし，上司から信頼を寄せられ，徐々に後輩の指導もまかされた。不況の影響で人員が少なくなったところへ，仕事量が増え，残業が続くようになった。Aさんは体は疲れているのに眠れなくなり，食欲も低下した。それでも，上司に頼りにされると，その期待に応えようと残業を続けた。次第に，職場でめまいや手のふるえがひどくなり，仕事を休むようになった。産業医の勧めで精神科を受診し，抑うつ状態と診断された。その後，以前からつき合っていた男性との交際もうまくいかなくなり，一層，抑うつ感が強まった。そのため，Aさんは精神科医や産業医の勧めで休職した。休職したAさんは産業医の勧めで，カウンセリングルームにやってきた。

（2） 面接経過

①第1期；抑うつ・混乱期

　Aさんは，抑うつ状態とこれまでの経過について話した後，「病院では，今の職場が辛いのなら職場を変えるのも1つの方法ではないかと言われるけれど，自分ではどうしたらいいのかわからない。将来のことを考えると今の職場がいいのではないかと思う」と言いながら，こちらの応えをうかがった。カウンセラー（以下，Coと略す）は〈今は心身の疲れ，気持ちの落ち込みが激しい時であり，まず，休養することが重要であること，薬を服用すること，退職など重大

な決定はしないこと〉を伝えた。この会社でのカウンセリングは月1回に限られているため，病院でカウンセリングを受けることを勧めたが，Aさんは時間的，経済的な理由から病院でのカウンセリングには消極的な態度であり，Coは心身のことや今後のことを話し合っていくことを提案し，Aさんと面接を続けていくことになった。また，月1回のカウンセリングでは困難な問題や限界があることを説明し，産業医と連絡を取りたいことを話し，了承を得た。

　Aさんはしばらくすると，薬の服用によって，不眠やめまいなどの症状は少なくなった。しかし，Aさんは家に一人でいると仕事ができなくなった自分がひどくつまらない人間であると感じて，自分を責めた。また，失恋は見捨てられ感を強め，一人でいることができなくなり，不安，空虚感，死にたいという希死念慮が強くなった。その思いに耐えきれず，家族や友人に「死にたい」と訴えて，家族や友人を慌てさせるようになった。家族はできるだけ，Aさんのそばにいるように心がけたが，友人はAさんに振り回されて疲れを感じていた。母親はこれまでの何でも自分でこなしてきたAさんとの違いに戸惑い，不安になってAさんにあれこれ尋ね，これがAさんをますます不安にさせた。しかし，母親は「Aさんが死にたいと訴えるのは，自信をなくし，皆に見捨てられるのではないか不安になっているAさんが周囲との繋がりを確認しているのではないか」という病院での助言を聞いて，徐々に落ち着いてAさんに対応できるようになった。CoはAさんの死にたいという気持ちには共感しながらも，自殺はしないことを約束してもらい，友人を振り回してしまうと友人関係を悪化させることを説明し，一人でいることができる工夫について一緒に話し合った。

　休職して半年後，Aさんは希死念慮，めまい，手のふるえがなくなり，気持ちが以前より安定したことを理由に復職を考えるようになった。

②第2期；復職に向けて

　Coは復職を考えるようになったAさんと日々の過ごし方や復職したらどのような点に気をつければよいと考えているのかを話題にし，復職後の生活リズムに合わせて生活すること，集中力が続くか試してみることを提案した。これに対して，Aさんは日常生活が不規則で食事も十分に取っていないにもかかわらず，復職したら元のようにできるはずと楽観的だった。そのうち，AさんはCoの提案を試すこともなく，産業医が復職させてくれないと被害的に意味付

けるようになった。そこで，Co は復職を乗り切るには産業医や会社関係者と良い関係をつくることが必要であることを説明し，Co は心身の調子を崩した経過をもう一度，振り返るように勧めた。すると，Aさんは仕事を休むようになった頃の職場の状況を詳しく話すようになった。それは，Co もAさんの当時の追いつめられた心情を再体験するような緊迫感を持っていた。Aさんはさらに，それ以前の家族や友人との関係を振り返るようになり，人に頼りにされると嬉しくて無理をしてしまうこと，家庭や友人関係ではいつも相談をされる側であり，いじめでつらい時も一人で乗り越えてきたこと，母親に話そうとしても受け止めてもらったという感じがなく，それが辛かったことを語るようになった。また，周囲の人にどのように評価されるか不安で人の視線が気になること，嫌なことを言われても言い返せず，対人関係で疲れることなど復職に対する不安を語るようになった。このころから，AさんはCo の勧めで，家事や家業の手伝いなど，復職に向けて，ウォーミングアップをするようになった。

　また，この頃，Aさんは面接で１つの夢を報告した。夢は「傷付いた子猫がたくさんいて，何とかしないといけないと焦っているのに，だれも助けてくれず，そばにいた人を責め立ててしまう」という夢だった。Co は子猫を何とかしないと焦っている姿にAさんがこれまで家族を支えてきた大変さを感じた。それと同時に，たくさんの傷付いた子猫はAさん自身であり，傷付きの深さに触れる思いがした。

　復職を考えるようになって，約半年後，Aさんは産業医や人事と復職のための面談を行い，復職することになった。

③第３期；復職後

　復職後，Aさんは時に疲れて休みを取ったが，気分の大きな落ち込みはなく，何とか仕事に復帰することができた。復職後のカウンセリングでは，今までのブランクを取り戻そうと頑張りすぎないことを確認した。Aさんは会社に出てくるのが嫌になる日があるが，いつ，そのような気持ちになるのか自分でもよくわからないと話した。そこで，カウンセリングではAさん自身が疲れた時の兆候を早くわかることを１つの目標にした。また，Co が職場での具体的なやりとりを聞いていくと，よく冗談を言われるAさんはきついことを言われても，それが嫌みなのか冗談なのかわからず落ち込んでしまうこと，嫌な顔をしたら

相手は気分を害して話をしてくれなくなるのが怖いなど対人関係の問題を語った。これらは第2期にも語られた対人関係上の不安であったが，第3期では，実際の対人関係について対応を考えることが必要になった。そこで，カウンセリングでは自己主張訓練（アサーション・トレーニング，平木，2000）を取り入れ，そのような時は相手にどのように話せばよいかを一緒に考えた。このような経験をもとに，Aさんは実際の対人場面で少しずつ，否定的な感情を表現できるようになり，徐々に，職場で疲れを感じることが少なくなった。

Aさんはまだ，他者の評価に敏感で，同性の友人との関係が不安定であったり，不安や怒りを言葉にすることが難しい面もあるが，これらの解決にはまだ，しばらくの時間が必要だと思われる。

（3）考　察
①Aさんの問題と面接経過

Aさんは幼少期に姉を亡くしている。それ以来，母親はうつ傾向が続き，Aさんは母親との間で情緒的な交流が乏しく，依存欲求や承認欲求を満たすことができなかった。どちらかというと，Aさんが母親を支えることが多く，甘えたり自己主張して聞き入れられるという経験がなかった。家族にとって，Aさんは「しっかり者」で頼りになる存在であり，Aさん自身も，母親を支える存在，人に頼られる存在として自分を納得させていた。Aさんは職場で上司に認められ，頼られることが嬉しくて，かなり，無理をしたことで心身のバランスを崩した。Aさんは残業の増加という身体的な負荷が引き金になって抑うつ状態になったと考えられるが，その回復には今までの家庭内での心労を自覚させる必要があった。また，男性との交際で，父親のように保護してほしいという気持ちが強い反面，見捨てられるのではないかという不安から，相手の気持ちを確認しようとして交際がうまくいかなくなった。Aさんはこれらのことが重なり，抑うつ感が強くなり，休職という状態になったのであるが，上司や交際している男性に父親の姿を重ねていたとも考えられる。

カウンセリングは会社の事情で月1回であり，月1回のカウンセリングでできることには限界があったが，ここでは面接の経過を振り返ってみたい。

第1期，Aさんは抑うつ状態が強く，自殺念慮があり，家族や友人に自殺を

ほのめかすという行動化があった。まさに，抑うつと混乱の時期であり，Aさんは無力感に襲われ，自己の存在確認をせずにはいられない状態であった。自殺のほのめかしも，他者との繋がりを確認する意味があった。CoはAさんの大変さを受け入れ，Aさんとの関係をつくることを心がけると共に，自殺をしないことを約束してもらい，うつを改善するには薬の利用と休養が必要なこと，うつのときには重大な決断はしないことを助言した。

第2期，CoはAさんの復職に対する焦りを受け止め，復職が可能かどうかを一緒に検討していくことになった。復職に対して不安がない状態は現実的な検討ができていない状態であり，回復は不十分であり，復職はまだ勧められない。Aさんはカウンセリングで休職前後のことを振り返ったり，家族の問題や対人関係の問題を語るようになり，かなり内面的なことを言葉で語ることができるようになった。このような関わりの中で，Aさんは段々，復職の不安を語るようになり，家事の手伝いを始め，復職に向けてウォーミングアップをするようになった。復職を焦ると，復職直前に不安になり自殺を試みたり，復職しても仕事を続けることができないことがあるが，Aさんは復職まで，ゆっくり時間をかけることで復職直前の自殺の危険性や復職後の息切れを回避することができた。

第3期は，復職後の心理的な支持が必要な時期であった。Aさんは時として仕事をしすぎたり，他者の言葉に反応して，気分が落ち込み，仕事を休むことがあった。カウンセリングでは，以前のように頑張りすぎないこと，疲れや気分の落ち込みをためないように助言し，Aさんが疲れを感じる兆候を確認したり，どのような状況で気分が落ち込むのかを話し合うことが増えた。また，嫌な思いをした時にどのように表現するかなどを話し合い，対人関係の能力（ソーシャルスキル）を高めるような働きかけを行った。

このような面接の過程を振り返ると，Aさんにとって，休職はこれまでの家族内での心労を自覚し，さらに，「しっかり者」でなくても見捨てられないことを確認することになったと考えられる。

②カウンセリングの役割と限界；病院・産業医との連携の大切さ

次に，カウンセリングの役割と限界について考えたい。Aさんは抑うつ感が強く，自殺念慮があり，月1回のカウンセリングで対応することには限界があ

った。Aさんが心理的に安定し，復職することができたのは，家族の理解や友人の協力，産業医や健康管理室での対応，人事・職場の理解，病院での投薬治療，カウンセリングなど様々な関わりが必要であり，Aさんの場合は産業医と健康管理室スタッフがキーパーソンとして機能した。

　カウンセリングでも，産業医と健康管理室のスタッフとの連携が重要であり，ポイントは以下の3点であった。第1に，初期にAさんについての心理的理解（アセスメント）を産業医とスタッフに伝えること，第2に，自殺念慮が強まったり復職を希望するなど危機や変化の時にカウンセリング場面でのAさんの状況と心理的理解を伝えること，第3に，復職の時期をめぐって産業医に被害感情を向けた時の対応である。Aさんに復職を乗り切るには産業医や会社関係者と良い関係をつくることが必要であることを助言し，休職までの経過を振り返り，復職を現実的なレベルで考えることを試みた。

　また，このような連携の留意点としては，Aさんのプライバシーや主体性を尊重することが挙げられる。CoはAさんが話さないでほしいと思うことは伝えないことを説明し，産業医や健康管理室スタッフにどのようなことを伝えるかをAさんと話し合い，具体的な対人関係などは話さないことを確認した。このように，Aさんの希望や意思を丁寧に確認することは，これまで，自分の気持ちを抑えてきたAさんにとって，自分の気持ちを表現して聞き入れてもらう経験になったと考えられる。

（5）　おわりに

　両親の病気や障害，家庭が事件や事故に巻き込まれること，兄弟の死や障害は家族に大きな影響を及ぼす。そのような困難な状況の中で，家族の「希望」として期待されたり，家族を支える「しっかり者」としての役割を引き受けて育った人は職場でも「しっかり者」と期待されることがある。仕事の負荷が小さい時は本人のがんばりで周囲の期待に応えることができるが，負荷が大きくなると周囲の期待に応えられなくなり，心身のバランスを崩す場合がある。このような時，本人の「しっかり者」という自己イメージは揺らぎ，無力感を感じ，深刻な抑うつ状態に陥る。しばらく，休養することで状況が改善することもあるが，Aさんのように，自殺念慮が強くなり，周囲の人を戸惑わせること

もある。しかし,「こんなことにならないようにするには,やっぱり家庭環境が大事だ」と速断してはならない。このような人々は,家族から逃げることなく,家族を支えて,困難な状況を乗り越えてきたのである。まじめで仕事に対する意欲も高く,周囲への気配りもできる。それが過重になりすぎて,疲れてしまったといえる。抑うつ状態になったり,休職することはこれまで棚上げされてきた問題を明らかにして,本人の生きにくさを改善するきっかけになる。このような場合は,周囲の支援を得ることで,安心感が生まれ,職場ではまじめだけど頑張りすぎない,そして,思いやりのある良き先輩として復帰することが多い。このような事例では,カウンセリングは抑うつ状態に陥った不安を受け止めながら,これまでの大変さを振り返り,荷下ろしをして,本人のペースをみつける援助ではないかと考えている。

4．ハラスメントになる前に：関係が悪化した上司・部下への面接

　近年,不況や経済構造の変化に伴い,企業は効率化を目指し,より生産性の高い体制へと改革を繰り返している。このような状況では,職務が過重になったり,職務内容が突然,変更されたり,転勤や配置転換が要請されることがある。これは働く者にとってはストレスフルな状況であり,新たな環境に適応していく過程で様々な問題が表面化しやすい時である。昇進など喜ぶべき変化であっても,いくつもの変化が重なると心理的負担は増え,心身の調子を崩したり,心理的な余裕のなさから対人関係のトラブルに繋がりやすい。

　ここでは,上司と部下の両方が同時に昇進して新しい職位につき,職務のことから,だんだん感情的な行き違いが起こった事例について取り上げたい。上司の提案で両者がカウンセリングルームを訪れ,それぞれが問題や自分の感情を整理することで,お互いの立場を理解し,感情的な対立がエスカレートするのを回避できた事例である。上司と部下の対人関係の悪化はハラスメントの原因になる場合もあり,早期の解決が重要である。

（1） 事例の概要

　上司のAさんは40代後半の男性である。高校卒業後，現在の会社に就職した。長い期間，現在の職場で働き，色々な職務に精通しており，数ヶ月前に主任から係長に昇進した。会社の係長研修にも参加し，新しいポストでの仕事に意欲を燃やしている。性格は，仕事を要領よくてきぱきとこなせるためか，やや性急なところがあり，思ったことをはっきり言わないと気が済まないところがあった。一方，家庭では，ずっと仕事が忙しく，家庭のことはおろそかになっていたが，近頃，子どもの進学をめぐって，妻と意見が合わず，口げんかが多くなってしまい，何とかしたいと思っているところであった。

　部下のBさんは30代半ばの男性である。高等専門学校を卒業後，現在の会社に就職し，これまでいくつか職場を異動している。今回の異動の直前は，高度な機械を管理する仕事を一人で担当していたが，会社の方針でその機械は他の工場に移された。そのため，BさんはAさんの部署に配属され，主任として，初めて部下の指導をする立場になった。性格的には，物静かで何事も慎重なタイプである。家族は両親，妻，子どもと同居しているが，家族には職場のことは話さず，悩みや愚痴を話す友人はいない。

　Aさん，Bさんが同時に昇進し，同じ職場で働くようになって2ヶ月が過ぎた頃，上司のAさんは，Bさんが部下にはっきりした指示を出さないことに苛立ちを感じるようになり，Bさんにそのことを指摘した。しかし，Bさんの態度は一向に変わらず，Aさんの苛立ちはエスカレートしていった。また，BさんもAさんに色々指摘されることが負担になって，Aさんを避けるようになった。このような状態がしばらく続いた後，BさんがAさんにかなりきつい口調で話すようになったため，Aさんが2人でカウンセリングルームに行くことを提案した。Bさんはあまり積極的な気持ちではなかったが，Aさんに押し切られて，相談に同意した。まず，Aさんがカウンセリングルームに来て，約1時間，現在の状況を話した。それに続いて，Bさんがカウンセリングルームを訪れた。

（2） 面接経過

①Aさんとの初回面接

　Aさんは「いやぁ，困ったことが2つあってどうしたものかと思っています」と言いながら，部下のBさんのこと，家庭のことを話した。「Bさんは今回の異動で現在の部署に来た。そろそろ職場にも慣れてきたので，下の人にもっと指示を出すように勧めたが，言うことを聞かず，最近では，自分を避けたり，きつい口調で言い返すなど反抗的な言動をするようになって，どのように指導したらよいかわからない」と話した。カウンセラーはAさん自身もこの度，昇進し，もっと全体のことに気を配らないといけないのに，Bさんのことが気にかかり，他の仕事が思うようにできないと焦っていると感じた。

　面接では，カウンセラー（以下，Coと略す）は，まず，Aさん自身が昇進し，新しい仕事を身につけなければならない立場であり，職務内容の変化によるストレスが大きいことを伝え，その苦労や気遣いを労った。また，部下のBさんは配置転換によって職務内容が変わり，さらに昇進によって部下の指導が加わって，かなり大きなストレスを抱えている可能性について説明した。家庭についての問題はかなり長期間にわたった問題であり，まず，Bさんとの問題を解決する方がよいという見通しを伝えた。Bさんも相談にくることになっていることから，Bさんからも話を聞き，一緒に考えていきたいと話し，Aさんとの初回面接を終わった。

②Bさんとの面接

　Aさんとの面接からしばらくして，Bさんがカウンセリングルームを訪れた。Bさんは係長にかなり強引に相談に行くように言われて，しぶしぶ来室した経緯を話しながらも，上司であるAさんとの関係を改善したいと話した。Bさんは配置転換になる前は，機械を管理していたが，その仕事について，「かなり難しい仕事だったが，自分なりにやってきたという自負がある。しかし，会社の方針で突然，異動が決まり，戸惑った」と話した。Bさんは，その異動の話を事務的に告げられたという思いが強く，配置転換についての不満がかなり残っていた。職務内容については，以前の仕事が高度な機械の管理であり，達成感が感じられたが，現在の仕事は簡単で，以前ほどの達成感が感じられないと話した。自負心を持って取り組み，馴染んだ仕事を突然に失い，抑うつ感を感

じながらも，何とか自分なりにその気持ちをなだめ，新しい職場で仕事を覚えようとしている時に，上司からあれこれ言われて耐えられなくなったことを語った。カウンセラーが心身の状態を尋ねると不眠や食欲の低下など身体的な症状はなかったが，イライラ感が強くなっていることがわかった。また，Bさんは自分の性格について「何事にも慎重なので，職場の仕事をもう少し理解しないと部下にはどのように指導してよいかわからない。いい加減なことを言うとかえって信頼されなくなる」とやや憮然とした表情で話した。そして，このようなことを話しているうちに，Bさんはだんだん表情が明るくなり，「仕事をさぼっているつもりや係長に反抗しようと思っているわけではない。このことを係長に説明して，もう少し，時間をもらうように話してみます」と言い，面接を終わった。

③Aさんとの第2回目面接以降

初回面接から約1月後，Aさんがカウンセリングルームを訪れた。「Bさんとはこの前相談に来た後に，ゆっくり話して，自分が焦りすぎていたことがわかった。Bさんも慣れない仕事を頑張っていることがわかった」と話し，Bさんとの感情的な行き違いは解決した。その後の面接では，Aさんとは家族について，一緒に話していくことになった。

(3) 考　察

①問題の理解と対応について

AさんもBさんも同じ時期に昇進し，新しい職務に適応していく必要があった。特に，Bさんは高度な機械の管理を自負心を持って取り組んでいたが，会社の方針で突然，機械が他の工場に移されてしまい，配置転換になった。まじめで，慎重な性格のBさんにとって，それは大きな変化であった。その時，Bさんは配置転換が事務的に伝えられたと感じ，不満が残った。実際は，Bさんのそれまでの仕事が認められて，配置転換を機に昇進することになったが，昇進もBさんにとっては，今まで経験したことのない仕事が一度に増えることであり，仕事を押しつけられたように感じ，負担感が強まった。このような状況で，Bさんは心理的対処困難になっている時，上司のAさんから仕事について指摘された。Bさんは何とかAさんに従い，部下の指導をしようと思ったが，

職場の職務内容が部下を指導するほどにはわかっておらず，いい加減なことを言うとかえって部下の信頼を失うと考えた。しかし，Aさんがあれこれ指摘するため，Bさんは自分の意図をうまく伝えることができず，だんだんAさんを避けるようになった。Aさんはこれを昇進したにもかかわらず，ないがしろにされている，無視されていると感じ，Bさんの態度を反抗的と感じるようになり，指示がますます威圧的になった。そのため，両者の関係はどんどん悪化したと考えられる。

このように文章に書くと，両者の感情的対立はたいしたことではないと，読者には感じられるかもしれない。しかし，実際に感情的な対立が起こってしまうと，お互いが引くに引けないという状況になる。両者は毎日，職場で顔を合わせるのでお互いの言動が気になり，職場にも緊張感が漂う。その中で，Aさんは2人でカウンセリングに行こうと提案し，違った解決の仕方を考えようとした。これは上司であるAさんの柔軟性といえるかもしれない。両者がカウンセリングでこれまでの状況を話していく過程で，現在の状況や相手の性格，自分の性格について理解が深まり，感情を整理していくことができた。

特に，Bさんのように充実感を感じていた仕事を突然に失うと喪失感が高まり，自分がやってきた仕事が評価されなかったのではないかと感じて，怒りや抑うつ感が強くなる。Bさんの態度はAさんの指摘に対してではなく，配置転換でたまっていた怒りがAさんに向かった面もあると考えられる。

②職務内容の変化と企業内のカウンセリングの利用

近年，事業内容の縮小などのリストラによって，急な転勤や配置転換を要請され，新しい環境に速やかに適応していくことが求められる時代になった。このように，慢性的なストレスを抱えているので，昇進や転勤や配置転換は抑うつや対人関係の悪化など職場不適応を引き起こすきっかけになりやすい。個人が趣味の世界を持ち，家族や友人に悩みや愚痴を話して，ストレスをため込まないことが重要である。しかし，AさんとBさんのような状況に陥った時，カウンセリングを利用することは有効な解決方法になる。カウンセリングで問題となっている事柄を話すことで，問題を客観的に捉えることができたり，気持ちを整理して，解決の糸口を見つけることができると考えられる。

職務内容の変化として，昇進は問題が生じやすいものである。特に，これま

で一人で仕事をこなしていた人が昇進し初めて部下の指導をする立場になった時である。責任感が強く一人でコツコツ仕事をこなすタイプの人は，一人で仕事を抱え込んでしまいやすい。「新しい仕事で困ったことや戸惑っていることはないか？」と声をかけるなど周囲のサポートが必要である。上司や同僚が昇進を祝福するつもりで「がんばれ」と声をかけることもありがちだが，時として，当人を追いつめることになる。また，本人が同じ状況にいる仲間や相談できる先輩をみつけることも，新しい状況を乗り越えていくためには役に立つ。

　企業内のカウンセリングの効用は，しっかりとプライバシーが守られるのであれば，他の相談機関に比べて利用しやすいことである。また，職場内の対人関係の行き違いについては，当事者が時間を置かずに，相談に訪れることで，問題が複雑化しないうちに解決できる。カウンセラーが企業内組織や社風について，理解していることも相談援助活動を容易にしている。このように，企業内のカウンセリングは，休職に至るような深刻な悩みを抱えている場合だけでなく，本人や周囲の人が「あまりたいしたことでもないのに，こんなことで相談に行くなんて」と思う場合でも有効である。カウンセリングは，全く日常的な接点がないカウンセラーに悩みや問題を話すことで，問題を客観的に捉えることができたり，気持ちを整理して，解決の糸口をみつけることができるという効用がある。近年，職場におけるハラスメントが問題になっている。色々な要因があるが，上司が部下の心身の不調を見過ごし，職務上のミスや能率低下を怠けや反抗と受け止めると，懲罰的な対応をして，ますます部下を追いつめ，悪循環に陥ってしまう。このような悪循環を回避するためにもカウンセリングは有効と考えられる。

coffee break

性格が，気になりだしたら，赤信号

　「○○な人，△△な人」といった一般向けの書物がたくさん出版されています。そんな中で私は，「基本的帰属の誤り」という心理学用語にとても関心を寄せています。

　人は，他人のある振る舞いやその振る舞いの結果をみると，「それはその人の性格から生じた」と考えがちです。その一方で，自分自身の振る舞いやその結果について，「それは自分の性格から生じた」とはあまり考えません。自分の振る舞いについては，「その場の状況，諸条件のせいだ」と考えがちです。「基本的帰属の誤り（fundamental error of attribution）」とは，このような傾向を表現したものです。

　サイコセラピーを専門としている者として，この普遍的傾向は，以下の点からとても興味深いことです。

　第1に，この特徴は，人間がいかに「自分に都合よく考える」生き物であるかを，そしてその一方で，人間にとって「ある程度，自分に都合よく考えることは重要だ」と教えてくれているようであるからです。

　第2に，性格に関する知識は，もともと自分以外の他人を要領よく理解する（より厳密にいうと，理解したつもりになる）ために用意されたものなのではないか，ということを示唆しているからです。つまり，性格論は本来（？）自分以外の人間を理解するための道具であり，にもかかわらず，自分自身を性格論で切り刻む（つまり，自らの性格を悩む）ようになると，それはたいてい，心が危機を迎えつつある前兆なのではないでしょうか（むろん，自己分析とか，

教育分析という特殊な技術の場合は別として。でもこれにも相当の危険が伴いますよね）。

　第3の示唆は，他人の色々な振る舞いについて，理解できない，納得しがたい，という際に，それをてっとり早く解消するために「性格」についての知識が使われる，ということです。極論を覚悟でいえば，「性格学」は人が人間関係のストレスを解消するための方便として生まれ，進歩してきたのではないでしょうか。

　ある人の性格が何かと気になり始めたら，それは，その人との関係が悪化しつつあることを知らせるサインです。関係がうまくいっている間は，互いの性格はあまり意識しません。有名人の離婚発表の記者会見でよく使われる表現に，「性格の不一致」があります。これを聞くと「あなたがたは，結婚するまで，お互いの性格について考えなかったというのですか」など，かなり意地悪なつっ込みを入れてみたくもなります。

　上述した以外にも，性格で人を理解することは，いわゆるラベリング効果の危険と常に隣合わせです。人の性格にあるラベルを貼ると，そのラベルに一致した側面しかみえなくなります。

　最近わが国で注目されているサイコセラピーの多くが，人格の深いレベルからの理解に拘泥しない，解決志向的な色彩の強いものになってきています。またこれらのアプローチは，「意外にも（？）短期間で確実な効果を発揮し，かつevidence basedであることへの要請が強い時代においても極めて頑健である」らしいことが確認されつつあります。そんな中で，心の専門家としても，人を性格で理解することの功と罪を，しっかりと見つめ直してみる必要があるのかもしれません。

（神村栄一）

5．長期化したパニック発作を伴う不安神経症と身体化障害：仕事のプレッシャーが引き金になった39歳Ａさんのケース

　パニック発作は強い恐怖や不安を伴って，これらが心因となって脳が機能的な異常を起こして，呼吸困難，めまい感，発汗，心臓の機能障害，頻脈，四肢のしびれ感，死への恐怖などの様々な身体症状や精神症状を引き起こす。その結果またあのような状態になるのではないかという精神的な囚われや恐怖感が，持続していったり，また予期不安になって症状を引き起こす。常にクライエントの注意は，自分の体のサインや体調に目が向いて些細な身体的変化にも敏感に反応して発作を生んでいき，その結果，自分の行動が制限されたり，社会生活に支障を生じることが多くみられる。根底には，疲労，睡眠過剰や不足，食生活の乱れからくる不調など（身体的要因）と，発作を起こしたこと自体がトラウマになっていること（心理的要因），職場の環境や仕事，対人関係などに対する不安，不満，怒りなどの感情（社会的要因）がある。それに加えてクライエント自身の不安を強めるような空想や思考の影響を受けて，小さな身体感覚を心気的解釈をすることによって恐怖感をつのらせる。例えば恐怖が心悸亢進を引き起こし，症状がまた恐怖を強める。そして強められた恐怖が身体的表現を強化するという悪循環が形成されていく。

　パニック発作や不安神経証の根底にある中心感情は不安であるが，フロイト（Freud, S.）は自我と衝動の無意識的な葛藤で，衝動は抑圧からのがれて表現を求めようとする為，自我は衝動を押さえようとし，もし衝動が表に出たなら罰を受けることを無意識的に知っている。不安の原因は，罰せられたリビドーの衝動で，絶えず人の心に存在していると唱えている。

　治療の方法は三環系の抗うつ剤や抗不安薬などの投与による薬物療法や，悪循環を断ち切る目的の行動療法や認知療法，フランクル（Frankl, V. E.）のロゴテラピーによる逆説的志向，反省除去が行われたり，森田療法などの治療法が有効といわれている。いずれにしてもクライエント自身が悪循環に気付いて，その心理的な問題を解決することで，悪循環を断ち自身をコントロールするこ

とが目的になっていく。

(1) 事例の概要

a) 主訴　規則正しい生活と投薬をしているが，運動をしても不安感がつきまとい，寝ている間に発作が起きるのではないかと恐ろしくてたまらない。

b) 病歴　X年に不眠症になり自律訓練と睡眠誘導剤の投与で改善する。その後，X＋2年，Aさんは仕事にプレッシャーを感じながらも，結婚，子どもの誕生，家の新築など，幸せな中で過ごしていた。2月の夜，前触れもなく就寝時に四肢の痙攣が起きて，動悸，不眠が1週間続いたため，恐怖感を持って精神科を受診する（1度目のパニック発作）。自律神経失調症と軽い糖尿病と診断され，精神安定剤の投薬と自律訓練法，食事療法，規則正しい生活，運動などの指導を受けた。指導通り，酒を控え，毎日ジョギングにいそしむ毎日だった。会社の方も，配置転換で内勤勤務になった。配置された部署で仕事を一人でこなし，「君しかいない」と得意先から信頼を得ていたがプレッシャーに感じていた。X＋4年ごろ体重が6kg減り，再度四肢の痙攣が起こったため，2週間ほど休暇をもらい，墓参りや拝み屋さんに通っていた。この時に般若心経と出会い，精神統一のために写経をしていた（2度目の恐慌発作）。並行して精神病院を受診し，投薬と運動，生活態度の指導を受けた。2ヶ月後一旦症状の軽減はみられたが，息苦しさや胃の痛み，動悸は続いていた。職場ではクレーム処理が繁雑なことがストレスになり不満がつのっており，動悸，痙攣が続くため来室された。

c) 就職状況・職場環境　高卒後，27歳までO市で夢をかなえるためのフリーターをしながら頑張っていたが将来のことを考えて，地元に戻り就職しようと考えた。はじめ交替勤務につき，班長テストを受けるまでになった。しかし本当にこのままでいいのだろうかと疑問が湧いてきたと本人は話す。発症後は配置転換で常勤勤務にまわされた。仕事も軽減されていたが，クレーム処理が中心の仕事で中身が暗く，ストレスを感じる。そのうえ，上司の言うことが支離滅裂で混乱する。前よりここは居心地がいいので文句は言えないが，いずれここを出なければいけないと考えると不安になると話された。

d) 家庭環境　36歳の時に職場結婚をした。妻は専業主婦でAさんも子ども

が小さいうちは家にいてほしいという希望だった。1年後，3年後に2人の女の子が誕生する。この間に家を新築してガーデニングをしたり，趣味のゴルフ，釣りなどに出掛けて平穏な日々を過ごしていた。

e）成育歴　　1年中，行商に出掛けて，年に2，3回しか帰らない父と，仕事を持つ母のもとに，姉と2人兄弟の長男として誕生。家には父の母（祖母）が同居しており幼い頃から可愛がられて成長する。たまにしか帰ってこない父親も尊敬できたと述べる。小学，中学，高校と進学して，学校生活は人を惹きつける性格と勉強，スポーツと順調で人気者で通っていた。高3のころT俳優にあこがれて役者になろうとオーデションを受けて合格する。下積の生活は今までと180度変わった生活のため当初，軽い不眠症に陥ったが，何度か舞台にも立ち「選ばれた人生」を歩んでいた。しかし，この業界で成功するためには運，努力，人脈が不可欠ということに気付く。長男だったが，親には自分の生きたいように好きにすればいいと言われたが，Aさんは27歳で限界を感じて就職を地元で決める。26歳の時に可愛がってくれていた祖母が老衰で死亡する。

f）初回面接時　　自分の性格を「小さなことにくよくよする。体の症状に敏感で困る。昔から失敗をくよくよと引きずる。この病気になって臆病風にふかれたような気がする。規則正しい生活をして，薬も徐々に頼らないようにしているし，運動もちゃんとしているのに。家庭も平和だし，どうしてなんだう。でも眠れないと死ぬのではないか。でも症状が出たらと思うをビクビクしてしまう」と途方にくれたような顔をしながらも，仏教の教えを引用しながら自己分析して心構えとして「腹を括って開き直る。あるがままを受け入れる。お経を唱えて精神統一を図る」ことで治そうと努力していた。しかしこれらのことは本人には意識化されていなかったが，毎日の生活にプレッシャーをかけて，目標が達成できないと焦り，ますます自分を追い込んで，拘束して不安を引き起こすというパラドックスをつくっていた。

（2）　見立て，問題点

a）身体的問題　　糖尿病の卦が現在も続いている。パニック発作は治まっているが不眠傾向，頭が時々ボーッとする，胃の調子が良くない，軽い痙攣があ

る，という体の反応に敏感（心気症的傾向）。

b）**心理的問題**　自己の感情に目を向けることが苦手で，論理的，行動的な解決を図ろうとする傾向が高い。幼少期より挫折体験が少なく恐慌発作そのものがトラウマになっている。そのため緊張感が持続して自信を失っている。対人関係は一見良好そうにみえるが，抑圧したり知性化が顕著で感情の枯渇がみられる。健康な体への愛着が強い。この葛藤は家族に対しても強く理想的な状態（妻，子ども像）を維持することを望んでいる。自己愛傾向が強く，依存的な部分がみられる。エディプス葛藤の存在がみられる。

c）**職場の問題**　上司に対する不満がコミュニケーション不足で未解決の状態が続いている。いつ配置転換になるかわからないことへの不安が強い。

d）**見立て**　パニック障害にみられる悪循環が存在しており，この悪循環を強化しているものは，①過度の症状に対する囚われと健康な体への愛着による葛藤状況。②自己の体に対する過度な行動によるコントロールの弊害。③職場での受け身的な態度と拘束に対する脆弱性。④家庭のストレスの存在がみられるため，自分の感情へ関わりに向けていき，不安の特性を伝えると共に，恐怖に対して直面化していくことを援助する。予期不安の存在と成り立ち，それらを強める要因を意識化する。完全な肉体を取り戻すために行っている過度の飲酒制限や運動，半ば信仰に近い自律訓練への考え方を緩めていくこと。次に職場や，家庭での対人関係の不満や不安も症状の要因になっているため葛藤の処理，心気傾向を強める迫害不安，去勢不安などを分析していく。

（3）面接過程

X＋4年4月～X＋5年6月　計13回　面接時間90分　対面法

a）**1期：症状に囚われて，自分を揶揄する時期**（4回）　スラリとした長身で，澱みなく病歴を話し始めるが，「言われたことをキチンと守ってきたのに一向にスッキリしない。風呂上がりに息苦しくなったり，胃の調子が良くない」と浮かない表情が印象的である。生活習慣はほぼ6時に起床してひどい天気以外はジョギングをして，出社して仕事をこなして帰宅。小さいビールを食事の時に取り（酒をやめると動悸がするため）子どもと8時頃まで遊んだのち風呂に入り9時には就寝という生活をキッチリ2年間続けている。「この症状が

起こる前までは，太く短い人生がいい。死ぬことは怖くなかったし，男として冒険していく姿勢や責任感を持つこと。父親として家族を大切にすることだと思っていた。中学，高校時代はもてたし，勉強はほどほどでもやる気のある人間が好きだった。スポーツをしていてももっとうまくなりたいと思って努力したし，人を惹きつけられるような人間になりたかった。T俳優にあこがれて俳優養成の最終選考に選ばれて，180度違う厳しい世界に踏み込んで不眠になった時でも自律訓練で乗り切って舞台に立ったし」と，英雄的な男性像を持っていた。実際に，英雄的な世界に飛び込み，不眠を克服して男として自信をつけさせたものは自律訓練と努力の結果だった。このことに執着するのも当たり前かもしれない。しかし今度の発作には効果がみられず「臆病風にふかれている。薬に頼っているし，開き直って飲んでいるが，本当は自分で治したい。仕事が辛い。逃げたいけど逃げれない。体調を崩すのが嫌。あんなやつら（周りの人）と一緒になりたくない。一体どうしたらいいのか」と途方にくれた様子だった。理想の英雄像を取り戻すためにしていることが症状を悪化させ，囚われ苦しんでいること。共に症状が不安によって成り立ち，予期不安が悪循環をつくっていることを伝えると次の回で「すごく落ち込んだ。自分の不安が出てくるとすごい落ち込みになって極端に悩むようになった。でも確かに2人の自分の存在が攻めてきて，昔の自分が出てくる」と語る。しかし症状と感情はまだ繋がらない様子で，「薬に頼らないで少し減らして自然な生活にしようとして，ストレスの少ない土日は飲まないようにしている。開き直ってやっているが寝れんといけない。死ぬんじゃないかとずっと不安に思っていた。眠るのが怖かった。頭がボーッとするのも嫌だった。孤独には耐えられない。5ヶ月ぶりに痙攣が起きた」と溜め息混じりに語る。今までのやり方では徒労に終わるかもしれないという不安と自分の弱みを出せない辛さが伝わってきた。この感情が痙攣発作と繋がっているようだったので，質問してみると「そうかもしれない」と納得した様子がうかがえた。

b）2期：**悪循環を断ち切ること。自身や家族や職場での振り返り**　　相変わらず，運動や薬の話が多いが「休みになると，ドライブに出かけて，その先でジョギングをしたり釣りをしたりしている。いい汗をかきたくなった。気分が落ち込まなければいいのだし不安にならないように努力している。休み明けは

心配だがいつまでも薬に頼るのは嫌だし」と明るく語る。急な変化に前回，話せたことと関係があるのかと疑問を持って聞いていると母親と共に寺にお払いに行き，家で般若心経を唱え，写経をしてお守り（心のより所）にしていた。依存の対象が宗教へ移行して落ちついた様子だった。反面，表面上，理想的な父親をしていたため家庭や子どもへの不満が出現してきた。家庭で子育てだけをしている妻が，外に出たいといっても「保育園に子どもを預けてまで働くメリットがあるのかといって，家にいてやれといった手前，会社の愚痴は言えないし，内職までさせているので嫁のイライラを聞くしかない。本当は子どものしつけをきちんとしてほしいけど，嫁を叱れない」と良い父親をやり続ける辛さを語り出した。家庭もストレスの原因になっていることを伝え，どのような家庭像（父親像）が理想だったのかと話し合ううちに，「役者をやめてから，目標を失った。その代わり人並の尺度で動き，妻にも僕の理想を押しつけてきた」と理想を自分の万能感で支えてきた結果，自分を追い込むことになったことが洞察されていった。症状は軽減して調子が良くなる。不安についても「あるにはあるが気になるレベルではない」と悪循環の理解と感情と身体との繋がりが実感できるようになっていった。しかし，「死ぬことは受け入れがたい」といい「祖母が死んだことが辛かったし，昔，子猫を拾ってきて世話を怠って，死なせてしまった。その罪悪感がある」と死にまつわるエピソードを語ると共に，「もし治ったら配置転換になるのも苦痛で，この工場ではしたいことがないし，先行きがみえている。家庭があるので辞めるわけにもいかない」と，配置転換の不安と本来未解決だった職業の選択の問題が浮上し始めた。12年前の決断の理由が容易に役者になれるものではなかったことと，27歳という年齢で不安定な生活を送り続ける不安，親を安心させたいという気持ちで，夢をあきらめて会社に入ったという本音が語られていった。2ヶ月後に不安や胃の痛みが出現してくる。正月休みの間，嫁がヒステリックに子どもを叱ることや，子どもが朝から甘えてきて大人が構わないとぐずるため，疲れた表情で「2日も持たない。自分は静かなほうが好きだし，僕はおばあさん子で，おばあさんは静かな人だった。でも妻は愚痴ばかり言う」と妻への幻滅感を語る。自分が母親固着，父親不在で育ったことを振り返り，「たまに帰ってくる父親は怖かった。男はああやって家族を守るものだと思っていたし，仕事に出かけると（自分に）

緊張がなくなった。何でも母親や祖母に頼っていたのかもしれない」と父親不在の平和な家庭の中で父親に対する、エディプス葛藤があった。これらのことをワークスルーする中で男として、夫としての役割を確認していった。それに伴い症状を受け入れ、不安の激減、物事を前向きに捉えることができるようになり、家庭生活も受け入れられるようになっていった。新年度に入り、配置転換を受け入れたことが報告され、新しい部署への期待と今の仕事を離れる不安が語られる。「今まで職場のことは極力、話したくなかったが」と前置きした後、仕事の不安を解決する手段として会社の職域を見直し始めた。その中で、「現在の上司がクレーム状況の処理の際に相手方にへつらって失敗はすべて部下が悪いと決めつけるのはおかしい。上司は部下をかばうのが普通だ」とか不満が噴出し始めた。しかし、上司に過剰の期待（理想的な父親像）をしていたことに気付き、新しい状況が不安になる理由が、自己の適応能力の指標が人並みにできるかという他者の基準に合わせていることや自分ですべて抱え込み、プレッシャーをかけてしまうこと、先のみえないことに対して悲観的に考える癖などに気付き、恐慌発作と同じ心理が働いていることが洞察された。その後、新しい職場に移り、適応している。

（4） 考　察

　このケースはパニック障害を12年前に起こして一旦従来の治療法である自律訓練と生活の立て直し、投薬などの治療で回復をみたものの、再発することで生来の未解決だった問題（エディプス葛藤etc）が出現して、強迫的なまでの治療行動にはしり、それでも成果が上がらないことが次なる不安を呼び起こして、症状の悪循環を形成し長期化していたものである。

　面接過程では行動に目が向きやすい状態を感情と体の繋がりに目を向けることを基本姿勢に置いた。強迫的行動が自己愛的世界の中で、英雄的男性像を作ってきたこと。原因になっていることや悪循環の構造の説明と共に、不安の強さや、症状の強さの順位付けをすることによって自我を強化していった。症状における不安の緩和を支えるものに母親の存在があったが、宗教を一旦依存対象にして、母と距離を取ることで、母との固着やエディプス葛藤などが見直されていく過程が展開した。そして真に男として自立していくための、理想の父

親像の認識，去勢不安の顕在化，母との固着などが，父，母親に対する思いを語る中でワークスルーされる過程をたどり，新しい男性像を話し合っていく中でなし遂げられた。同時に症状の受け入れが起こり，強迫的な行動も消失していった。

6．過換気症候群を伴う抑うつ反応：DV被害に遭い続けて自殺念慮をもつ43歳Bさんのケース

　DVは配偶者や恋人パートナーなど親密な関係にある男性から女性に振るわれる暴力のことで，6つのタイプがある。
　①典型的な身体的暴力（殴る，蹴る，首をしめる，刃物を突きつける）。
　②言葉の暴力（大声で威嚇する，侮蔑的，差別的発言による辱め）。
　③心理的暴力（極端な無視，別れるなら死んでやる，殺してやるなど）。
　④経済的暴力（生活費を入れない，用途を過度にチェックするなど）。
　⑤社会的暴力（妻の実家や友人とのつき合いの外出の妨害，禁止するなど）。
　⑥性的な暴力（意に反した性的行為の強要，避妊に協力しないなど）。
　DV被害は8つのタイプが挙げられている。
　①典型的DV被害（夫は社会的に成功しており外面は良い）。
　②生活苦からのDV被害（夫が働かず，借金苦）。
　③夫の精神障害からのDV被害（周囲が夫の精神科受診，入院に苦労する）。
　④ストーカー被害（押しかけ，居直り，監視）。
　⑤知的障害者のDV被害（知的障害について無理解，能力以上の要求）。
　⑥精神障害者のDV被害（精神障害について無理解，誤解）。
　⑦外国人女性のDV被害（日本人と結婚して子どものいるケース）。
　⑧児童虐待を伴うDV被害（子どもを守るために母子で逃げてくる）。
　このような被害を長期にわたって受けているとDV特有の心理的な流れが生じてくる。
　①親族知人には知られたくない。
　②私の愛情で夫の暴力を止めさせたい。
　③優しい夫と暴力を振るう夫の落差が納得できない。

④今の生活を変えるのが不安。
⑤夫への恐怖で逃げられない。
⑥夫から逃げるしかない。

以上の6段階を経る。

同時に外傷性精神障害の論理状態が形成され，自分がDVにあう理由は自分があの時，相手を怒らせるようなことをしたのが原因という自己の振る舞いと感情の因果関係をつくり出して，この論理に自分自身が縛りつけられ，対人関係上起こることに対して一切コントロール不能となり逃げられない心境をつくり出す。普通の状態では自己主張できる状態であってもDVが一旦始まると無抵抗になったり被害状況を積極的につくるという悪循環をつくる状態になっていく。このような論理は自分自身で断ち切れるものでなく，セラピストは安全な治療環境をクライエントとの間につくることが1番の介入になる。次にストレスに対する外的な現実の制限を設定していく。通常では段階6の「逃げたい」という意思があった場合にはDV法を適用して，保護を目的に支援をしていくことになる。しかし，それ以前の段階での相談についてはクライエントの精神的状態が何段階にあるのか適格に判断して支持的な方法で介入したり，心理，論理状態を判断して心理的アプローチを行い，悪循環を断つことが目的になる。並行して症状に対する薬物療法と危機的状況が存在する場合は回避するための介入が必要となってくる。

（1） 事例の概要

a) 主訴　　夫がうつ病になり結婚以来度々あったDVが，ますますエスカレートしてきて過換気症候群を起こす。現在受診中で，これから先どうしていいかわからなくなった。

b) 病歴　　Bさん。X年に夫の暴力，嫁ぎ先の舅とのあらそいでストレスが溜まり，過喚起症候群を起こして投薬で改善する。X+13年に再度夫の病気の世話に献身的に尽くした。そのことが仕事，家庭の両立を目的にしていたBさんのストレスになって，2回程過喚起症候群を起こして投薬で改善する。X+14年に入り夫の再発と休職，ストーカー行為に追い詰められ，うつ状態が出現して，投薬加療中になり，自殺を度々考える状態となっている。

c）職場環境　　部署は違うが同じ職場に夫も同時入社する。23歳の時に結婚した後も共稼ぎを続けてきた。X＋12年までは2人共仕事に恵まれ順調にきていたが夫が部署で能力以上の仕事に抜擢されて，うつ病になる。会社では陽気なできる人で通っていた。妻は職場でも能力に応じた仕事を与えられ，着実に責任のある地位につき始めて「仕事が楽しく，やり甲斐がある」と語っている。

d）家庭環境　　23歳の時に結婚する。当時夫の両親と同居して3年後に長男，5年後に長女にめぐまれる。嫁ぎ先は，代々続く農家で長男の嫁として入った。亭主関白の夫と気難しい舅のあらそいに挟まれながらも，姑（しゅうとめ）の協力のもとに頑張っていた。夫は結婚当時から毎日のように妻にまとわりつき会社のグチを話すのが常だった。プライドが高く，自分の思い通りにならないと暴力を振るい，怒り出すと手がつけられない。子どもは怯え，夫の両親に責められても耐えていた。X＋11年に姑がなくなり，直接舅の世話をし始めたが仕事が忙しく，同居自体がストレスになってきたので，2世帯住宅にしてもらい食事も別にした。今まで，暴力が原因で家出したことがあるが子どものことを考え，我慢してきている。夫は1日中何もせず生活費の不足分は舅が援助している。そのことを恩にきせられるのも辛い状況。

e）成育歴　　隣町のI市に3人兄弟の2番目に誕生する。同胞は3つ上の兄と2つ下の弟。漁師をしている両親と5人暮らし。父親は病気のためBさんが40歳の時に死亡した。地元の高校を卒業した後，今の会社に就職した。漁師町に生まれ，人間関係も開けっ広げな土地柄で伸び伸び育ったと話し，友達も多く結婚まで，順調だった。両親，同胞も一人娘のBさんを大切にしており，結婚話が持ち上がった時，家庭環境が違う土地柄に嫁ぐことを心配したが，Bさんは持ち前の明るさと気の強さで「大丈夫だから」と説得したと話す。現在実家は長男がうちを継ぎ母親と共に暮らしている。

f）初回面接　　現在自分が過換気症候群で受診中でこの原因をつくっているのは，「夫が病気になり働く意欲がなく，逃げている態度に腹が立ってしまうせいだと思う。主治医に入院させてくれと頼んでも無理だと言われたことが一番のストレスになっている」と自己分析をしながら自分をコントロールしてきた様子がうかがえた。しかし本当の原因は長年にわたって暴力を振るう夫を立

てて子どものために頑張ってきたのだが，夫が，仕事のプレッシャーでうつ病になり，順調に成功していくBさんに対して嫌みを言ったり，ストーカー行為にまで発展して，家庭内がチグハグしだした。これらのことにより積年の恨み，辛さが一挙に吹き出し，本来無理に嫁ぎ先の家風に合わせてきたことも原因の1つになっていた。DV被害によって起きる外傷性精神障害の特有な論理と仕事で認められてきたことがかろうじて家庭生活とBさんを支えてきたが，「別れても夫からは逃げられない」という恐怖状態にまで追い込まれて自殺を考えて来室したという。

（2） 見立て，問題点

a）**身体的問題**　症状についての原因は夫のことと舅のことだと認識しており，症状に対する不安はない。主治医からも説明を受けて投薬を継続している。不眠状態は解決がついたが，原因がいつものしかかっているため，抗うつ剤があまり効かないと話す。

b）**心理的問題**　19年に及ぶDV状況の中で，特有の心理の流れがみられた。周りに理解してもらえない。親族，知人には知られたくないという状態。夫にさからわず尽くせば大丈夫と自分に言い聞かせて，暴力さえ振るわなければ優しい人だからと，何度も離婚を考えるがその度に子どもから父親を奪うことを罪だと考えて，17年間，我慢してきた様子がうかがえた。しかし夫がつきまとい始め，ストーカー状態になってから，拘束ストレスに極度の不安を覚えるBさんはパニック状態になり，次々に人に相談し，行動化を起こして問題解決を図ろうとした。しかし自分を守ってくれる父親が不在のため，孤独感をつのらせて閉塞的な心理状況に追い込まれ自殺念慮が出現してきた。この問題と共に閉鎖的な嫁ぎ先の家，地域にもなじめていないため，不適応が生じると実家と比較して攻撃してあきらめ抑圧するという機制を働かしていた。同時に子どもに依存して，仕事に逃避してきた状況がBさんを支えてきたとうかがえた。

c）**職場の問題**　仕事を確実にこなして高い評価をもらうことが目的になってきたためふがいない夫の妻という職場の目はBさんをおびやかし，うつ状態を助長する要素になっていた。

d）**見立て**　このケースは結婚当時から19年間身体的，心理的，社会的暴

力を受けており，典型的なDV被害にあっていた。夫がうつ病になってからの2年の間は，ストーカー被害が加わって逃げ切れないという恐怖と人生に対する絶望的な見方がうつ状態を加速させて自殺を考えるまでの危機的状況にあった。夫は未熟な自我状態にあり，自己中心性が強く，精神的自立が遅れているため依存性が強い。自己愛傾向が強く，プライドが高い人で外面が良くうちでは暴君のタイプである。母親に溺愛されてきた夫は，精神的自立を果たせないまま妻との間に母子関係を成立させていた。夫の極度の自己愛的性格は夫の母との関係により形成されたものである。このような夫の性格は妻に完全な母親役を作り，思い通りにならないと暴力を振るうという関係をつくり出していた。Bさんの方は長期化したDV被害の心理過程で段階5の状態にあった。また外傷性の精神疾患特有の論理に支配されており，普通の状態ならばいくらでも主張できるBさんだがストーカー行為や，暴力が始まるとコントロール不能になる。どこまでも追っかけてくるから夫から逃げられないう恐怖に支配され，これ以上傷つかないためには死ぬしかないという外傷性の論理が根底で働いていた。反面，心の奥底ではまだ自分の努力，愛情で治るのではないかという期待を持っており，うつ病が治ればあんな行為はなくなるのではないかと考えていた。まず自殺を回避するために危機介入をする。第1に自分が受けている状況がDVであることを説明。第2にストーカー行為を回避する方法があるという説明と共に自分で頑張るのではなく人の力がなくては難しいということを伝える。次に外傷性の論理に支配されていることを解除していくために，夫の状態の説明と，妻の愛情で治さなければという囚われの心理的な背景の分析，夫の状態を実感して納得していくためのアプローチを考えていく。補足だが自身の状態の改善をセラピスト側は視界に入れておく。

（3） 面接過程

X＋14年1月　計3回　面接時間90分　対面法

a）1回：危機介入　　キチンとお化粧をして，キャリアウーマンという感じではっきりとした口調で「夫が働かない。再発してから主治医を盾にして，3ヶ月の診断書をもらって，もうすぐ復職が近いのに調子が悪いからと1月待ってくれとか言ってやる気がない。どうせ自分の能力の限界を感じたのが原因だ

けど，医者の前ではやる気のある顔をして調子が悪いと言う。病気のことは許せるにしてもやる気のないことが許せない。主治医は私と一緒なので，本人に決めさせてと頼んだが，本人には言えないという。夫婦として同じ職場で働きたくないし。とうとう私が我慢して待っていたら症状が出てしまった。舅に言っても嫁が悪いからの一点張りで何もしてくれない。1度あんまりなので，アパートを借りて1ヶ月ほど，家を出たがちゃんとすると言うので戻った。それから逃げられたら困ると思ったらしく，暴力は振るうし，友人，実家への外出を阻止する。会社まで電話をかけてきて干渉されっぱなしで，ノイローゼになった。昔から暴力のことを実家に相談しようとしたが心配するからと我慢してきた。今は子どもも兄弟もが離婚に賛成してくれているが迷っている。なぜなら夫は離婚してもつきまとうと思う。自殺することばかり考えてしまう」と淡々と話す。長い間，DVを受けてきた人間の特有の無表情さの中に限りない不安と孤独さ，あきらめともつかぬ絶望感を強くセラピストは感じた。直面化する話題は自殺念慮を刺激すると考え，どのような生活をしてきて，どのような対応をしてきたかを話題にしていった。これは今まで誰にも弱音を吐かず，孤軍奮闘してきたBさんの自我の強さを明確にして，自分の中で抑圧していた感情を吐露してもらい，受け止めて行く姿勢を持った。

b）2回：嫁ぎ先での生活と夫への疑問　　表情に少し笑みが混ざり安心した様子で「今までずっと夫を支え続けてきた。若い時から毎日，会社でのストレスを私の帰宅を待って，吐き出していた。言うことを聞かないと怒鳴ったり，殴ってくるので嫌々でも聞いていた。子どもは怯え，私さえ我慢すればいいと自分に言い聞かせてはいたが時々，抵抗するとひどくなっていった。舅，姑に頼んでも，あの子はあんな子，嫁の操縦が悪いと言われる。夫と舅の仲は険悪で舅は嫁の責任だと言って知らぬ顔。もっと傷ついたのはうつ病の原因も私のせいと言われて自分の態度のせいかと思うようになっていった。結婚当時からこの土地柄は嫌で，自由な実家と違ってここは世間体ばかり気にする。子どものことでも甘やかして，問題が起きると私たちのせいになる。夫も母親に甘やかされて育ち，いつまでも母親べったりで舅も二人の間に入れなかった程。何度も別れたいと思っていたが，黙って隠していた。3年前に姑がなくなり，舅の世話をしていたが，家事との両立が難しくなり，2世帯住宅に立て替えた。

子どもの方は順調に育ってくれたので我慢のしがいがあった」と，子どものために生きてきたこと，暴力も誰にも相談しないできたことを語った。「主人は一体何なんでしょう」と質問するので，どういうことが疑問に感じるのと問うと「性格ですか。治らないのでしょうか」と言うので，暴力を受けてきた経過を質問すると，典型的なDVのサイクルがあり，緊張形成期後，妻のちょっとした言動で「俺の言うことが聞けないのか」と暴力が起こり，その後「すまなかった，もうしない」と謝るハネムーン期が続く状態が繰り返されており，期間は段々短く，週に1度は起きていた。外傷の状況もはじめは抵抗していたが段々と自分に落ち度があると思い込み，「主人は会社のストレスでああなっているのだから，聞いてあげるしかないと思ってきた」という独特の論理ができ上がっていた。これらのことを明確化して「暴力は許せますか」と問うと「嫌だけど，もっと怖いことがある」重い口調で話す。夫のうつ病は姑の死亡した半年後で，能力以上の仕事の内容や量がプレッシャーになったことが原因で，3ヶ月の休職後，復職したが再発，再休職して期限切れがせまってきた。自分の能力を知った夫が復職を渋り始め，家では遊んでばかりで無意味な日々を送るため，Bさんは入院治療を勧めたり，家事の協力を提案しても拒絶する夫の態度に，なまけを確信したので主治医に相談した。しかし「家での彼の態度には口を出せない」と言われ，夫に「いい加減にして」と言ったことが発端になって「お前はいいよな責任のある仕事だし」と嫌みを言い張り合ってきた。その後ストーカー化が加速して，逃げられない恐怖と誰にも助けてもらえないと絶望的になって，自殺を考えていたと話す。

c）3回：夫の状態像と治療の勧め方，離婚問題とストーカー対策　夫の状態が依存的，自己愛性格の傾向がDVの核になっていることとカウンセリングの適用が妥当と伝えると納得する。話し合いの中で，働かない理由が舅の経済的援助と疾病利得が原因になっていることが明らかになってくる。離婚して一人暮らしの対策を兄弟，警察の助けが必要だと伝える中でBさんから隠されていた夫への情が話されていき，「私のせいではなく，夫自身の問題だということが納得できたら，私もスッキリとする。それを確認したい」と言い出し，恐怖と向き合おうとする自我の成長を示唆する場面だった。夫の状態を把握するために，復職とストーカー行為を止めなければ離婚するという枠を提示して，

生活の中で自立的な立場でつき合うこと，夫を助けることをすべてやめ，責任を本人に負わすこと。携帯電話に出ないこと，会社や実家に連絡がきたら正直に周りに話すこと。Bさん自身の生活を自分中心にまわすことなどの外的制限が整理された。これらは夫の性格の確認と夫にとっては妻が母親変わりになってきたことを気付かせ，肥大化している自己像の確認をさせて，カウンセリングに繋げることをも視界に入れている。その成り行きを静観しつつ，フォローしていく。これを熱心に聞いていたBさんが「死んだ気になったら何でもできそう。夫のことを周りに全部話します。いつのまにか私自身が父親が死んで，誰も守ってくれないと思い込んできたのですね。嫁ぎ先の風習に染まっていたのかな」と明るい顔で話す。

(4) 考　察

　自殺念慮のあるこのケースは自分が一人でないということを実感することが大切で引き金になっている状況をいかに本人が強く立ち向かってきたかを明確化することから始め，DV状況，外傷性の論理の説明，夫の人格の状況を把握していった。外傷性の論理の悪循環を絶つ為に自己愛人格，依存関係を解消させる外的制限をかけて，ケースに確かめてもらうように展開した。同時にDV状況は人の協力が必要だということに気付いていった。

7．気分障害の遷延化回避を目指した認知療法的介入の一事例

　企業内従業員の気分障害は最も多くみられる症例の1つであるが，クライエントの不適切な初期対応が必要以上に病状を長引かせたり，こじらせてしまう場合が少なくない。本事例は徴候顕現から約1年10ヶ月の歳月が経過し，その過程で一度は専門医を受診して休職しながら，恣意的対応から病状を悪化させ，ついには身動きが取れない状態になって，ようやく当ルームに来室したクライエントのケースである。カウンセリングではクライエントの回復できなかった経緯と人格特性を考慮して，認知療法的アプローチの枠内で諸技法を弾力的に適用することによって認知的変化を促すよう進められた。18回の面接で

順調に回復し，6ヶ月目に復職を果たしたクライエントは数年後の今も再発することなく元気に職場生活を送っている。

（1） 事例の概要

a）**主訴** 朝不調感が強く，どうしても出勤することができないで2週間以上連続欠勤状態が続いている。

b）**現病歴** クライエントA氏（48歳）は大学工学部卒業後，某電機メーカーに入社し，上司から「職場にあっては常に120％力を出すべきである。」との指導を受け，それを当然のこととして受け入れて発症するまでの20数年間を技術者として頑張り続けてきた。そんなA氏に予期せぬ変化が訪れたのは，当ルーム来室約2年前のことである。企業内組織の合理化の一環としてA氏の部署も本社構内から他所に移転する方針が打ち出された。それまでA氏の職場は異動転勤が少なく，職場内には相互信頼に基づく安定的な人間関係が確立し，維持されていた。合理化方針発表から2ヶ月後にそれが現実化し，2人の部下に相次いで他工場への転勤辞令が出る事態が訪れた。A氏は「両腕をもぎ取られた」というほどの大きな衝撃を受け，その直後から寝つけない日が続き，不安と重い気分に見舞われ始めた。しかし事態はそれにだけに止まらず，その3ヶ月後，今度はA氏自身に別の工場への転勤辞令が出たのである。

単身赴任の社宅生活は，家族との絆を大切にしてきたA氏に一層強い淋しさと孤独感をもたらした。それを紛らわせるために，平日にはあえて毎日長時間残業をし，帰宅後も持ち帰った仕事を深夜まで続け，また土曜日や日曜日も時間を共にする相手もなかったために，ほとんど社宅内に閉じこもり，仕事や自己啓発に時間を費やす毎日であった。

単身赴任から約3ヶ月が過ぎた頃からA氏の心身健康状態に顕著な変化がみられるようになった。早朝覚醒に始まり，やがて激しい下痢症状が認められるようになり，近い内科を受診して投与された消化器系薬剤を服用していたが，症状は一向に改善しなかった。通院1ヶ月半後，「心因性のもの」という内科医の判断により，転院を勧められ精神科クリニックを受診して薬剤投与を受けたが，精神科薬への抵抗感からそれをほとんど服用しなかったために病状は悪化する一方であった。さらに1ヶ月後には，ついに出社することさえ困難な抑

うつ症状を訴えるようになり医師から休職を勧告され，有給休暇を使って2ヶ月間の休職に踏み切ったが，仕事中心の生活状況は休職前とほとんど変わることなく，「休んでいても休んだ気がしない」状態であった。下痢症状は軽減したものの（その後，徐々に慢性的便秘症となる），抑うつ症状は悪化の一途をたどり，2ヶ月間の休職期間を終える頃の健康状態は最悪のものとなっていた。しかしA氏は「期間が満了すれば回復状態の如何にかかわらず復職すべきもの」と思い込んでいたために，無理を押して元の職場に復帰を果した。復職後1ヶ月間頑張ってみたが，病状が思わしくなかったことから，期日切迫を伴わない他部署への再異動処置が講じられた。辛い病状に耐えながら，新しい部署で6ヶ月間勤務を続けたが，X年正月連休明けには断続的欠勤期を経た後，2週間以上連続欠勤して，その間，ひっそり勤務地社宅を離れて家族がいる自宅に帰り，毎日を過ごすようになった。心配した人事担当者がA氏宅を訪れて話し合い，一度カウンセリングルームに相談するよう勧めたことから，A氏が来室することになった。

（3） 面接過程
①受理面接

来談経路が人事経由であったにもかかわらず，A氏には「治せるものなら，治したい」という思いからか，カウンセリングへの動機付けが強く感じられた。そこで「この疾患は正しい治療的取り組みと十分な休養を取れば，必ず治る病気である」ことを説明して本格的な休職を勧めたが，A氏はその提案に強い戸惑いを示した。A氏に現実的理解を促すために，仕事能率に関するスケーリングを行い，「健康時を100％とすると現在は何％位か」を尋ねたところ，20〜30％であることが確認された。さらに具体的な直近の仕事状況については，「書類1枚の作成に4〜5時間もかかってしまっていた」ことを思い起こしながら，さすがにA氏も無理に休職を避けることの無意味さに気付いたようであった。

翌日A氏からの電話で通院先治療医に休職診断書発行を依頼すると共に，医学的治療と並行してカウンセリングを受けることに了解が得られたとの報告がなされたのでカウンセリングを受理することにした。

a）心理査定と見立て　　ベックうつ尺度（BDI, 邦訳大野裕, 1990）の実施結果は，41／63で希死念慮こそ低かったが，他の抑うつ的症状はかなり高い得点を示した。見立ては気分障害で中程度と考えられた。
b）症状　　憂うつな気分，不安，イライラ感，億劫感，意欲減退，興味・楽しみの欠如，思考機能の低下，睡眠障害（早朝覚醒），便秘症，易疲労感。
c）面接方針　　A氏の治療取り組みの失敗体験と強迫的性格を考慮して，認知療法の介入技法を弾力的に適用することにした。カウンセリング初期段階では，絶対的な休養と正しい治療取り組みの実現を目標として非適応的自動思考の修正を，そして中期段階以降ではその根底にある信念体系の修正を目標とする介入方針を取ることにした。面接は社内カウンセリングルームにおいて週1回，1時間／回とした。

②初期段階（1～6回面接）

　病状が遷延化しつつあり，回復に不安を持つA氏には休職直後に様々な非適応的思考に基づく否定的・悲観的気分が顕著にみられた。それらを放置すれば，過去の治癒失敗体験再現への予期不安を強め，結果的に治療取り組み姿勢の崩れや一層の回復遅延を招くことが懸念された。そこで，本ケースでは初期面接段階で認知的介入に注力し，不安や罪責感を生み出す非適応的な思考の処理を試みた。否定的気分を生じた時に，非適応的思考記録票（Dysfunctional Thought Record，以下DTR）の状況欄，気分欄及び自動思考欄のみ簡単に記入してもらった。報告された記録内容には色々な自動思考とそれに潜む認知的歪みが認められた。不安に関しては「どうすればよいのかわからなくなってしまった。もうこの病気は治らない」（破局的見方，カッコ内は認知の歪み，以下同様）とか「休職中に気ままに過ごしていると，復職の際に元に戻れなくなる」（独断的予測）といった思考が目立った。前者については，治らないと思う「根拠」（例：専門医に診てもらっていたし，休職して治そうとしたが良くならなかった。長い時間が経過している），「反証」（例：不規則な通院，治療医指示の軽視，薬剤偏見による服用拒絶，休職中の強迫的な時間の過ごし方など治療取り組みが不適切であった），「適応的思考」（例：従来と全く異なる正しい対処法を試みれば治せるかもしれない。）などについて問答法による共同的な検討作業を進めた。また休職開始直後特有の罪責感を生ずる自動思考には，「休むことは企業人として失格である」（レッテル貼り），「人

は働かないでブラブラしているべきでない」(shouldの暴政),「会社を休んで楽しむことは不謹慎である」(感情的論法),「家族や職場への責任を果たせていない自分はダメな人間である」(レッテル貼り),「人は昼間ブラブラしている自分を非難の目でみている」(読心術),などがみられたが,不安に関する自動思考と同様の検討作業の結果,5回面接までに不安感や罪責感などの否定的な気分が生じる頻度は「四六時中いつも」から「たまに」にまで着実に減少し,それにつれて休職に伴う現実を受け入れる態度が拡大していった。「今回休職は前回のそれとは異質のものです」というのが5回面接終了時のA氏の感想であった。

初期段階ではこのような非適応的自動思考の修正が中心的な課題であったが,それに加えて,面接の度に医学的治療を軌道に乗せるための援助として受診,薬剤服用,主治医の指示・注意などの遵守状況把握と共に,症状の目立った変化の有無を確認するようにした。またこの段階早期にはクライエントの病状回復には家族の理解と協力が必要なので,家庭に関する話題も取り上げた。幸いにもA氏の場合,配偶者や子どもたちから「これまで頑張ってきたのだから,ゆっくり休めばよい」と声をかけられて,「病気の自分が理解され,受け入れられている」という実感が得られ,ホッとした気分になれたことを報告している。

③中期段階（7〜14回面接）

全体的に症状が改善してくると,初期の辛さから開放された精神的ゆとりがそのままそっくり本来の強迫的な思考に振り向けられたかのように,A氏には新たな非適応的な自動思考（例えば「長い休職期間中に何もせず過ごすのは時間の無駄である。休職中にパソコンの高度な解析技術を習得して『バージョン・アップした自分』になるべきである」(shouldの暴政))が目立つようになった。意欲や興味が出てきたことを評価しながら,この「焦り」を増幅する非適応的な思考についても初期同様の共同作業を繰り返した。その結果,「休職目的は自己啓発にあるのではなく,あくまでも病気の治療回復にあること,思考機能回復が不十分な今は学習効果も少なく,治療回復にも逆行する。ゆえに今無理をすることはない」という適応的思考へと変化していった。

8回面接の頃からは,様々な非適応的思考の処理に加えて,生育歴を通して

その根底にあるクライエントの信念体系の見直しに着手することにした。A氏は両親と4人姉弟（第4子，長男）の家庭で育ち，公務員であった父親は「謹厳実直」を生活信条とする人であり，母親は家族に献身的に尽くす人であった。A氏は幼少時から学業面での成功体験を積み重ね「よくできる子」として何不自由なく順調な生育期を過ごした。その生育過程でA氏は「目標を立て，徹底的に努力すれば必ず目標は達成できる。それゆえに人間は徹底的に努力すべきである」という確固たる信念を培い，それに派生する強迫的自動思考とshouldの暴政，悉無律，レッテル貼りなどの認知的歪みを無意識的に取り入れて，完全・達成・形式主義的思考と行動様式を実践的に適用するようになっていった。社会人となってからも，常に周囲の期待に応えること（A氏はそれを『社会に受ける生き方』と表現している）を目指して仕事に取り組む姿勢を維持してきた。それはやがて企業環境の悪化により，自己の信念に基づく思考や行動様式が効果を生み出さなくなってからも，それに執着し続け，歯止めが利かない仕事への「のめり込み状態」に陥ったものである。こうした信念の修正には，A氏の趣味である音楽・映画鑑賞，読書などを活用することにした。9・10回目面接では人間の本質や生き方をテーマにした音楽や映画を取り上げ，「人間がありのままに生きることの大切さ」について話し合った。次に思考機能に回復がみられるようになった11～14回目面接期に，文芸作家の人生に関する著作を扱った読書療法を行い，固定的人生観と人間観を柔軟なものに変化させる試みをした。例えば，「生産性にこそ人間の存在意義がある」というA氏の達成主義的な人間観が披露された時，『（人間は）生きているだけで価値がある』（五木，2000）という著作の一節について問答法を適用することによって自分と異なる視点の存在に気付くよう働きかけた。中期段階の終わり頃には，それまでの過剰適応的な自分の生き方や信念体系に疑問を投げかける「何かへの囚われから周囲の人々に期待される役割を演じすぎてきたように思う」とか「結果（成果）も大事だが，そのプロセスにも目を向ける必要があるのかも知れない」といった発言もみられるようになった。

④後期段階（15～18回面接）

14回面接でA氏は「治療医に復職時期について相談したところ，『それはあなたの気持ち次第です』と言われ，早く復職したい気持ちと仕事への不安の狭

間で心が揺れ動く心境を語った。そこでBDIを再度実施した結果，14／63で，億劫感，易疲労感，決断力・根気強さ欠如などの症状はいまだ十分には解消されていないが，他の症状はほとんど問題にならないレベルまで回復していた。それに最近の生活状況及びA氏の話を通じての家族からの日常的評価などを加味して，復職にあたっては慎重を期し，もう1ヶ月強復職時期を延ばすよう勧め，それ以降の面接では，復職の話題が中心となって行った。また面接室外でも信頼する旧知の上司を訪れて仕事や復職問題について相談したり，会社に出向いて人事担当者の話を聞き自分の希望も伝えるなど現実的行動もみられるようになった。A氏の復職先については，単身赴任生活の回避と本人の希望尊重を基本とする方針で関係者の意見が調整された。

17・18回面接においてA氏は全過程を振り返って，「自己の生き方については完全・達成・理想主義に走りすぎると現実的な人間の限界点を見失う恐れがあることがわかった。これまでの信念は目標→徹底努力→達成の図式から一歩もはみ出ることなく，どんな無理な状況でも『徹底的に努力すべきである。』との考え方に囚われてきた。この信念は本質的には決して悪いものではないので変える必要はないし，変えられるとも思わない。しかし，それではうまく生きていけないので図式中の徹底努力を単に努力とすること，それを自分なりに表現すれば"on & off"の適切な切替え操作であり，それよって物事へののめり込みを避けるようにしたい。今回の発症体験は，企業の成果主義という波に乗れなかった自分，自己管理できずに休職をした自分の弱さを露呈し，企業人失格の烙印を貼られるものであったかもしれないが，従来はそれを極度に恐れて生きてきたように思う。それが現実化してしまった今は，もはや何も恐れるものはなくなり，これからはマイペースで自分らしい生き方ができそうに思われる」と述懐していたのが印象的であった。

（4）**考　　察**

　本事例は達成主義的な思考・行動傾向の源泉をなす強迫的性格と認知パターンが，発症から治癒までの全過程に深く関わる要因であることを典型的に示すものであった。認知療法的介入によって適切な治療取り組みを実現し，病状回復を遅らせ，こじらせる事態（遷延化）を回避することができ，6ヶ月間18回

（受理面接を除く）の面接で終結期を迎えることとなった。

　来室までのA氏は，治療態度が並外れて積極性に乏しく，深刻な症状の悪化をみても仕事最優先の生活を続け，1年半以上の間辛い抑うつ症状を抱えたまま過ごさねばならなかった。このようなケースでは早期に治療ベースに乗せることが先決課題であるが，治療戦略としてカウンセリング関係と作業同盟を確立した上で，速やかに認知療法的介入に移る方針を取った。幸いにもA氏はもともと明晰な頭脳の持ち主であったことや行動力低下がそれほど極端でなかったことから，面接初期からの認知療法的介入が可能であった。四六時中繰り返し襲ってくる不安，イライラ，罪責感などの否定的感情を生み出す非適応的自動思考の修正に取り組み「真の休養」を実現する一方，積極的，指示的に当該疾患とその医学的治療への理解を促し，ようやく正しい治療取り組みを実現することができた。

　中期段階からはそれぞれの回復段階で生じる非適応的自動思考を修正する作業を続けると共に，その背後に存在する信念体系の修正に取り組んだ。その過程でA氏の思考や行動に最も大きな影響を及ぼす中核的信念が「目標→徹底努力→達成」であることを見出した。それを含む信念体系は成長期から現在に至るまでA氏にとってあらゆる生活場面での適応を生み出す最も効果的な手段として機能してきた。それへの執着は強く，たとえその適用が最早効果をもたらさない状況に至っても，執拗に保持されてきた。最初の休職期間中にあえてしなくてもよい仕事をわざわざ探し出し，深夜まで続ける異常振りはそれを裏付けるものであり，病状回復を長引かせる原因にもなっていた。この時期は抑うつ症状がひどく，心身機能の著しい低下を招く中で達成主義的信念のみが活性化していて，「兎に角，仕事をしていなければ不安や焦りを生じる自己」の安定化を図るために機能していたものとも考えられる。

　後期段階でクライエント自身も述べているように「目標→徹底努力→達成」という信念は社会的価値基準に照らせば望ましいものであり，信念そのもの変更は必要でなかった。しかしながらその信念に発する思考や行動に駆り立てる衝動性をどうコントロールし有効に機能させるかが，重要課題であるという認識が得られた。これは自動思考に内包される認知的歪みを修正したことと合わせて無謀な衝動性をコントロールする手段として"on & off"の徹底という具

体的対処法を取り入れる決意を促せたことは，一応A氏の認知パターンに変化を生じさせることができたものと考えてよいであろう。

またA氏にとっては対人環境，とりわけ家庭は発症から回復までの全過程で極めて大きな影響力を持つ要因であった。家族と離れての単身赴任生活は発症因の1つであり，家庭に戻っての休養は有力な回復要因の1つでもあった。また復職先の選定に際しては自宅通勤可能な職場としたことにみられるように，A氏の職場生活は家庭・家族と密接に結びついて展開される必要があった。子煩悩で家族思いのA氏にとって家庭の機能は想像以上に大きく，家庭が単なる休息休養の場としてだけではなく，家族と共に過ごす家庭生活のリズムそのものが強迫的衝動性と達成主義的行動を制御する機能を果たしていたものと推測される。

なお本事例のクライエントA氏は復職から数年たった今も，たまにルームにやってきて筆者と談笑を交わすが，再発の様子もなく自分らしい生き方を自覚しつつ，いきいきと楽しい職場生活を送っている。

8．昇進によるストレスと心因反応に悩むAさんのケース

（1）事例の概要

昇進により部下を持つ立場となった有能な営業社員が，部下との対応の難しさや仕事量の増加により，神経性の胃炎や不眠を訴えるようになった。それには，本人のもともと几帳面で責任感が強いながらも，チームでの仕事が苦手といった性格も影響していたようである。

本ケースは，上司の理解及び支援と，会社と提携している民間相談機関のカウンセラーによる継続的な関わりによって，本人が自分自身への気付きを得ると共に，心因反応などの症状が快方に向かっていったものである。

相談面接を進めていくうえで主に依拠した心理療法は，論理療法による来談者の不合理な信念体系（考え方）の変更である。また，面接過程の全般を通じて自律訓練法などによるリラクセーション技法を活用することにより，来談者の緊張をほぐす関わりも並行して実施していった。

①来談の経緯

　来談者Aさん（男性・30歳・独身）は，中堅製薬会社の営業職であり，大学を卒業後入社して8年目を迎えている。Aさんは，主に個人開業の医院を顧客とする自社薬品のルートセールスを担うMR（医薬情報担当者）として，入社以来現在まで同一の部署に所属している。仕事面で決して派手さはないが，きめ細やかで丁寧な対応で顧客の信頼が厚く，ここ数年はコツコツと確実に販路の拡大に貢献してきていた。

　仕事の内容は，基本的には単独での外回り業務で，個人の裁量に任される部分が多い。これまでのマイペースを維持しながらできる仕事には満足感が高く，顧客への接待などでの時間外勤務もほとんど苦にはならなかった。

　新年度の人事異動にて，これまでの地道な仕事ぶりと営業成績の向上が認められて主任に昇格となった。ところが，昇進に伴い，3名の部下（いずれも入社2〜3年目）を持つこととなり，ほどなくそれまでの覇気がなくなり，胃痛や不眠を訴え始めた。そして，チームリーダーとして3ヶ月目を迎えた頃，身体の不調を理由にポツポツと欠勤する日が出てきた。

　その時点でAさんは，自宅近所の病院（内科）を受診し，検査の結果はストレス性の心因反応と診断された。本ケースは，Aさんの変化に気付き，心配した上司の紹介で当カウンセリングルームへの来談となったものである。

②Aさんの生育暦

　Aさんは，銀行マンの父親と専業主婦の母親の一人息子として育てられた。幼少期は手がかからず，学業成績も良い方で，両親からよく可愛がられて育ったようである。

　就職と同時に親元を離れてからは，現在まで一人でアパート暮しをしている。これまで特に大きな病気をしたことはない。精神的な面でも，人間関係などで多少の悩みはあったものの，おおむね自分自身で心の整理をしながら解決してきたとのことである。

　Aさんは，一言でいえば，まじめで几帳面な性格である。また，神経質，気が小さい，そして自分に対する他者の評価が気になる，というのが自己評価である。この度の昇進に伴うプレッシャーと，部下を持ったことによる業務環境の変化が，大きなストレッサーとなって心を圧迫しているという。

③面接相談の方針

本ケースは、昇進に伴う変化が、来談者Aさんの緊張度を高め、繊細でもともとストレス耐性の弱い性格傾向に大きな負荷をかけたことが症状の要因と考えられる。したがって、面接相談の方向としては、まずは面接過程の流れに難なく入っていけるようにAさんの緊張を心身両面からほぐしていく機会と関わりを設けることとした。

そのための方法として、自律訓練法などに基づくリラクセーションのエクササイズを取り入れることとした。腹式呼吸、筋肉を弛緩することによる体の緊張とリラックスの体感、イメージトレーニングなどを実際に体験してもらいながら、緊張をほぐしていくことに努めた。最初はカウンセラーの教示に従い、その後はAさん自身が日常生活の中でも使えるように試してもらう形で進めていった。

面接におけるカウンセラーの姿勢としては、基本的にはAさんの語ることを傾聴していくように努めていたが、Aさん自身の認知のあり方を検討していく段階では、いわゆる「論理療法」による信念体系、いわゆるビリーフ（物事をどう受け止め、どのように考えて対処していくかというあり方）の点検法を採用することにした。そこでは、来談者であるAさんとカウンセラーが協働して、Aさんのビリーフを修正していくための共同作業を行っていったといえる。相談を行った期間は足掛け3ヶ月、9回にわたる面接であった。

論理療法については後述するが、まず簡単に「考え方次第で悩みは消えていく」をモットーにした自助的性格の強い心理療法と述べておく。

（2） 面接過程

①当カウンセリングルームについて

具体的な面接の内容を述べる前に、Aさんの相談面接を行った相談機関である当カウンセリングルームについて少し触れておきたい。

Aさんが勤務している製薬会社は都心に自社ビルを構えている。その中の一角には健康管理室があり、常勤の産業医と保健師が配置されている。ただし、メンタル面に関わる相談に関しては、社員が相談に赴きやすいという点を考慮して、近隣に位置する社外の民間相談機関と契約して委託する形態を取ってい

る．それが当カウンセリングルームであり，相談スタッフとしては4名のカウンセラー（臨床心理士）がいる．必要に応じて精神科医との連携を図っている．

　今回のAさんの場合は，当カウンセリングルームのあり方をよく心得たAさんの上司（課長）の勧めと配慮により，表面的にはスムースに来談へと至ったものである．

②初回面接の印象

　Aさんはうつむきかげんで，上司に言われたから仕方なく来たという感じで，おずおずと相談室に入ってきた．Aさんに対するカウンセラーの第一印象は，全身が強い緊張に覆われているという感じであった．それでも，挨拶を交わす時の語気は強く，「どうかよろしくお願いします」という言葉が早く治りたいという訴えのようにカウンセラーの心には響いた．いわば，誠実な人柄と神経質さが同居している，という感じを受けたのである．

　まずは，面接の直前にAさんに記入してもらった「来談者カード」（簡単な問診票）を見ながら，現在の状態やこれまでの生活歴などについて話してもらうことにした．ただし，Aさんの緊張が強く，話しづらそうな様子が見受けられたため，最初から内面の問題に入っていくのはとても困難と思われた．そこで，現在の症状と来談に至る経緯までを簡単に確認した後，カウンセラーはまずAさんの緊張をほぐすため，体を使ったリラクセーション・エクササイズを試みることを提案した．

　自律訓練法などに基づくリラクセーション技法をごく簡単に説明し，腹式呼吸と緊張をほぐす動作を教示した．Aさんは，はじめは少し戸惑っていたようであったが，カウンセラーと一緒にやってみて多少はリラックスを体験できたようで，「もっと知りたいから教えて欲しい」と興味を示した．

　予定の時間（50分間）が過ぎていたので今回はここまでとし，次回の面接日時の予定を決め，週1回のペースで面接を行っていくことを確認した．

③面接の展開

a）第2回，第3回面接　　Aさんは初回面接時と同様に，少しうつむきかげんで面接室に入ってきた．しかし，今回はカウンセラーと顔を合わせるなり，「こんにちは．こないだの呼吸法が少し効いてきたみたいです．寝る前にやってみたら2日前からちょっとは楽に眠りにつけるようになってきたような気が

します」と言った。ほんのわずかの間だが、Ａさんが初めて屈託のない笑顔をみせた。

　カウンセラーは、予想以上に早い効果が現れたことを踏まえ、さらにリラクセーション技法のステップを上げてＡさんに勧めることにした。Ａさんも積極的にカウンセラーの提案を受け入れ、15分ほどかけてそのエクササイズに取り組んだ。今回は腹式呼吸に加えて、漸進的弛緩法という筋肉の弛緩による体の面から心の安静に働きかけていく方法を活用した。ゆったりとした姿勢で椅子に座り、腕から胴体、首、顔面へと、順番に体の各部の緊張と弛緩とを交互に何度か繰り返していくことによって、全身のリラックス感を得てもらった。そして普段の生活においても負担のかからない程度で、Ａさん自身で実行してもらうことにした。

　心身共に緊張がほぐれたところで、Ａさんは現在の状態に至るまでの経緯をゆっくりと話し始めた。あらためて自身の生育歴に触れる中で、一人っ子で育ったこともあってか他人と一緒にチームを組んでやるゲームが苦手だったこと、特に相手が自分をどう思っているのかが気になってしまい、なかなか遊びにも集中できなかったことなどを語った。そして、もともと自分に備わっていた性格面の問題が、部下を持ったことで再び出てきたのではないかと思うと述べた。

　3回目の面接も同様に、リラクセーション技法を冒頭に実施し、その後は主にＡさんの生育歴と現在の問題との関連について話している。

b）第4回～第6回　　リラクセーション技法の効果が徐々に出てきたのか、この1週間は割合よく眠れているという。仕事の方も、何とか休まずに出勤できているとのこと。また、胃の痛みについては医師から投与された胃薬を服用していることもあってか、今のところ落ち着いているとのことである。

　この時期になって、Ａさんは職場での人間関係などについてよく話をするようになってきた。課長のこれまでの配慮に対する感謝の気持ちが語られる一方、部下が自分と同じように考えて自発的に動いてくれないこと、基本的な礼儀作法を十分に身につけていないことなどへの不満も述べられるようになった。

　しかし、他者のことを一通り話した後、必ずＡさん自身のことに戻り、最後は自分の性格の弱さを嘆くのであった。そのパターンが1回の面接で数回繰り返された。また、それと共に、部下の前で弱音を吐くと軽蔑されそうで心配で

ある，さらに，今はまだ大丈夫だが，そのうち部下が仕事の面で自分を追い越していくのではないかといった，不安めいた言動を漏らす場面も出てきた。特に部下に対しては，怒りと恐れの入り混じった複雑な思いを抱いている様子がうかがわれた。

　ここまでの所見として，カウンセラーは，Aさんが何か不合理なビリーフに縛られている部分があると感じた。それは多分にAさん自身に対する否定的な信念の体系であり，それによって引き起こされる思い込みが，Aさんのいわゆる自尊感情の低さにも結びついていると思われた。そして問題を解決するには，低い自己評価と自分を責めることに偏った，Aさんの思い込みの基底にある認知のあり方を変えていく必要があると考えられた。

c）第7回～第9回　これまでのリラクセーション・エクササイズを続けていくことに加えて，カウンセラーは，Aさんの不合理なビリーフによる思い込みを改める方法として，A・エリス（Ellis, A.）が提唱した論理療法を面接に取り入れることを提案した。

　第7回目の面接にて，いつものようにリラクセーション技法で緊張をほぐし，現在の状態を聞いた後，カウンセラーの方から，一度Aさんのビリーフを点検してみる必要があるのではないですかと投げかけてみた。これまで，リラクセーションの実施の他には，カウンセラーから何かを提案・指示するということはなく，ひたすらAさんの話すことを傾聴していくという姿勢で関わってきた。その点で，Aさんがどのような反応を示すのか多少の不安はあったが，実際に話してみると意外なくらい自然にAさんはカウンセラーの提案を受け入れた。

　そこで，カウンセラーは論理療法について簡単に説明し，Aさんが自分自身を否定的に捉えてしまう不合理なビリーフを一緒に点検していくことを確認した。そして次回の面接までに，まずはAさん自身の考えを整理してきてもらう課題を出すことにした。

　第8回目の面接では，Aさんがまとめてきてくれたビリーフの自己分析を，カウンセラーと共に点検する作業を行っていった。

　論理療法では，何らかの出来事がいわゆる不適応の原因となるのではなく，その出来事をどう受け止めるか，すなわちその人のビリーフにあると考える。したがって，その人が今強く思い込んでいる不合理な信念に気付き，それを変

更していけるように自己コントロール力をつけていくことが，援助の眼目となるのである。不合理なビリーフは概して「ねばならない」「すべきである」等で表現され，その人をネガティブな感情へと導くが，Aさんは，「チームの足を引っぱってはならない」「私は何でもきちんとやるべきだ」「上司は部下に尊敬されなければならない」という3つを自ら提示した。そこで，さっそく点検していくことにし，各ビリーフへの反論をカウンセラーと協働で考えていった。

その結果，次の問いかけを提示することとなった。

①チームだから，他者の足を引っぱってはいけないという規則があるのか。
②何でもきちんとやらなければならない根拠はどこにあるのか。
③上司だと，なぜいつも部下に尊敬されなければならないのか。

これらを便箋に書き終えたとき，Aさんは「そういうことだったのか」と漏らすように言い，一瞬驚きの表情を示した。そこから，不合理なビリーフがAさんの中で書き換えられ始めたようだった。カウンセラーは，Aさんにこれを持ち帰り，もう一度これまでAさんが築いてきた仕事の実績，今回昇進した理由などをあらためて考えてみてくださいと伝えた。

次の週はAさんが急な出張のためキャンセルとなったが，1週間後には晴れやかな表情でカウンセリングルームを訪れた。入室するなり，「やりましたよ。出張先のホテルで同行した部下に自分の失敗談を話すことができました」と報告してくれた。そして，「あれから自分なりに考えてみました。何だか少し，自分のこだわりが崩れた気がします」とうれしそうに語った。

（3）考　察

相談面接を行うにあたって，心理的に安全で自由に話ができる場を設定することは大切な条件の1つである。その点で，本ケースのように企業が社員にとって相談をしやすいように配慮し，社外の相談機関に委託することは望ましいといえる。特に，わが国のように心の相談をすることへの敷居がまだまだ高い社会にあっては，なおさらであろう。

もちろん，カウンセリングルームのハード面だけではなく，面接への導入が成功するか否かの重要な鍵は，カウンセラーが来談者（クライエント）といかに信頼関係を結ぶことができるかにかかっていることはいうまでもない。そのた

めには，相談への期待を持ちながらも，同時に不安と緊張を抱えてカウンセリングルームを訪れる来談者にはある程度リラックスしてもらうことが有効と考えられる。

本ケースでは，心身両面で緊張の強かった来談者Aさんに対して，リラクセーションの技法を行うことを勧めた。ここでは主に自律訓練法に基づくリラクセーション・エクササイズを実施した。自律訓練法とは，緊張状態にある心とからだをリラックスした状態に変えることを目的とした自己催眠法の一種である。例えば「気持ちがとても落ち着いている」「楽に息をしている」などと，自分のからだに順番に自己暗示をかけながら，その言葉の意味通りのことを実際にイメージしてみることによって，ストレスを取り除いていくのである。

このようなリラクセーション技法を継続していきながらも，先述のように，基本的な面接のあり方としては，来談者の語る話を傾聴しながら共感的理解を示していくC・ロジャーズ（Rogers, C. R.）の「来談者中心療法」に則りながら進めていった。

そして，第7回目の面接から，来談者の同意を得たうえで，論理療法による不合理なビリーフの点検及び変更を行っていくこととした。昇進して部下を持つ身となった来談者に起こった症状や不適応には，生育歴と関連した性格面での偏りが大きく影響していると考えられる。しかしここでは，基本的には過去に原因を探ることはせず，今そしてこれからを志向した来談者の認知のあり方を問うていく方法として論理療法を採用した。

本ケースでは，来談者が自らのビリーフを提示し，それに対する反論をカウンセラーと共に検討していく段階で認知変容の兆しが現れ始めた。そして，以降の進展は，来談者本人の生活場面を含めた内省によるところが大きい。このように，論理療法とは短期治療的かつ自助的な心理療法といえる。その反面，ある意味では対症療法的であり，クライエントにはある程度の潜在的な現実検討能力の高さが求められる。これはAさんの場合にも当てはまることである。したがって，適用できる範囲は広いが，その対象者をカウンセラーがしっかりとスクリーニングする必要があるだろう。

最後に，Aさんの場合は基本的にカウンセリングルームのみでの対応であったが，例えば来談者の抑うつ症状が強いケースなどでは，早期の精神科医との

9. 相談者の訴える問題を一つ一つ点検することが役に立ったと思われる事例

(1) 事　例

　20歳後半の独身女性。家族構成は，父，母と本人の3人家族である。通院歴はない。何となく体がだるく，疲労感が強いという自覚症状がある。食欲，睡眠に関する問題はない。来談経路は，カウンセリングルームの案内を見て自発的に相談をしてきた。相談形態は，相談者の就労している場所とカウンセリングルームが離れているという理由から，来室不可能であるため，電話による相談となっている。相談者の身分は，契約社員であり，今回事務職として契約を交わしている。就労して2ヶ月目。本業務契約期間は，4ヶ月。

　以下面接過程を記述していく上で，〈　〉内は実際のカウンセラー（以下Co）の言葉であることを意味している。また，相談形態は何も記述していない場合には，電話による相談である。

(2) 面接過程

a）X年3月第3週目　　本来は長期の契約を希望していたが，短期契約（4ヶ月）の紹介が来て，迷ったものの就労契約を交わした。契約時には，Word，Excelができる人という条件と，端末操作中心の業務であるという説明であった。就労して，2ヶ月が経過した現在，実際にはWord，Excelはほとんど必要なく，電話への対応と他のソフトによる作業が中心であり，契約内容のズレに引っかかりを感じている。この業務のズレ以外は，職場の雰囲気は良く，対人関係もうまくいっているので，過ごしやすく，仕事をする環境としては満足している。後2ヶ月で本契約は終了する。次の就労先は，社内の他部署で就労先を確保してくれるという口約束があった。次の就労先は，大体見当がついており，その部署は，自分が全く経験のない技術を必要とされるところなので，自分で勤まる職務なのかどうかという点が引っかかっている。また，就業開始当時に，自分が4ヶ月という短期の契約のため，自分だけネームプレートやロッ

カーがないこと，制服も上司は当初不要だと思っていたが，上層部から指示されて初めて用意されたという出来事があって「自分って本当に短期の雇われなんだ」と意識させられた。それ以降，会議などで先のスケジュールの報告書に自分の名前がない，その時には自分は契約が終了しているので，名前がないというのは当然のことなのだとわかってはいる。

相談時の様子は，やや興奮した状態で，一方的に話を進めていく状況であり，話が一段落するまでは，こちらが言葉をはさむ余裕はなく，相槌を打つのが精一杯の状態であった。相談者の話し振りから Co に感じられたのは，不安が一気に押し寄せている状態なのだなということであった。

〈色々なことが気持ちの中で引っかかっているんですね。今あなたが話してくれた気がかりを確認したいので一つ一つ言っていきます。もし違っていたり，うまく表現できていない場合には，遠慮せずに教えてください〉と伝え，次の気がかりを確認することができた。①長期契約が短期契約の仕事であったこと，②仕事が始まってみると，契約内容の業務と様子が違っていたこと，③次の予想される就労先が自分の経験のない業務であること，④今後の職場でのスケジュールに自分が組み込まれていないこと。

〈この４つの気がかりを一つ一つ思い浮かべるとどのような感じがしますか？〉と尋ねると，①と②に対しては，不満を感じており，③と④に不安を感じているということであった。相談後半には，相談者の語るペースは緩やかになり，やや落ち着きを取り戻したかのような語り口調になっていた。

b）Ｘ年５月第３週目　次の配属先が決まった。予想していた部署である。業務内容の説明を受けたが，自分にできるか不安であること，残業が多いということが引っかかるということであった。特に残業のことは，契約の承諾後に職場の上司から知らされたことが引っかかっている。〈契約書を交わしたわけではないので，今ならそれを理由に就労を断ることもできると思うけれど？〉と尋ねると，まずは就労してみて考えたいということであった。

体調の方は，相談時当初よりはましであるが，不安感は相変わらずあり，落ち着かない感じがあるということであった。

前回と同様，相談者の話しを聞いて Co が理解した［相談者の気がかり］を確認した。①次期就労先の業務が初めての経験職務であること，②残業がどの

程度なのか気になる。次に［その気がかりに対する感じ］について尋ねると，①については，できるかなという不安があり，②については，どうなるのだろうという不安があるということであった。

　就労してみて考えていきたいという相談者の気持ちを尊重し，就労後何か不安な状況になったら，不安が大きくなる前に契約担当者に相談をするか，それができにくい場合には，カウンセリングルームへ連絡を入れることを約束した。また，残業のことについては，契約了解後，契約担当者にそのことを説明されたので，どのくらいの残業なのかという不安な気持ちが出てきていることを伝えることで，自分の気持ちを知ってもらっておいてもよいのではないかと思うと Co の気持ちを伝えた。

c）X年６月第５週目　　新しい職場に，就任して３週間過ぎた頃に連絡があった。今回の就労先は，１つの部屋にこもって，黙々と仕事をしなくてはならず，その環境は，精神衛生上あまり良くない感じがする。また，残業が20時頃まである。他の人はもっと遅くまで残ってやっている。自分はまだ新人なので残業は少なかった。しかし，今週に入って残業時間が長くなってきた。それに伴い体調も崩しており，こんなに疲労感が強く感じられるのは初めてである。朝起きるのがたまらなく辛い。昨日は体が起き上がらず会社を休んでしまった。朝から頭痛もあり，薬では治まらない状態。病院に行ったが，「疲れがたまっているのでしょう。休むように心がけてください」と言われた。残業について，契約社員がなぜここまで働く必要があるのか納得がいかない。仕事に拘束されるのが嫌で正社員を辞めたのに，これでは意味がない。習い事をしたいし，自分の時間を過ごしたい。自分の時間が過ごせないのでとても辛い。ましてや今の状態であれば，土日の休みにも外に出て行く体力もない。

　相談者の話を聞いて Co が理解した［相談者の気がかり］を確認した。①１つの部屋にこもるという職場環境のこと，②残業が多いこと，③体調のこと。そして［その気がかりに対する感じ］を尋ねると，①どんよりとした感じ，②拘束される感じ，③重たい感じ。

　体調をかなり崩してきていることが気にかかったので，〈３ヶ月後の契約更新時に更新しないという手もある。また，どうしても体調が優れないようであれば，上司に相談をして残業を考慮してもらうとか，主治医に相談をしてみて，

健康上の理由で辞めることも可能だと思うが？〉と伝えてみたが，仕事を辞めることに対しては強い渋りをみせる。残業を調整するという提案にも，そのようなことを言えば首になるかもしれない，でも別に首になってもよいという両価感情に支配されている。もし仕事を辞めたとしても，現在は家族と住んでいるので，経済的には困らないが，仕事を辞めてしまった自分に対しての家族の目が気になるし，社会保険がなくなるのも不安であると，仕事を辞めることについての不都合を並べあげる。

〈今の状況で一番困ることは？〉と尋ねると即答で「残業が多いこと」だと答える。しかし，自分から残業調整をしていきたいという積極的な姿勢はみられなかったため，3ヶ月後の契約更新に焦点を当て，〈次期更新の時に混乱しないように，今の職場で自分にとっての引っかかりを一つ一つ並べてみて，どの部分が絶対に譲れないものなのかを把握してみてください〉という提案をした。残業については，しばらく様子をみて，また近いうちに連絡を入れるということであった。

d）X年7月第1週目　前回の相談の1週間後に，急に配置換えがあった。違う部署に移された。今回の職務内容は前回の職務よりも自分に向いている。しかし自分が訴えたわけではないのに簡単に配置換えがあったことで，契約って何なのか？という疑問と不安が出てきた。〈それは，自分の交わした契約に対して不信感を持っているということ？〉と尋ねると，自分の契約はいつ裏返るかわからない。この契約に対する不信感が不安に変わってきているという。このような不安をどのように対処していけばよいのかについて話していくうちに，相談者自身が出した方法は，まずは契約担当者に相談していこうと思うとのことであった。ここでの［気がかり］と［その気がかりに対する感じ］は，契約のことに対して不信感があるということであった。

また一方では，〈確かに不安定な感じはするけれど，今回の件はあなたにとって悪い方にばかり働いているというよりも，良い方に働いている感じがするが？〉という問いかけに，確かに都合が良いように環境が変わってくれたと不安定に感じていた状況の中に良い側面を感じ取ることができた。

e）X＋1年2月第2週目　前回の相談から連絡はしばらく途絶え，次期契約更新が近づいた7ヶ月ぶりの連絡である。

前回相談後に再び雇用環境に変化があり，当初契約時の職務内容であった事務に仕事は戻ったものの，2ヶ月前から5日勤務のうち2日は商品知識を要する接客を要請され，事務業務と接客業務の兼任になった。従来の事務業務の内容と量はそのままであるため，結局は過重労働となっている。事務業務の日でもお客様が来られた時には，接客業務をやらないわけにいかず，そのため事務業務は残業となり業務の負担が多すぎる。契約の時点では事務業務となっており，自分の適性を考えても，接客業務は心身共に負担が多すぎる。このような状況の中，ストレスを感じており，再度疲労感が強く，いつも頭がパニック状態であり，入眠困難な状況が生じてきた。〈現在の気がかりを並べてみると？〉という問いかけをすると，①業務の負担，②接客業が向いていない，③身体症状のこと。以上3つの気がかりを相談者自身で述べることができた。そして［その気がかりに対する感じ］は，①重たい，②パニック，③辛い。

　しかしながら，上記の問題点を並べ挙げているが，現在の仕事は続けたいという気持ちが強い。その理由としては，職場の雰囲気や対人関係に慣れたこと，年齢的なこともあり，できれば決まっているわけではないが結婚を機に退職をしたいので，この職場でしばらくは続けていきたい。

　現実問題として，次期契約更新の時に，本人が納得しないまま契約をすることは再度同じ問題が生じるため，自分として，どのようなことを大切にしていきたいのかを明確にしていき，労働条件の中で，どの部分を改善してほしいのかを，箇条書きにしてみること。また，契約担当者と話し合ってみるのも1つの方法。そのうえで，契約を更新しようと思うのかを考えてみてはいかがか，ということを伝えた。

f）X＋1年2月第4週目　　契約更新に関するアンケートに，就労先へのお願いの欄があり，「負担の軽減」を記述した。その後担当者とまだ直接話し合っていないものの，就労先の上司には，残業などについて自分に気を使ってもらっている，その意味では今回の意思表示は無駄ではなかったと思う。しかし，業務が2つにまたがっていることは依然として同様であり，負担は大きい。

　担当者に現状の問題点を伝えてみて，どの部分を理解してくれたのか，よければ，後日報告してほしいということを伝えた。この時期，相談当初必要以上に湧いてくる不安は姿を潜め，業務環境の調整，主に2つの業務を中心に，現

実的な問題検討に取り組めるようになってきた。

g）X＋1年3月第5週目，4月第1週目，5月第1週目　　E-mailによる現状の報告が月1回のペースで3回続いた。その内容をまとめると，労働量の多さに対する，給与のベースアップがあった。それでも，過重労働の職場であり，同僚2人が体調を崩し，1人は休みがち，1人は退職という状態になった。そのような状態になって，やっと会社の方も環境調整を積極的にし始めた。そのため，本来の事務業務のみに戻ることができた。その後，体調も落ち着き，夜も眠れることができている。自分の身体的変化で，やはり今までの労働環境が過酷であったのだと納得することができた。

h）X＋1年5月第3週目　　会社での就労に関する手続きについての愚痴を話してきた。その話し方は，今までと違い，覇気が感じられ，その内容も，「どうしよう…」というものではなく，今回の手続きに関する会社のおかしさに対して，自分の対応を報告するというものであり，確実に，問題に対して，契約担当者と就労先に訴えることができはじめていた。

i）X＋1年6月第2週目　　E-mailによる連絡。その内容は，前回の電話で述べた内容の結果を報告するものであった。前件について，担当者と就労先上司と相談者の3者で話し合い，解決することができたとのことであった。業務の方では，事務業務に専念することができるようになって，パソコンで取り扱うデータ処理の新しいソフトを操作できるようになり，さらにスキルアップするために，パソコンに関する資格を取得していこうと思うという報告がなされた。また，今までの経過を振り返り，契約担当者や就労先上司に労働環境の調整を訴えていける自分を「強くなったなぁ」と思っているということであった。

（3）考　察

本事例では，一貫して，［気がかりなこと］と［その気がかりに対する感じ］を一つ一つ並べあげるという作業を毎回行ってきた。これは，フォーカシングのクリアリング・ア・スペースの利用である。この作業を今回の事例に適応した理由は3つあり，1つ目には，相談者は就労に関する色々な引っかかりを訴え，その色々な引っかかりが重なり合うことで，不安が生じ，その不安がまた不安を呼ぶという悪循環を引き起こしているように感じられ，すでに不安に巻

き込まれてしまっている状態にある相談者にとって，その不安と適切な距離を取ることが必要だと思われたからである。そして2つ目には，思い浮かぶ不満や不安を次々に述べるため，相談者にとって何が問題と感じているのか捉えにくかったからである。3つ目には，相談形態が電話であり，声だけでのやりとりであったからである。

相談過程での変化をみていくと，a）〜d）までは，Coが相談者の［気がかり］を一つ一つ確認するという作業を行ってきたが，e）では，相談者が［気がかり］を整理して述べることができるようになり，そのことで以前のように問題に巻き込まれることがなくなると同時に不安も減少してきた。その後は，相談者が現実にその問題にどのように対処していけばよいのかという現実検討ができ，就労先の上司や契約担当者に対して問題を訴えていく行動が可能になっていった。その時期には，身体症状も低下した。

このように，本事例では，問題を整理していくことで，相談者の混乱している状況から距離を置き現実と冷静に取り組めるようになったのだと考えられる。

10. うつ症状を克服したO課長の事例：コンサルテーションを併用して

電通の過労死事件を契機に旧労働省から2000年8月に「事業場における労働者の心の健康づくりのための指針」いわゆるメンタルヘルス指針が出され，5年が経過した。

今日，メンタルヘルスに関わる問題は，より深刻で2006年4月から労働安全衛生法が改正，施行されるが，過重労働の具体的処置として，月100時間超の時間外労働者で申し出た者に医師による面接指導が事業者に義務づけられる。これにより一層の安全配慮義務が企業に求められる。

産業領域の心理臨床は，①mental disorderを対象とする個人療法のカウンセリング，②mental unhealthy stateを主とする個別心理相談のカウンセリング，③最近，目立っているキャリアの問題に関わる個別心理相談，④クライアント（以下Clと略す）が問題になる職場関係者を対象とするコンサルテーション，⑤それに予防管理を主とする社員，管理・監督者を対象とするメンタルヘ

ルス教育などがある。

　事例のA社は，労働組合独自にカウンセリング機関を擁してカウンセラー（臨床心理士，以下Coと略す）を置いている。また，職場復帰支援サポートチームの制度も確立している。

　実際，社内相談窓口としては，各地区の健康管理室の産業医・産業看護職やカウンセリングルームの臨床心理士が社内専門スタッフとして支援している。本事例は，うつ症状から回復した第一線の技術系課長で，CoがClを継続面接し所属上司，人事担当責任者を加え支援したケースである。

（1） 事例の概要

　O氏　40歳　既婚　A社　商品開発担当技師　課長職。

a）来談経路　　Clは，かねてより労働組合の方でカウンセリングルームが開設されていることは知っていたが，以前家族が入院していた自宅近くの総合病院に心療内科があったため，そちらを受診，投薬治療をしながら休職をせず低空飛行で勤務していた。

　特に，当時上司であった次長との軋轢があり，会社の屋上にいた時に飛び降りようとの気持ちが走った。そのことが病院での受診に繋がったが，暮からの新しい商品企画に対して何としても成功しなければならず，より一層の仕事負荷と部下指導でどうにもならなくなり，200X年暮にメールでカウンセリングを受けたいとの申し込みがあった。

b）主訴　　来室の1年前の秋に次長が転勤，転勤を機に部下の面倒をClがみることになった。毎日憂うつでたまらないとの訴えである。また，不安感があるとのことである。薬を服用しているが，毎日眠っても夜中に目が覚める。新商品の開発が大変であるが，ただ救われることは，すぐ上の上司である新しい部長は理解をしてくれている。

c）家族　　来談者40歳（夫），妻，長男小学校低学年，長女保育所，それに母親。同居で5人家族である。通勤は会社まで1時間30分要している。

d）200X年暮のメール（予約専用Eメールからの受信）の内容について
技術系開発の課長，約一年前に不眠，不安感，無気力，仕事に対する意欲の低下等の症状にみまわれ，当時自宅に近い病院で診察を受ける。

かなり強い抑うつ症との診断，医師からは入院を勧められたが，非常に忙しく自分の代わりもいない状況であったので入院はせず通院治療を続けている。安定剤，抗うつ剤，睡眠剤を服用している。現在も薬の基本は変わっていないが，毎月1回の通院である。

不眠症状は，服用しても改善には至らず，抗うつ剤の量が増えている。通院以降，上司の方で仕事を軽減する処置を取ってもらっている。しかし，今月になってストレスを再び感じるようになったのは，部署全体が非常に忙しいところで，Cl以外の同僚は部下も含め毎日夜遅くまで残業をしているのに自分だけ軽い仕事で，今の部署にいたのでは，かえって皆に迷惑をかけているのではないかという強迫観念や同僚の目が恐く，目を合わすと強い動悸を感じることがある。

12月から部署全体が，組織替えになり新しい上司（部長）のもと仕事をやっている。上司には現在置かれている自分の心身の状態（通院，加療中）を話した。上司は心配してくれているが，本人は身体のこと，仕事のこと，そして今の部署にいるべきかどうかも含めカウンセリングをお願いしたいとのことであった。

（2） 面接経過

①インテーク面接：X＋1年1月初旬

心身の健康状態と仕事を中心に事実確認も含め面接を行う。Clの仕事は，商品開発の仕事である。次長は怒りっぽい方で合わなかった。そのような中，自分は部下との関係がうまくいかず，「ますますイライラが募るばかりである」。部下の面倒がみることができなく「辛く，すごく憂うつであると話す」。

〈辛いんですね〉とCoが言葉を挟むと，時々胸が重たくドキドキして食道および胸の締めつけ，動悸があると言う。

メイラックス2錠服用，デパス，レンドルミン，デプロメールは1錠が投与される。200X年夏から抗うつ剤は減り，現在は朝夕食後1錠2回。

暮に風邪を引いて丸一週間会社を休む。会社・仕事への不安がつのり，恐くなった。「真っ暗の状態に自分がいる」とも言う。会社へ提出の人事資料のシートに配置換えを希望しようと思う。

Clが抱える問題をカウンセリングを通し，これから2週間に1度のカウン

セリングを持つことをCoが提案，Clは了承する。

　この1年の中で，仕事の軽減が図られているが，職場環境がClにとってはより一層厳しくみていてこのままでは休職も視野に入れなければならないとの判断をCoは持つ。また，Coは現部署での仕事の継続は極めて厳しいとみて，仕事の負荷を一層軽減し休養も含めて，うつ状態の回復を図る。Clには定時退社を強く求める。

② I期　低空飛行を続けながらの苦悩の時期：200X年12月―X＋1年3月
　初回面接の後，Clは所属の上司に報告，2回目のカウンセリングの前に直属の上司と人事課長が来室。

a）コンサルテーション①：X＋1年1月中旬　　Clの適応問題：直属の上司によると4月納期はぜがひともやらないといけないが，開発を延ばしてよいものは後回しにして対処したい。Clの当分の仕事は，後方に徹してもらう。

　Co所見：薬による出社継続のため，極力負荷を小さくすることが大事である。

　毎日午前3時，4時に目が覚めることは，自宅に戻ってもかなり緊張感があるので上記のような処置は，本人にとって妥当な処置である。職場の方では，定時退社の徹底とより一層の負荷を下げるよう配慮を求める。

b）ClからCoへメールによる受信：コンサルテーションの翌日のX＋1年1月中旬　　Clからのメール：「先日のカウンセリング結果を上司に説明をしました。上司は，すぐに人事課長と連絡を取り水曜日に3者で話し合いを持ちました。

　病気になった経過と現在の治療内容，仕事の状況など，Coとの間で現部署にとどまって回復するのには難しいかどうかのやりとりがあったことを伝えた結果，課長からは一度ルームに出向きCoに様子を聞いてみるとの話が出ました」。

　Cl自身，心理的に苦しい状況が続いていたが，人事課長からは『話をしていても，そのようにはみえなかった。軽いんじゃないですか？』というような発言もあった。自分の苦しみが正しく伝わらなかったのではと心配しているとのことである。

c）CoからClへメールによる送信：X＋1年1月下旬　　直属の上司と人事

課長が来室されたことを報告。Clが話した同じ内容を2人に伝え，理解を求めたと伝える。特に，少なくとも軽いのではと思っていないとのメッセージを伝えるため，Clの苦しい様子（イライラしたり，部下の面倒がみることがとてもできなく憂うつである。食道および胸の締めつけ，動悸がする）をきちっと話す。その結果，人事課長はCoの説明を重く受け止められた旨，伝える。

また，職場での一層の配慮が必要との認識で帰られたと話す。CoはClに自分のペースを守りながら，努めてゆったりと過ごすよう求める。

d）2回目：X＋1年2月初旬　　1月第4週に風邪の症状で会社を休む。月末のカウンセリングは急遽取り止め，電話とファクシミリで連絡を受け取る。2月はじめに早退もあって，病院受診，Drの診断は，軽度のうつ状態，抑うつ状態に伴う睡眠導入剤，安定剤投与。就寝前にレンドルミンとデパス服用。しかし，現在治療にあたっているDrは転勤で3月限り，4月からは新しいDrがみえる予定である。主治医が代わることの不安をClは訴える。

仕事負荷の軽減処置は同僚課長にある部分は移す。逆に，Clは同僚課長をサポートをすることとなった。そして，Clの部下は，同僚課長がみることになった。同じ職場の同僚が，Clの心身の状態を心配してくれていて，Clが配転されると困ると言ってくれている。職場でのClの存在感を訴える。1月末に同僚課長と打ち合わせを行う。別の職場からの応援が検討されていることを聞く。

Coから〈職場では随分Clのことを思って動いてもらっているんですね〉と問いかけると，Clは少し間があったが，静かにかみ締めるように「2回首を縦に振りうなずいた」。

3回目のカウンセリングの前に直属の上司（途中退席）と人事課長が来室。

e）コンサルテーション②：X＋1年2月中旬　　上司と人事課長からは，現職場で仕事を遂行していくのは極めて厳しいこと，また，評価は仕事ぶりから1ランクまたは2ランク下げざるをえないと人事課長が言う。そのため，最終的には配転を考えているとCoに表明。

Co所見：現職場に残ってもらうのは，難しいことはよくわかるが，本人が次の配転先の職場を受け入れるには少し準備期間が必要である。

カウンセリングでもこの点を考慮に入れてこれからやっていきたいが，本人の仕事に対する考課について，かなり悪い考課であることがはっきりしている

と聞いたので，Co からはできる限りあからさまになりすぎることは控えて戴きたいと要請，Co の考え方を受け人事課長が Cl の上司の部長とこの点はよく話しておきたいと言う．

f）3回目，4回目：X＋1年2月中旬，X＋1年3月初旬　　Cl は，職場の同僚からの援助，他部署からも応援を受けて職務負荷を一層軽減．

今の仕事を手伝ってくれる他部署の課長と先週打ち合わせをする．その課長とは捉え方・考え方にズレがあった．Cl はかなり相手に期待したが，完全にすべてを任せるということではなかった．Co に不満をぶつけるようにこちらに判断を求めてくると言う．

10時に寝て4時に目覚める．憂うつな感じは続いていると言う．Dr から抗うつ剤でいずれ調整を図っていくと Cl に伝えられる．仕事のこと，家庭のこと，現在の取り組みと希望をみるライフ・スタイル診断票（NIP 研究会，1998）[1]の記入を求める．次回，カウンセリングは3月中旬．

Co 所見：職務負荷の軽減で，他部署の課長へ渡した仕事がすべて先方でやってもらうのではなく，少し Cl も関わっていく必要があるのはやむを得ないのでは？　と問いかけ，さらに Cl の仕事への取り組みが70％，80％なら上出来であると伝える．Cl の表情に笑みが浮かんだことから Co から，ただ4月中旬を目処に商品開発の一定の結果が出てくるのを受け，新しい仕事，配置換え

1）ライフ・スタイル診断票（NIP 研究会，1998）　　仕事意識，生活意識，社会意識からなる質問を24項目設け，5件法で現状認知（取り組み）と希望（志向）の2つの面から個人のライフ・スタイルを測定している．
　プロフィールでは，一項目得点に換算し0から4の範囲で現状認知の程度と希望（志向）の程度がわかる．以下，例を挙げる．
〈現状認知の項目〉
2．定められた勤務時間の後でも，残業など仕事をすることが多いですか？
7．給料やポケットマネーを趣味・スポーツや余暇活動に使うことが多いですか？
10．日曜・休日は，社会活動に使うことが多いですか？
〈希望の項目〉
14．給料が増えたら仕事関連にまわしたいと強く思いますか？
21．勤務時間外や休日には，仕事を離れて趣味や遊びあるいはスポーツを通じた得た友人とつきあいたいと強く思いますか？
23．社会活動に関係した本・雑誌・新聞記事を読んだり，そういったテレビをもっと見たいと強く思いますか？

がもし仮に起こってきてもそれは，Cl にとって大事なことですべて受け入れる心づもりをしておく必要があるのではと話す。心身の健康があって，Cl があること，ご家族がいらっしゃることについて，どう思うかと投げかける。Cl からは，「がむしゃらに働いてきた自分」「必要以上に力を注ぐ自分がこれまでの自分である」と言う。

g）5回目：X＋1年3月中旬　　5回目では，仕事と健康状態に関して，説明書作りをしているが眠りは改善されずと訴える。Cl 自身，「こんなはずではない」と言う，自分に対して今の状態を何とかしよう，何とかしようと思い続けるほどしんどいので，Co からはただただ〈ありのままの自分でよいのでは〉と話し，極力体力の維持を図るよう伝える。また，楽しいこと，良いことを少しでも積み重ねるよう話す。前回預けたライフ・スタイル調査の回収，診断を行う。

仕事に対する取り組みは，男性平均に比べると低い。一方，家庭，家族，余暇の生活の現状は，男性平均とあまり変わらないがもっとやりたいは低くて弱

O課長

	現状	希望
仕事意識	1.00	1.00
生活意識	2.25	1.25
社会意識	1.50	1.00

男性結果

	現状	希望
仕事意識	1.94	1.55
生活意識	2.14	2.83
社会意識	0.72	1.49

（2206名　平均年齢　42.6歳（2001年））

○課長ライフ・スタイル結果（X＋1年3月現在）　　男性ライフ・スタイル結果（2206名）

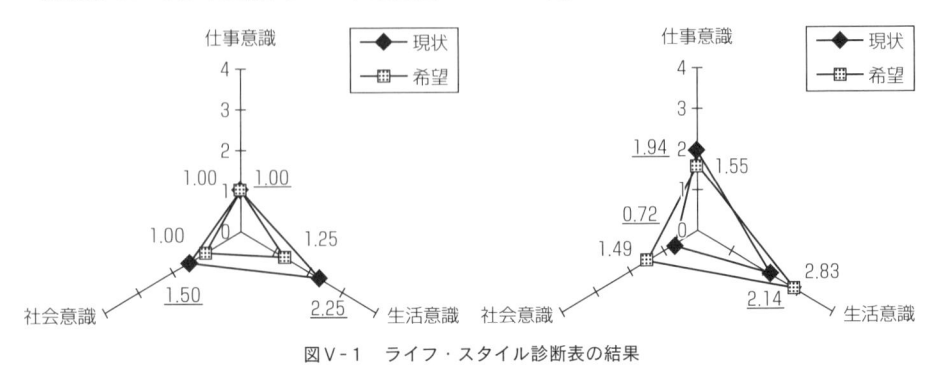

図Ⅴ-1　ライフ・スタイル診断表の結果

い。また，社会活動の取り組みは，長男が校区内でのスポーツ活動をしていることから世話役として親の参加が求められるため結構高い。逆に，もっとしたいは低い。これから，3領域の取り組みは，仕事の現状が低く，もっとやりたいはすべての領域で希望が低いことから，エネルギーがいまだ不十分で意欲が足りないのが結果として示された（図Ⅴ-1参照）。

③Ⅱ期　洞察を通して自己受容，自己理解へ：X＋1年4月—X＋1年5月上旬

a）6回目：X＋1年4月初旬　前回と違って職場の人の様子がClから出てくる。他部署の課長と同じところに責任者Y氏がいる。Y氏についてはよく知っている方ですねとCoが触れると，Clは「自分と違ってきっちりと仕事をする人で，エネルギッシュな人」との答えが返ってきた。そして，自分のことを「大変心配（うつで投薬治療をしており，現在カウンセリングを受けていることも知ってくれている）してくれている」と言う。そのY氏とは先月の月末に話をする機会があった。また，他部署の課長からある人（X氏）の職場異動の話を聞いた。大卒でClより年下。正式決定は所長を通して，人事課長へということらしい。

　この前，上司とX氏が面談，Clによると転属の詰めをされ，恐らく決まりであるとの推測である（周りの動きに極度に敏感）。

　また，責任者であるY氏はもしClが来るならば，『身体第一なので少しゆっくりしてもらう』と言ってくれている。Cl自身は，「そうは言っても結構大変であるとつぶやく。いずれにしても何らかの動きが出てきそう」と言う。不安と期待の気持ちが入り混じる。

　今回，初めて家庭の様子が少し出てくる。小学校の長男とClが共に就寝，週末は子どもの剣道の世話で結構忙しいが，寝つきが悪い状態が続いていると言う。次回，カウンセリングは4月中旬の予定。

　Co所見：今の部署での仕事については，遅かれ早かれ何らかの変化が訪れるかと思う。前にCl自身が言っていたように全く新しい職場，部署であると，上司もClがどんな人かわからず，Cl自身も相当な緊張感でもって仕事に当たるのでは？

　今，仮の話として責任者の方で新しい職場との話であればその職場をどのよ

うな感じで受け止めるか。「うーん……」と沈黙，「よく知っている人……」とぽつりと言う。

　Co から悪い話と考えるより良い話と捉える，その時気持ちはどんなものか？　と問いかける。「前向きに捉えることができそうである」が，Cl 自身よく知っている他部署の責任者 Y 氏のもとでの異動は内心，そう言っても「結構大変かな」と Cl 自身自分に問いかけをするように Co に気持ちを伝える。Cl 自身の新しい部署での期待と反面，不安が交錯している。

　また，Cl の方で X 氏に新しい職場の話を聞かれなくてもそのようなことが展開すればそのまま受け入れ，仮の話として Cl の配転の話も起こってくると先ほど Cl が言っているように前向きに捉えることも大事である。前にも私の方から話しているが，Cl にとって大事なことはすべてを受け入れる心づもりをしておく必要がある。

b）Co から上司，人事課長へのメールによる送信：X＋1 年 4 月中旬　　Cl についてのカウンセリングの状況を知らせることに狙いがあって，送信。

　7 回目のカウンセリングを控え人事課長を呼ぶ。

c）コンサルテーション③：X＋1 年 4 月中旬　　上司，人事課長からは，Cl の異動に対する気持ちの問題ともしする場合は配転期日はいつにするかと聞かれる。

　Cl の異動問題：本人には，新しい部署への異動があるかもしれないと前回のカウンセリングで話を出している旨，伝える。他部署から Cl の現ポストに異動される X 氏と同時に入れ替えをするように要請。

d）7 回目：X＋1 年 4 月下旬　　これまでやってきた仕事は，同僚課長を中心に終盤の追い込みの時期に入っている。

　Cl は，仕事では後方支援にまわっている。定時後 2 〜 3 時間の後に会社を出ることもあった。月末には，現場出張に同僚課長と一緒に行く予定であると話す。Co からは Cl に出張はどんな感じで捉えているかと尋ねる。今回は，同僚課長と一緒なのですべて取り仕切ってもらえるのでそんなに負担はないとの答えが返ってきた。しかし，Co から今後の出張は極力控える必要があるが連休前後であっても気をつけて行ってほしいと伝える。次回のカウンセリングは，5 月中旬の予定。

e）Clからのメールによる受信：X＋1年5月上旬①，5月上旬②　Clからのメール：①出張にブレーキをかけていたことに対して，「17日は，〇〇に出張致します。この出張は設備の打ち合わせによるもので，特に気を使うものではありません。なお，今日は風邪を引きそれだけの理由で会社を休んでいます。ご心配のないようお願い致します」。

②「21日で問題ありません。なお，ご迷惑とは思いましたが，あえてメールをさせて戴きますと，先月27日に出張先で上司より，今回の新しい部署への配転の内示を戴きました」。

④Ⅲ期　新たな動き（トンネルの中から出口に）：X＋1年5月中旬—X＋1年7月

a）8回目：X＋1年5月中旬　新しい部署のY氏から配転先の仕事の概要について先日説明を受けた。それに先立ち，現部署のCl担当の商品開発の第1回目打ち合わせの会議があった。Clは間接に関与しながらバックアップしていくことが決まり，「少しはほっとした」と言う。4月末に出張先に電話で新しい部署への異動の内示があったと言う。

翌日には，夜中に目が覚める。病院での処方の薬2種，うち1種は新しい薬を服用。2週間後には，ようやく目が覚めず熟睡できるようになる。

Y氏（1日付で昇格とClがわざわざ言う）からは，ゆっくり仕事をするように言われている。9回目のカウンセリングに先立ち，異動を直前に控えて新しい部署の上司であるY氏を呼ぶ。

b）コンサルテーション④：X＋1年5月下旬　Clの適応問題：仕事の負荷の軽減を新しい部署の上司に要請，当分の間は50％を維持するよう求める。期限を限らない形で新しい仕事に取り組んでもらうつもりとの説明を受ける。職場としては，決して歓迎ムードではないとの職場の様子が伝えられる。Y氏から将来的には，これまでと違う仕事をしてもらうためマイペースは維持できるであろうと聞く。

c）9回目：X＋1年6月初旬　前月中に前部署の引継ぎの資料を作成できなかった。そのために新しい部署で今やっているところである。来談者の家庭の様子が話として出る。

Clが言うに妻は，来談者のうつの状態にあるときの理解が大変弱い。早く

Clが帰宅すると子どもが幼いこともあり，イライラし嫌な顔をする。Clは妻の理解のなさがClの気持ちにも影響があると言う。

Coは，Clがみる妻に対する捉え方，気持ちをありのまま受け止め理解を示す。次回のカウンセリングは，6月下旬の予定。

d）10回目：X＋1年6月下旬　　新しい部署の仕事は，設計開発の仕事である。家庭では，「妻はClがしんどい様子をみせるとそんな態度をみせないでと言い，あっちへ行ってと言う」。

X－1年の秋には上司が無理解で相当苦しんだが，「今は家庭の方がもう少し何とかなれば」とつけ加える。Coは〈妻は，子育てが大変であるため，Clまで気持ちを傾けることができないのでは？　Clが求めるほど妻との隔たりを感じるので，そっとしておかれたらどうか。場合によってDrの方かCoのところに奥様が来られたら……〉と誘う。次回のカウンセリングは，7月初旬の予定。

e）11回目：X＋1年7月初旬　　新しい部署での仕事は，本格的にはまだしていない。前の部署でのフォローの仕事もなくなり，今はぼちぼちとやっているところである。

Coから自然の流れに逆らわず，そっと自らの身体を流れに乗っけているだけでよいと伝える。次回のカウンセリングは，7月末の来室予定。

f）12回目：X＋1年7月下旬　　新しい部署に移って2ヶ月弱，旧部署から「やいやい言われ急き立てられることはない」と言う。続けて「重しが取れたみたい」と言う。

責任者Y氏から無理をしないでと言われている。『もし自分でそろそろ仕事に取り組むことができそうとのことであればOKを出すようにとのこと』である。

焦ってもしょうがないと責任者から言われている。Clからは「何とかなる」との言葉も出てきた。新しい配転先での仕事は，本格的にはまだしていない。そのような中，最近の他社のリストラの動きが気がかりである。会社員は大変と自分に言い聞かせるように話す。また，この前の考課では，当然評価が下がったが，自己採点で仕事の難しさと達成度から率直に受け入れることができたと言う，昇給と賞与に跳ね返るがそのつもりでいる。Coからは，もし自分の中でそろそろとのことであれば9月に1つぐらいテーマをもらわれるとよいと

伝える。

⑤Ⅳ期　自分があって仕事があるごく普通の人間に：X＋1年8月中旬―X＋2年5月

a）13回目：X＋1年8月下旬　　夏休みもあり最近心身の状態は良い。毎朝，起きても嫌な感じはなく7時15分に自宅を出て8時45分頃に会社に到着。これまでの開発と違って，新しい設計開発の仕事が中心であるが，少しずつやり出している。

　Co からは順調に進んでいるので次回は，10月初旬から中旬頃にと言う。Cl から日時の約束をしてくるように話す。Co から〈どうやら完全に苦しい時期は終わったのでは？〉と話を向けると夜中に目覚めることもなく，熟睡しているようで朝は良い感じで起きることができると言う。ずーっと味わっていない「すっきりした気持ちを感じることができる」と言う。病院では睡眠剤のみをもらっていて2日おきに服用，Dr からは精神安定剤と抗うつ剤の服用を止められている。

b）14回目，15回目：X＋1年10月中旬，X＋1年12月下旬　　病院は，2ヶ月に1度の通院になる。また，薬は必要時に睡眠剤を服用するように話があった。これまでと違って，不安感がなく憂うつな気分もほとんどないと言う。

c）16回目：X＋2年3月中旬　　身体の状態，仕事のこと，家族のことについて話すが，家庭の方は子どもの世話が少しは要らなくなったせいか妻とのコミュニケーションも回復し，Cl の表情に随分明るさが感じられた。仕事の方も日によって残業を1時間半程度こなし，1年前と違って自宅へ戻っても疲れはあまり感じなくなった。責任者からは焦るなとことあるごとに言われている。Cl は，「ありがたい気持ちとしょうがない気持ちが自分の中にある」と話す。

　Co からは，前向きに捉えるありがたい気持ちは大事にと返す。次回のカウンセリングは，5月下旬の予定であるが，〈そろそろ卒業ができそうですね〉と伝える。

d）17回目：X＋2年5月下旬　　仕事は，このところ新規の仕事の準備に取りかかっている。Cl は，今まで以上に体調管理に気を使っていると話す。そして，日常の仕事が少しずつできてゆく感じがあると言う。自分ではコントロールしながらマイペースを崩さず，少しずつ仕事が進んでいる時間が持てる状態

である。来期からは「この調子だとなんとかなるのでは」とも言う。

　週末も子どもの野外活動の世話や自治会の活動に出ても，会社のこと，仕事のことが全く気にならず本来の自分に戻った感じであると言う。今日でもって終わるが，また何かがあれば来室されたらと伝え，終結へ。

（3）まとめ

　本ケースは，コンサルテーション4回，カウンセリング17回でもって終結したケースである。ロジャーズ（Rogers, C. R.）のPCAを中心にカウンセリングを展開，コンサルテーションを入れClのよりよい回復を図った。

　Clは，前の所属長である次長の転勤の後，職場が新体制に移行する中部下指導と仕事の達成（商品開発）が強く求められたが，このままでは1年前の状態に戻るという危機感から現在の身体の状態と仕事の取り組みを新しい所属長に話した。インテーク面接の後に，コンサルティである職場の上司と人事担当責任者が安全配慮義務が求められる中直ちに動いた。Coは，Clとの面接を進めながらコンサルテーションを有効に取り入れた。

　面接の初期で人事担当者が最初に捉えていたClの訴え（Clの様子から『軽いんじゃないですか？』）が，Coの理解に加えて，コンサルテーションを通して人事課長がClが辛く，苦しんでいると理解を示したことで，その後の面接がうまく運んだものと思われる。

　すなわち，Clが体験している感情や個人的な意味付けをCoを通じて人事課長が正確に感じ，受容的な理解をClに伝えたことでClは，随分気持ちを軽くさせた。

　ロジャース理論については，大須賀（2003）は仏教から「能所一体」を用い，うまく説明を加えている。仏教でいう能所とは，主なるものと客なるもの，すなわち，働きかける立場と働きを受ける立場ということである。ここでいう「能所一体」は，主客の関係が本来平等であって，どちらかが欠けても場は成立しない。

　CoとClは，カウンセリング関係では'能としての自分がどれだけ深く所としての相手の存在を尊重できるか'にかかっているとしている。特に，真実な心での関わり，無条件の肯定的な配慮，共感的理解がClの心の成長を促進す

る基本的条件である。

　第1回目のコンサルテーションでは，理解のある上司に残業の禁止も含む一層の職務負荷の軽減を求めた。この考えは，所属長が代わっても貫かれ，Clの心身の安定，不安を取り除くことに繋がった。

　また，コンサルテーションでは上司や人事担当者から現実の仕事の状況，また，新しい部署の責任者からは受け入れ先の様子と将来の仕事について話が出たが，それを踏まえてのカウンセリングができたことは，現実との乖離があるClを現実場面に引き寄せる（現実吟味）効果はあったと考えられる。

　初期のカウンセリングで不眠，不安感，無気力，仕事に対する意欲の低下を訴えたClであるが，自身「すごく憂うつである」と同時に不安の気持ちを「真っ暗の状態に自分がいる」ことが続く中，〈ありのままの自分でよいのでは〉との働きかけで洞察を通し，自己受容に進んだ。

　6回目の面接で職場の人の様子がClから出てくるが，他部署の課長と同じところに責任者Y氏がいた。その方は，設計開発にあたっていて大学の先輩である。Y氏については〈よく知っている方ですね〉とCoが触れると，Clは「自分と違ってきっちりと仕事をする人で，エネルギッシュな人」との答えが返ってきた。

　Y氏は，Clを受け入れてくれる人で，ClはY氏の前では自分自身の非力さ，自信のなさが許されて，安心していられる場の中で周囲からの守りによって得られる基本的安定感を感じ，味わうことができたのである。

　本事例は，日本臨床心理士会　第1回　産業心理臨床メンタルヘルスケア研修会　2005年5月28日　野口英世記念会館で開催された「事例に学ぶ産業心理臨床の実践」の分科会で発表したものを加筆修正したものである。

―― coffee break ――――――――――――――――――

動物と人間の関係

　わが家には,「もえぎ」という牡猫がいる。やって来たのが生後1ヶ月の4月末でもえぎ色の春の時節，これから夏に向かって成長していくことを願って家内と娘がつけた名前である。

　筆者はもともと動物であれば犬が好きである。一方，妻は大の猫好きで愛情たっぷりで大事に猫を育てる。そのためか，性格は比較的悪くはない。しかし，猫本来の本能で家の中を自由に，本当に自由気ままに，天真爛漫に動いている。前の猫は，しょっちゅう外で野良猫とけんかをし，負傷がもとで病死したのに対して，この「もえぎ」は庭に出るときはひもつきで出る。

　さて，猫の行動であるが，動物はよく相手を観察する。犬は，飼い主の顔をみておおむね素直に動く。特に，訓練されている犬となると，従順，素直，協調的である。ここに，人間が求める「よい子」の一面がかいまみれる。片や，猫は本来の子どもの姿がある。それは，叱られても，叱られても自らの行動を正さない。自由奔放な子どもの姿である。のびのびと振る舞い，好奇心旺盛，挑戦的，自分勝手な面がある。ある面では，生きていくには，この図々しさ，どん欲さが必要かも知れない。これも度が過ぎると，失笑を買うか，孤立してしまう。実は，このもえぎ生後2ヶ月ほどの行動で，面白い光景がみられた。家飼い（外へは勝手に行けない）による理由とまだ成猫に至っていない成長過程で，部屋の蛍光灯にぶら下がるひもをめがけて，思いっきりジャンプして引っ張る，そのためうまくいくと消すことになる。ある時はつけたり，消したりで成就，成功の感覚を味わっているようでもある。ここにも無邪気で，しかも果敢に挑戦する動物の姿がある。

他方，寝そべる猫の姿があることも決して忘れてはならない。このように動物を逆に人間側からみていくといろんな姿と接することができる。

　最近，動物には癒しの効果があるといわれている。犬にしても，猫にしても，他の動物にしてもそれが家族としての一員と位置付けられるのであれば，家庭の中で共通の話題がいつも存在する。失われつつある本来持つあたたかい愛情に包まれた家庭機能を回復するのにかなりよいものがある。

　そこで，現実の社会をどのように生きていくか，その時に問題になるのが人間（相手も含め自分自身）をどう捉えるかである。本来なら，人間は怠惰で，怠け者か？　逆に，勤勉で善良か？　ここで，ふと孟子の性善説を思い浮かべる。当然，人間は生まれながらにして善を行うべき道徳的本性を有するが，もし悪人と捉えると全く自己が浮かばれない。

　この二元論は，前述の犬，猫の問題と関連する。私たち'ひと様の生活'は，猫的素養が全てでは生活そのものが成り立たない。そのため，犬的素養が基本でそれを持ちながら，それだけではあまりにもまともすぎて，幅がなく面白みがない。具体的には，一方だけに偏った場合，特に忠犬ハチ公のような犬的存在としての人間になった場合，出社拒否や仕事からくるストレスで夜眠れない人，上司と顔を会わすのが毎日ゆううつな人や思うように交際ができない人など，時には，周りや環境の中に自分自身を見失っているケースなど生じてくる可能性がある。そんな場合，バランスを取る意味でも時として猫的要素が人間生活に必要であるまいか。これは，現代社会をうまく乗り切る大事なポイントである。

（森下高治）

文　献

【第Ⅰ章】
中央労働災害防止協会　2001　「働く人たちの心の健康づくり―指針と解説―」
電通事件：最高裁判所第二小法廷判決　2000　平成12年3月24日，労判779号　p.13
伊東　博　1966　新訂・カウンセリング　誠信書房
警察庁生活局地域安全課　2005　平成16年中における自殺の概要資料（平成17年6月）
厚生労働省労働基準局安全衛生部労働衛生課　「労働省　平成11年度作業関連疾患の予防に関する研究『労働の場におけるストレス及びその健康影響に関する研究報告書』2000」
大西　守他編著　1998　産業心理相談ハンドブック　金子書房
労働省労働基準局安全衛生部　2000　実務に役立つ労働安全衛生法　平成11年改正対応版　中央労働災害防止協会
東京都労働局労働基準部　2005　「過重労働による健康障害防止のための総合対策」に関する従業員の健康管理等に関するアンケート調査結果　2005年2月
渡辺三枝子他編　2001　現代のエスプリ別冊　産業カウンセリングの理論的な展開　至文堂
渡辺三枝子他編　2002　現代のエスプリ別冊　産業カウンセリングの実践的な展開　至文堂
（財）社会経済生産性本部メンタルヘルス研究所　2004　産業人メンタルヘルス白書　2004年版
（財）社会経済生産性本部メンタルヘルス研究所　2005　産業人メンタルヘルス白書　2005年版

メンタルヘルス関連ホームページ
中央労働災害防止協会：http://www.jisha.or.jp　2005/10/25
過労死症関連判例：http://www.ipc.fukushima-u.ac.jp/~a012/karoushi.html　2005/10/05
警察庁：http://www.hpa.go.jp/hakusyo/h16/　2005/09/18
国立精神・神経センター：http://www.ncnp-k.go.jp/ikiru-hp/　2005/09/28
過労死民事訴訟被災者側勝訴判例データベース：http://www.sakai.zaq.ne.jp/karoshiren/　2004/08/27
厚生労働省：http://www.mhlw.go.jp　2005/09/28
ニフテイコム：http://homepage1.nifty.com/rouben/saiban　2005/08/31
日経テレコン21：http://telecom21.nikkeidb.or.jp　2002/08/23
心理相談員会：http://www.sskweb.org/　2005/11/30
（社）日本産業カウンセラー協会：http://www.counselor.or.jp　2005/10/01
東京都労働局：http://www.roudoukyoku.go.jp/　2005/09/26
（財）社会経済生産性本部　メンタルヘルス研究所：http://www.js-mental.org/　2005/10/01

【第Ⅱ章】
乾　吉佑・飯長喜一郎編集　1993　心理臨床プラクティス第4巻　産業心理臨床　星和書店
伊東　博　1966　新訂・カウンセリング　誠信書房
Lewis, J. A., & Lewis, M. D. 1986 *Counseling Program for Employees in the Workplace Governors*

State University. (中澤次郎編訳 アメリカの産業カウンセリング 日本文化科学社)
宮田敬一編 2001 産業臨床におけるブリーフセラピー 金剛出版
村瀬孝雄他共編 心理臨床大事典 培風館 p.634, ll.24-28.
小此木啓吾・桜井昭彦 1992 4. 精神医学の方法論〔3〕力動精神医学
島 悟編集 2001 変貌する職場のメンタルヘルス 現代のエスプリ, **402**.
杉渓一言他編著 1995 産業カウンセリング入門 日本文化科学社
内山喜久雄編著 1994 実践カウンセリング1 産業カウンセリング 日本文化科学社
山本和郎 1986 コミュニティー心理学——地域臨床の理論と実践 東京大学出版会
＊A社の取材にご協力頂いた臨床心理士の方々に感謝の意を表します

【第Ⅲ章】
青木省三 2001 臨床心理学 金剛出版 pp.304-309.
中央労働災害防止協会 2003 心理相談専門研修テキスト pp.41-49.
藤山直樹 1997 家族療法からみた家族の受容 現代のエスプリ 別冊 人格障害 至文堂 pp.213-220.
福島 章・町沢静夫・大野 裕 1995 人格障害 金剛出版 pp.3-540.
古川 悟 1999 精神療法, **25**(5), 431-433.
八田武志 1993 ストレスとは 八田武志・三戸秀樹・中迫 勝・田尾雅夫 ストレスとつきあう法 有斐閣 pp.32-33.
Havighurst, R. J. 1972 *Developmental Tasks and Education* (Third edition.). David McKay Company, New York. (児玉憲典・飯塚裕子訳 1997 ハヴィガーストの発達課題と教育——生涯発達と人間形成 川島書店)
林 峻一郎・佐藤浩信・金子昌代 1995 北里（林）版日常ハッスルズ・アップリフツ調査表(89) の信頼性・妥当性検討の試み 日本社会精神医学会雑誌, **4**(1), 31-42.
林 峻一郎 1997 Daily Hasslesによるストレッサー評価 産業ストレス研究, **4**, 16-22.
肥田野 直・福原眞知子・岩脇三良・曽我祥子・Spielberger, C. D. 2000 新版STAIマニュアル 実務教育出版
平木典子 2000 自己カウンセリングとアサーションのすすめ 金子書房
Holmes, T. H., & Rahe, R. H. 1967 The social readjustment rating scale. *Journal of Psychosomatic Research*, **11**, 213-218.
金久卓也・深町 健 1983 日本版 コーネル・メディカル・インデックス その解説と資料 改定版 三京房
金井篤子 2002 21世紀型ビジネスピープルのキャリア・デザイン——キャリア発達と節目ストレス *Finansurance*, **40**, 2-14.
Kawakami, N., Kobayashi, F., Araki, S., Haratani, T., & Furui, H. 1995 Assessment of job stress dimensions based on the job demands-control model of employees of telecommunication and electric power companies in japan: Reliability and validity of the japanese version of the job content questionnaire. *International Journal of Behavioral Medicine*, **2**(4), 358-375.
河野慶三 1999a 健康保持増進とストレス 現代のエスプリ 別冊 ストレスの臨床 至文堂 pp.50-59.
河野慶三 1999b 産業ストレスの臨床 現代のエスプリ 別冊 ストレスの臨床 至文堂 pp.169-171.

厚生労働省 2003 労働者の疲労蓄積自己診断チェックリストの公開について (http://www.whlw.go.jp)
Lazarus, R. S., & Folkman, S. 1984 *Stress, Appraisal, and Coping*. Springer, New York. (本明 寛・春木 豊・織田正美監訳 1991 ストレスの心理学——認知的評価と対処の研究 実務教育出版)
松井紀和・佐野直哉・山田州宏・吉田弘宗 1989 ソーシャルワーカーのための精神医学 相川書房 pp. 85-99.
三好曉光 1990 臨床心理学体系11 金子書房 pp. 86-100.
森本兼曩 1997 ストレス危機の予防医学 日本放送出版協会 pp. 109-127.
宗像恒次・仲尾唯治・藤田和夫・諏訪茂樹 1986 都市住民のストレスと精神健康 精神衛生研究, **32**, 47-65.
永田頌史 2001 管理職（マネージャー）教育 現代のエスプリ, **402**, 208-216.
中川泰淋・大坊郁夫 1985 日本版GHQ 精神健康調査票手引 日本文化科学社
中川米造・宗像恒次編 1989 応用心理学講座13 医療・健康心理学 福村出版
成田善弘 1990 臨床心理体系11 金子書房 pp. 118-140.
成田善弘 2002 強迫性障害 医学書院 pp. 48-52.
夏目 誠・村田 弘・杉本寛治・中村彰夫・松原和幸・浅尾博一・藤井久和 1988 勤労者におけるストレス評価法（第1報）——点数法によるストレス度の自己評価の試み 産業医学, **30**, 226-279.
夏目 誠・藤井久和 1992 メンタルヘルスと現状のあり方 心身医学, **32**, 285-290.
夏目 誠 2000 勤労者のストレス評価法（第2報）——ストレスドック受検者の1年間における体験ストレス点数の合計点とストレス状態や精神障害との関連から 産業衛生学雑誌, **42**, 107-118.
西園昌久 1999 仲間性自己の病理と精神療法 精神療法, **25**(5), 444-445.
野口京子 1997 ストレスによく効く癒しの処方箋 河出書房新社 pp. 41-42.
小此木啓吾 1999 社会文化受容と精神分析 精神療法, **25**(5), 420-427.
大野 裕 1990 臨床心理体系2 金子書房 pp. 51-86.
労働省 1999 心理的負荷による精神障害等に係る業務上外の判断指針
労働省 2000 事業場における労働者の心の健康づくりのための指針について
Schein, E. H. 1978 *Career Dynamics: Matching Individual and Organization Needs*. Addison Wesley. (二村敏子・三善勝代訳 1991 キャリア・ダイナミクス 白桃社)
Selye, H. 1956 *The Stress of Life* (Revised edition.). McGraw-Hill Book Co. Ltd., New York. (杉 靖三郎・田多井吉之介・藤井尚治・竹宮 隆訳 1988 現代社会とストレス 法政大学出版局)
島 悟 1998 NIMH／CES-D Scale 千葉テストセンター
下坂幸三 1999 精神療法, **25**(5), 402.
心理相談担当者会 1995 心をささえる 事例集／心理相談担当者の活動 働く人の健康づくり協会 p. 12.
杉山仁視・久保田正春・神庭重信 1997 現代のエスプリ 別冊 人格障害 至文堂 pp. 213-220.
高橋三郎・大野 裕・染屋俊幸 1995 DSM Ⅳ 医学書院 pp. 119-128.
滝川一廣 1999 精神療法, **25**(5), 414-416.
津久井 要 2001 職場のメンタルヘルスを支える人々——心療内科医 現代のエスプリ, **402**, 85-90.

若林 満・松原敏浩　1988　組織心理学　福村出版
横山和仁・下光輝一・野村 忍編　2002　診断・指導に活かす　POMS事例集　金子書房

【第Ⅳ章】
Barker, P.　1981　*Basic Family Therapy*.（中村伸一・信国恵子監訳　1993　家族療法の基礎　金剛出版）
Beck, A. T.　1976　*Cognitive Therapy and Emotional Disorders*.　International University Press.（大野 裕監訳　1990　認知療法——新しい精神療法の発見　岩崎学術出版社）
Birns, H. D.　1968　*Hypnosis*.　Universal Publishing and Distributing Corporation.（金沢 養訳　1971　催眠力　白揚社）
Bosnak, R.　岸本寛史・山 愛美訳　2004　ドリームワーク　金剛出版
Brooks, C. H., & Coue, E　1922　*Better and Better Every Day*.（河野 徹訳　1966　自己暗示　法政大学出版局）
Ellis, A.　1977　The basic clinical theory of rational-emotive therapy.　In A. Ellis & R. Grieger (Eds.), *Handbook of Rational-Emotive Therapy*.　Lyle Stuart.
Freud, S.　1895　*Studien uber hysterie*.　Imago Publishing. London.（懸田克躬・吉田正己訳　1975　改訂版　フロイド選集9　ヒステリー研究　日本教文社）
Freud, S.　土井正徳訳　1953　トーテムとタブー　フロイト選集6　日本教文社
藤原勝紀　1992　第3部心理療法 心理療法の種類〔16〕催眠療法暗示療法　村瀬孝雄他共編　心理臨床大辞典　培風館
Gendlin, E. T.　1981　*Focusing*.　New York.　Bantam Books.（村山正治・都留春夫・村瀬孝雄訳　1982　フォーカシング　福村出版）
花澤 寿・竹内龍雄　2001　心因　こころの科学，**95**，16-22.
林 茂男　1964　催眠入門　誠信書房
異常行動研究会編　1957　脱感作療法　誠信書房
池見西次郎　1990　セルフ・コントロール健康法　日本放送出版協会
池見 陽・吉良安之・村山正治・田村隆一・弓場七重　1986　体験過程とその評定——EXPスケール評定マニュアル作成の試み　人間性心理学研究，**10**(1)，77-90.
池見 陽　1995　心のメッセージを聴く　講談社
伊藤義美　1997　ロジャーズとクライエントたち　こころの科学，**74**．
伊藤義美・増田 實・野島一彦編　1999　パーソンセンタード・アプローチ——21世紀の人間関係を拓く　ナカニシヤ出版
Jung, C. G.　1977a　Definitions.　*Volume 6 of the Collected Works of C. G. Jung*.　Princeton University Press.　p. 419. 他
Jung, C. G.　1977b　General Aspect of Dream Psychology.　*Volume 8 of the Collected Works of C. G. Jung*.　Princeton University Press.　p. 263.
Jung, C. G.　1977c　The Undiscovered Self.　*Volume 10 of the Collected Works of C. G. Jung*.　Princeton University Press.　p. 259, 他同全集11　p. 62
笠井 仁　2000　ストレスに克つ自律訓練法　講談社　pp. 170-171.
Kiesler, D. J., Mathieu, P. L., & Klein, M. H.　1964　Sampling from the recorded therapy interview: A comparative study of different segment lengths. *Journal of Consulting Psychology*. **28**, 349-357.
Kirschenbaum, H., & Henderson, V. L.編　伊東 博・村山正治監訳　2001　ロジャーズ選集上，下　誠信書房

栗山一八　1995　催眠面接の臨床　九州大学出版会
Lecron, L. M　1971　*The Complete Guide to Hypnosis*. Nash Publishing Corporation.（生月　誠訳　1981　催眠のすべて　講談社）
町沢静夫　1992　認知療法・認知行動療法　氏原　寛・小川捷之・東山紘久・村瀬孝雄・山中康宏共編　心理臨床大事典　培風館　pp. 360-364.
松井紀和・佐野直哉・山田州宏・吉田弘宗　1989　ソーシャルワーカーのための精神医学　相川書房　pp. 29-43.
Meador, B. D. & Rogers, C. R.　1974　Client-Centered Therapy. In R. Corsini (Ed.), *Current Psychotherapies* F. E. Peacock Pub. pp. 119-165.
Meichenbaum, D.　1977　*Cognitive-Behavioral Counselling in Action*. Sage Publications.（根建金男監訳　1992　認知行動療法　同朋舎出版）
Minuchin, S.　1974　*Families and Family Therapy*. Harvard University Press.（山根常男監訳　1983　家族と家族療法　誠信書房）
成瀬悟策　1968　催眠面接法　誠信書房
成瀬悟策　1989　自己コントロール法　誠信書房
成瀬悟策　1992　催眠の現象と特性　成瀬悟作編　催眠療法　現代のエスプリ　**297**, 45-54.
Nietzsche, F. W.　秋山英夫訳　1966　悲劇の誕生　岩波書店　p. 137.
岡堂哲雄監修　2002　心理カウンセリング　PCAハンドブック　現代のエスプリ　別冊　至文堂
小此木啓吾・馬場謙一　1977　フロイト精神分析入門　有斐閣　pp. 100-158.
小此木啓吾・岩崎徹也・橋本雅雄・皆川邦直　1982　精神分析セミナー　Ⅱ巻　pp. 1-87.
小此木啓吾・岩崎徹也・橋本雅雄・皆川邦直　1982　精神分析セミナー　Ⅲ巻　pp. 1-89.
小此木啓吾・岩崎徹也・橋本雅雄・皆川邦直　1982　精神分析セミナー　Ⅳ巻　pp. 1-79.
大野　裕　2000　行動論的カウンセリング――認知療法　日本産業カウンセリング学会　産業カウンセリングハンドブック　金子書房　pp. 231-235.
小沢久美子他　1992　心理劇（サイコドラマ）「心理臨床大辞典」　培風館　pp. 314-317.
Platon　岩田靖夫訳　1998　パイドン　岩波書店　p. 20.
斎藤稔正　1987　催眠法の実際　創元社
坂野雄二　1992　認知行動療法の発展と今後の課題　ヒューマンサイエンスリサーチ　pp. 187-207.
佐々木雄二・鈴木常元　1992　自律訓練法，高久史麿監修　心身症　南江堂　pp. 81-86.
祐宗省三・春木　豊・小林茂雄編著　1990　新版行動療法入門　川島書店
高橋三郎・花田耕一・藤縄　昭　1982　DSM-Ⅲ-R　医学書院　pp. 111-135, 167-176.
友田不二男　1968　日本におけるクライエント中心療法　伊東　博他編　わが国のクライエント中心療法の研究　ロージァズ全集第18巻　岩崎学術出版社
鶴　光代　1992　催眠療法（臨床催眠学）の現況　成瀬悟作編集　催眠療法　現代のエスプリ　**297**, 55-64.
内山喜久雄　1985　ストレス・コントロール　講談社
上原　徹　2001　心因　こころの科学　**95**, 23-29.
台　利夫　1986　ロールプレイング　日本文化科学社
台　利夫　1989　サイコドラマ（心理劇）　臨床心理学体系第9巻　心理療法③　金子書房　pp. 47-71.
山上敏子編　2001　行動療法　こころの科学

【第Ⅴ章】

Beck, A. T. 1976 *Cognitive Therapy and The Emotional Disorders*. International University Press.（大野 裕訳 1990 認知療法──精神療法の新しい発展 岩崎学術出版社）
Ellis, A. 國分康孝・石隈利紀・國分久子共訳 1996 どんなことがあっても自分をみじめにしないために──論理療法のすすめ 川島書店
Freeman, A. 1988 *The Practice of Cognitive Therapy*.（遊佐安一郎監訳 1989 認知療法入門 聖和書店）
Freeman, A., et al. 1990 *Clinical Applications of Cognitive Therapy*. Plenum Press.（高橋祥友訳 1993 認知療法臨床ハンドブック 金剛出版）
平木典子 2000 自己カウンセリングとアサーションのすすめ 金子書房
井上和臣 1997 心のつぶやきがあなたを変える：認知療法自習マニュアル 星和書店
五木寛之 1993〜1998 生きるヒント 1〜5 角川書店
五木寛之 1998 こころとからだ 集英社
五木寛之 2000 人生目的 幻冬舎
五木寛之 2000 人生案内 角川書店
岩本隆茂・大野 裕・坂野雄二共編 1997 認知行動療法の理論と実際 培風館
笠井 仁 2000 ストレスに克つ自律訓練法 講談社
北西憲二 1996 パニック障害の森田療法 精神療法, **22**(6), 574-577.
Mearns, D., & Thorne, B. 1988 *Person-Centered Counseling in Action*. Sage Publications.（伊藤義美訳 2000 パーソンセンタード・カウンセリング ナカニシヤ出版）
三重県女性相談所 1988 ドメスティックバイオレンスの理解と対応 pp. 1-2.
三重県健康福祉部こども家庭課・三重県女性相談所 1988 配偶者等暴力相談マニュアル pp. 6-10.
水野雅文 2001 身体問題に伴う精神障害・配転うつ病 毎日ライフ, **30**(4), 41-49.
村山正治編 2003 ロジャース学派の現在 現代のエスプリ 別冊 至文堂
成田善弘 2002 強迫性障害 医学書院 pp. 48-60, 70-81.
成田善弘 1986 心身症と心身医学 岩波書店 pp. 163-167.
日本女子社会教育会 クローズアップ女性に対する暴力──暴力はたにんごと pp. 4-5.
NIP研究会 2001 仕事とライフ・スタイルの心理学 福村出版
野口京子 1997 ストレスによく効く癒しの処方箋 河出書房新社
岡堂哲雄監修 2002 心理カウンセリングPCAハンドブック 現代のエスプリ 別冊 至文堂
岡野憲一郎 1995 外傷性精神障害 岩崎学術出版社 pp. 2-67.
大野 裕 1996 パニック障害の認知療法 精神療法, **22**(6), 585-589.
佐々木雄二 1976 自律訓練法の実際 創元社
Williams, J. M. G. 1984 *The Psychological Treatment of Depression: A Guide to the Theory and Practice of Cognitive-Behavior Therapy*. Croom Helm Ltd.（中村昭之監訳 1993 抑うつの認知行動療法 誠信書房）

索　引

あ

アサーション・トレーニング　107
アナウンスメント効果　29
アプローチ方法　33
暗示課題　147
安全配慮義務　9
一次過程と二次過程　103
伊藤義美　132
EAP（Employee Assistance Programs）　16, 25
ウィリアムソン（Williamson, E. G.）　1
エス　113
エディプス・コンプレックス　120
エリス（Ellis, A.）　84, 122
オペラント技法　126

か

外傷性精神障害　196
外部第三者的立場　46
カウンセリング制度　26
過換気症候群　196
拡充法　120
家族療法　153
金井篤子　91
環境調整　43
基本的帰属の誤り　186
キャリア・カウンセリング（career counseling）　15
キャリア・ストレス　91
　慢性的な――　93
キャリア発達　89
休職者の復職支援　109
共感的理解（empathic understanding）　131
強迫的性格　208
去勢不安　115
禁忌症　150
系統的脱感作法　127
ケースワーク　38
原因（過去）指向的考察法　117
健康日本21　12
拘束ストレス　198
行動化　117
行動分析　126
広報活動　29
コーピング　→　対処行動
　情動焦点型（emotion-focused forms）
　　の――　76
　問題焦点型（problem-focused forms）
　　の――　76
心の健康対策　103
心の健康づくり計画　103
心の専門家　82
個人的無意識　119
古典的精神分析　113
個別相談　47
コンサルタント（consultant）　51
コンサルティ（consultee）　51
コンサルテーション（consultation）　14, 15, 17, 39, 51

さ

催眠現象　146
催眠メンタル・リハーサル法　149
作業同盟　209
産業カウンセラー　3

248　索　引

30 歳前後の節目　*92*
CMI　*68*
ジェイコブソン（Jacobson, E.）　*84*
ジェンドリン（Gendlin, E. T.）　*135*
自我　*113*
自覚的障害単位（subjective unit of disturbance ; SUD）　*127*
弛緩訓練　*126*
事業場外資源によるケア　*103*
事業場内産業保健スタッフ等によるケア　*103*
事業場における労働者の心の健康のための指針　*103*
自己一致，または純粋性（self-congruence or genuineness）　*130*
思考記録表　*170*
仕事の質的調整　*44*
仕事の量的調整　*44*
システム理論　*154*
疾病利得　*201*
自動思考　*122, 171*
シャイン（Schein, E. H.）　*89*
社会劇　*139*
従業員援助プログラム（EAP）　*16*
宗教　*121*
　——性　*121*
　——体験　*121*
終結期　*40*
自由連想　*119*
should の暴政　*206*
シュルツ（Schultz, J. H.）　*150*
生涯発達　*88*
職業性ストレスモデル　*65*
職業内容尺度（Job Content Ques-tionnaire）　*60*
職業不適応症候群（Occupational Maladjustment Syndrome ; OMAS 群）　*61*
職場復帰の条件　*109*
職場不適応症への対応　*109*
処置　*38*

自律訓練　*126*
　——法　*83, 150, 210*
事例性　*108*
心因反応　*210*
人事相談リスナー　*23*
信念体系（ビリーフ）　*85, 207, 212*
心理劇（phychodrama）　*139*
心理相談制度　*21*
心理相談担当者　*3, 79*
GHQ　*68*
スキーマ　*122*
スケーリング　*204*
ストレス　*55*
　——・コーピング　*79, 106*
　——・コントロール　*79*
　——・マネージメント　*79*
　——耐性（stress tolerance）　*74*
　——への気付き　*106*
　——への対処　*106*
ストレッサー（stressor）　*55*
世代境界　*97*
セルフケア　*32, 103*
漸進的弛緩法　*84, 214*
相談機関の呼称　*28*
ソーシャル・サポート　*77, 106*
ソーシャル・スキル　*106*
ソクラテス（Sōkratēs）　*118*
ソクラテス的対話　*170*
組織からの差別感や疎外感　*93*

た

退職前後の危機　*93*
対処行動（コーピング）　*71*
対人関係スキル　*45*
タイプ A　*65, 73*
対面式面接法　*50*
試し期間　*42*
段階的暴露　*172*
短期カウンセリング　*49*
男根羨望　*115*

男女雇用機会均等法　97
中央労働災害防止協会　4
超自我　113
津久井要　95
適応症　150
THP（Total Health Promotion Plan）　4
DSM-Ⅳ　99
DV　195
　　──のサイクル　201
導入段階　36
トラウマ　188

な

永田頌史　109
慣らし就労期間　42
二重拘束理論　154
日常苛立ちごと尺度　59
認知行動療法　122
認知の歪み　123
認知療法　122
　　──的アプローチ　202

は

パーソンズ（Parsons, F.）　1
ハヴィガースト（Havighurst, R. J.）　88
迫害不安　191
発達課題　88
反証　205
汎適応症候群　55
BMI（Body Mass Index）　13
否定的認知の三徴　123
非適応的な思考　205
ビネー（Binet, A.）　1
評価的作業　39
平木典子　107
ビリーフ　→　信念体系
ヒル（Hill, C. E.）　134
広場恐怖を伴うパニック障害　167
PCA（人間中心のアプローチ；Person-Centered Approach）　130

POMS　69
不安階層表（anxiety hierarchy）　127
フェルトセンス　136
フォーカシング　135
フォルクマン（Folkman, S.）　56, 72
腹式呼吸　212
復職支援制度　42
普遍的無意識　120, 121
フランクル（Frankl, V. E.）　188
フロイト（Freud, S.）　98, 117
ベック（Beck, A. T.）　122
変性意識状態　147
ホーソン研究　2
ホームズ（Holmes, T. H.）　56
ホームページ　34
保護された空間　28
補償　118

ま

マイケンバウム（Meichenbaum, D.）　122
3つのR　106
3つのA　107
無条件の肯定的な配慮（unconditional positive regard）　131
ムラ，イエ意識　97
メイヨー（Mayo, E.）　2
メドー（Meador, B. D.）　130
メンタルヘルス教育　47
メンタルヘルスケア　5, 103
燃え尽き症候群（バーンアウト）　76
目的（未来）指向的考察法　118
森田療法　188
問題の明確化　37

や

役割演技（ロールプレイング）　139, 140, 142
役割交換　144
役割取得（ロールテイキング）　140, 142

役割創造　*140*
誘導による発見　*170*
夢分析　*117*
ユング（Jung, C. G.）　*117*

ら

来談者中心療法（Client-Centered Therapy）　*129*
ライフイベント　*94*
　──法（社会的再適応評価尺度）　*58*
　職場における心理的負荷が大きい──　*95*
ライン（による）ケア　*32, 103*
ラザルス（Lazarus, R. S.）　*56, 72*
リアリティ・ショック　*92*
リエゾン（liaison）　*41*
理性的反応　*123*
リファー（refer）　*38*
リラクセーション技法　*210*

臨床心理士　*3*
ルイス（Lewis, J. A.）　*25*
ルイス（Lewis, M. D.）　*25*
レイ（Rahe, R.）　*56*
錬金術（alchemy）　*122*
連携　*41*
労働安全衛生法　*4*
労働省　*103*
ロールプレイング　→　役割演技
ロジャーズ（Rogers, C. R.）　*2, 129, 130*
論理療法（rational emotive behavioral therapy）　*84, 210*

わ

ワーカホリズム　*93*
ワーク・ファミリー・コンフリクト　*94*
ワークスルー　*194*

執筆者紹介 （五十音順，＊は編者）

岩崎久志（いわさき　ひさし）
流通科学大学サービス産業学部教授
武庫川女子大学大学院臨床教育学研究科博士後期課程修了（臨床教育学博士）
［著書］『心理臨床を終えるとき』（共著，北大路書房，2005）
　　　　『社会福祉への招待』（共著，ミネルヴァ書房，2003）
　　　　『教育臨床への学校ソーシャルワーク導入に関する研究』（風間書房，2001）
［本書執筆担当］第Ⅲ章3・4，第Ⅳ章9，第Ⅴ章8

神村栄一（かみむら　えいいち）
新潟大学教育人間科学部助教授
筑波大学大学院心理学研究科博士課程満期退学（心理学博士）
［著書］『ストレス対処の個人差に関する臨床心理学的研究』（風間書房，1996）
［本書執筆担当］第Ⅴ章2

島田　修（しまだ　おさむ）＊
龍谷大学大学院文学研究科教授
関西学院大学大学院文学研究科博士課程単位取満期退学
［著書］『仕事とライフ・スタイルの心理学』（共著，福村出版，2001）
　　　　『臨床心理学全書13　病院臨床心理学』（大塚義孝編，誠信書房，2004）
［本書執筆担当］第Ⅰ章，第Ⅳ章4

銅直優子（どうべた　ゆうこ）
流通科学大学サービス産業学部准教授
甲南女子大学大学院文学研究科博士後期課程単位取得満期退学
［著書］『社会福祉への招待』（共著，ミネルヴァ書房，2003）
　　　　『SDS職業適性自己診断テスト』（HCRグループ編，日本文化科学社，2006）
［本書執筆担当］第Ⅲ章1・2，第Ⅳ章6，第Ⅴ章9

中尾　忍（なかお　しのぶ）＊
大阪経済大学非常勤講師，企業内カウンセラー（臨床心理士）
関西学院大学大学院文学研究科博士課程単位取得満期退学
［本書執筆担当］第Ⅱ章，第Ⅳ章8，第Ⅴ章7

永田俊代（ながた　としよ）
松山東雲女子大学人文科学部准教授
関西学院大学大学院文学研究科博士後期課程単位取得満期退学
［著書］『発達臨床心理学ハンドブック』（共著，ナカニシヤ出版，2005）
［本書執筆担当］第Ⅳ章10，第Ⅴ章1

二ノ村玲子（にのむら　れいこ）
三重短期大学兼任講師，RAY 心理研究所所長（臨床心理士）
三重大学大学院教育学研究科修士課程修了
［著書］新こころの日曜日（共著，法研，2004）
［本書執筆担当］第Ⅲ章 6，第Ⅳ章 1，第Ⅴ章 5・6

細部国明（ほそべ　くにあき）
城西大学教授
広島大学大学院教育学研究科修士課程修了
［編著］『自己調整力の育成――夢の活用――』1～13 巻（川角書店，1994～2006）
［本書執筆担当］第Ⅳ章 2・7

森下高治（もりした　たかはる）＊
帝塚山大学大学院人文科学研究科教授
関西学院大学大学院文学研究科博士課程修了（文学博士）
［著書］『仕事とライフ・スタイルの心理学』（共著，福村出版，2001）
　　　　『SDS 職業適性自己診断テスト』（HCR グループ編，日本文化科学社，2006）
［本書執筆担当］第Ⅰ章，第Ⅳ章 5，第Ⅴ章 10

山口智子（やまぐち　さとこ）
日本福祉大学社会福祉学部教授
名古屋大学大学院教育学研究科博士後期課程修了（教育学博士）
［著書］『21 世紀の心理臨床』（共著，ナカニシヤ出版，2003）
　　　　『人生の語りの発達臨床心理』（ナカニシヤ出版，2004）
［本書執筆担当］第Ⅲ章 5・7，第Ⅳ章 3，第Ⅴ章 3・4

産業心理臨床入門

| 2006年5月20日 | 初版第1刷発行 | 定価はカヴァーに |
| 2009年10月20日 | 初版第2刷発行 | 表示してあります |

編 者　CPI研究会
　　　　島田　修
　　　　中尾　忍
　　　　森下高治
発行者　中西健夫
発行所　株式会社ナカニシヤ出版
　　　　〒606-8161　京都市左京区一乗寺木ノ本町15番地
　　　　　　　　　　Telephone　075-723-0111
　　　　　　　　　　Facsimile　075-723-0095
　　　　　　Website　http://www.nakanishiya.co.jp/
　　　　　　Email　　iihon-ippai@nakanishiya.co.jp
　　　　　　　　　　郵便振替　01030-0-13128

装幀＝白沢　正／印刷＝創栄図書印刷／製本＝兼文堂
Copyright © 2006 by Clinical Psychology in Industry, O. Shimada, S. Nakao & T. Morishita
Printed in Japan.
ISBN978-4-88848-836-5